もっと伝えたい**上部のウラ技**,
これだけは知ってほしい**下部のキホン**

上部・下部消化管 内視鏡診断 ㊙ノート 2

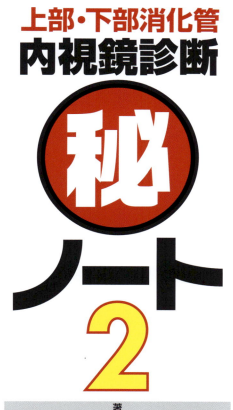

著

野中康一
埼玉医科大学国際医療センター 消化器内科 准教授

市原 真
札幌厚生病院 病理診断科 医長

濱本英剛
永山消化器・内視鏡内科 院長

田沼徳真
手稲渓仁会病院 消化器病センター 部長／内視鏡室 室長

執筆協力

斎藤　豊　　国立がん研究センター中央病院 内視鏡センター長／内視鏡科 科長
内多訓久　　高知赤十字病院 消化器内科 副部長
上山浩也　　順天堂大学医学部 消化器内科 准教授
堀内裕介　　がん研有明病院 上部消化管内科 副医長
名和田義高　仙台厚生病院 消化器内科

医学書院

上部・下部消化管内視鏡診断マル秘ノート2
―もっと伝えたい上部のウラ技,これだけは知ってほしい下部のキホン

発　　行	2018年11月1日　第1版第1刷©
	2021年10月1日　第1版第4刷

著　者　野中康一・市原　真・濱本英剛・田沼徳真

発行者　株式会社　医学書院
　　　　代表取締役　金原　俊
　　　　〒113-8719　東京都文京区本郷1-28-23
　　　　電話　03-3817-5600(社内案内)

印刷・製本　三美印刷

本書の複製権・翻訳権・上映権・譲渡権・貸与権・公衆送信権(送信可能化権を含む)は株式会社医学書院が保有します.

ISBN978-4-260-03670-2

本書を無断で複製する行為(複写,スキャン,デジタルデータ化など)は,「私的使用のための複製」など著作権法上の限られた例外を除き禁じられています.大学,病院,診療所,企業などにおいて,業務上使用する目的(診療,研究活動を含む)で上記の行為を行うことは,その使用範囲が内部的であっても,私的使用には該当せず,違法です.また私的使用に該当する場合であっても,代行業者等の第三者に依頼して上記の行為を行うことは違法となります.

JCOPY　〈出版者著作権管理機構　委託出版物〉
本書の無断複製は著作権法上での例外を除き禁じられています.複製される場合は,そのつど事前に,出版者著作権管理機構(電話 03-5244-5088, FAX 03-5244-5089, info@jcopy.or.jp)の許諾を得てください.

はじめに

　2016年11月に開催された「JDDW 2016 KOBE」において，私が10年間蓄積してきた自分の勉強会の内容を，濱本，田沼，市原医師とともに『上部消化管内視鏡診断マル秘ノート』(通称：『モテ本』)として発刊しました．おかげさまで大変好評となり，かなりの引き合いがあったようです．
　自分なりにすべてを出し切ったので燃え尽きた感さえありました．
　医学書院の方々も『モテ本』がこれほどの評価を得るとは想像していなかったようでした．『モテ本』の編集担当者も予想以上の結果に"初打席・場外満塁ホームランを打った男"と呼ばれたそうです(笑)．しかし，あまりにも予想外と思われていたとしたら，失礼な話ではあるのですが……．
　さて，売れたら続編を出す，これは映画やテレビ界のみならず出版界でも当たり前のことなのでしょう．発刊から2か月後の2017年1月，本書(通称：『モテ本2』)に対する期待が日に日に大きくなっているようで，編集担当者からの無言の圧力がハンパない状況でした．いや，無言ではありませんでした．"次回作はいつから書き始めますか？"
　何度も何度も丁重にお断りしました．その理由は，まず本当にすべてを出し切り燃え尽きたこと，次に『ダ○・ハード』も『ミッション：イン○ッシブル』も，だいたいの映画は『2』(ツー)でコケており，『モテ本』もおそらく同じになるのではないかと思ったためでした．このままの状態で執筆すると，次は本当にコケる……，それが一番怖かったのです．しばらく充電期間をくださいとお願いしましたが，"では，ちょっと休んで，4月くらいからどうでしょう？"といわれました．もう観念するしかありません……．早速，『モテ本2』の案を4名で練りました．
　企画書を作成していく中で，私と同世代の内視鏡医でどうしても分担執筆をお願いしたい4名の先生方が現れ，幸運にも全員の先生方に「モテバイザー」(執筆協力)としてお力添えをいただけることになりました．
　そしてさらに，な，な，なんと私たち若手内視鏡医にとって憧れの存在であり，雲の上の存在ともいえる斎藤　豊先生(国立がん研究センター中央病院　内視鏡科)に「スーパーモテバイザー」(執筆協力＋コメンテーター)としてご登場いただけることになりました．お口添えいただいた私の上司である良沢昭銘教授(埼玉医科大学国際医療センター　消化器内科)にも謝意を表

したいと思います．

　『モテ本2』の完成まで，かなりの時間が必要になりました．中途半端なものを出版すれば結局コケてしまいます．前作の『モテ本』を購入いただいた多くの先生からも，"いつ次が出るんですか？"とたくさんの問い合わせをいただきました．私の勉強会に長年参加してくださっていた先生方からは，"あの内容が載っていませんでしたが，次の本に書くんですか？"とおっしゃっていただいたこともありました．

　そこで，10年分の勉強会のスライドと「胃と腸」誌をまとめた自分の「マル秘ノート」をもう一度見直しました．確かに，前作の『モテ本』に書いていない項目がかなりあることに気づきました．

　私の相棒でもあり，師でもある病理医の市原 真先生ともメールで何度も議論しました．そんなとき，突然，市原先生から，容量が大きすぎてダウンロードに時間がかかる何かが送られてきて，開いて改めて感動しました．

　それは，胃のNBI拡大観察画像所見をすべて自身で描いた組織のシェーマで表現するというもので，しかも，誰でも自由に使えて，遊んで，そして勉強できる，彼いわく，スーパーマリオメーカー（ブロックやキャラクターなどを自由に配置してゲーム自体を作ることができるゲームソフト）のように，自分の症例画像をその場で組織のシェーマに変換できる，というWebアプリ構想の一部だったのです．

　現在鋭意開発中のこのWebアプリがリリースされれば，今回の『モテ本2』の大きな目玉の1つになるだろうと考えています．

　私たちの最終目標はズバリ！　本書を読んで，理解して，そしてぜひWebアプリでこのシェーマをいじっていただいて「シェーマから逆にNBI拡大観察所見を予想できるようになっていただく」ことです．

　たくさんのリスクはありましたが，今となっては，再びこのような機会を与えていただいたことに本当に感謝しています．

　そして最後に，どうしても繰り返しておきたいことがあります．前作同様頻繁に登場する「モテる」という言葉ですが，単に異性にモテたいということだけではありません．内視鏡医としてモテたい（**患者に尽くし，信頼されたい**），カンファレンスでモテたい（**説得力を持ちたい**），部下にモテたい（**尊敬されたい**），上司にモテたい（**一目置かれたい**），このようなすべての思いを含んでいるのです．

2018年9月

野中　康一

目次

I 上部消化管

1. 咽頭・食道 ——— 2

1. 解剖学的用語
内視鏡医が知っておくべき咽頭・食道の最低限の解剖学的用語 ……… 野中康一　2

　　所見記載で最低限必要な解剖学的用語とポイント　3

2. ゼロから理解する食道ESD後狭窄予防
食道狭窄って，ナイスバディな女性のようにボンキュッボンと外側が
くびれてるんじゃなかったの？ ……………………………………… 野中康一　6

　　ステロイドによる狭窄予防のメカニズム　7
　　実際の内視鏡症例でステロイドによる狭窄予防をマスターしよう！　11

2. 胃 ——— 17

1. 胃粘膜の萎縮化生と胃癌発生病理シェーマ2018
"モテるシェーマ"を用いて世界で2番目にわかりやすく解説！
―正常胃粘膜から萎縮，腸上皮化生，癌発生までの考え方と基本2パターン
……………………………………………………………………… 市原　真　17

最強のWeb袋とじ　37

2. 胃ポリープと早期胃癌
いまさら聞けない！　過形成性ポリープと0-Ⅰ型早期胃癌の鑑別
…………………………………………………… 野中康一・市原　真　38

　①【症例1】ムラのあるイチゴちゃん　41
　②【症例2】イチゴ状!?　緊満感!?
　　　　　　過形成性ポリープなんて嫌いだ～!!　49
　③【症例3】❶❷近くに過形成性ポリープがあるけど，
　　　　　　過形成性ポリープ由来なの!?　58
　④【症例3】❸❹もうダメ!?　過形成性ポリープに一部癌が
　　　　　　合併すると……　63

3. **胃炎**

open type と closed type の萎縮性胃炎―私まだ 5 年目なんです，
分かりやすく解説してください(涙)！　　　　　　　　　　　　　濱本英剛　　70

　あなたのルーチン，大丈夫ですか？　70
　見るべき部位，分かっていますか？　71
　実際の判定の注意点―空気量は大丈夫？　76
　そもそもなんで木村・竹本分類が必要なの？　78
　分かりにくいときの奥の手はないの⁉　79

column ①　グッバイ，『櫛状発赤』‼　　　　野中康一　　82

4. **胃底腺型胃癌**

胃底腺型胃癌とか胃底腺粘膜型胃癌とか，胃固有腺粘膜型腫瘍とか，
もう，わけが分からないんです！　　　　　　上山浩也・市原　真・野中康一　　85

　胃底腺型胃癌と胃底腺粘膜型胃癌って同じなの？　いったい何なの？　86
　胃底腺型胃癌と胃底腺粘膜型胃癌を理解しよう！　90
　胃底腺型胃癌の定義を理解する　96
　胃底腺粘膜型胃癌の定義を理解する　97
　胃底腺型胃癌の内視鏡所見　99
　胃底腺粘膜型胃癌の内視鏡所見　103
　さらにモテたいあなたへ！　104

5. ***H. pylori* 除菌後胃癌**

H. pylori 除菌後胃癌のポイントを分かりやすく教えてよ！
　　　　　　　　　　　　　　　　　　　　　濱本英剛・名和田義高　　106

　ピロリ菌除菌後の胃粘膜の特徴　106

6. ***H. pylori* 陰性胃癌**

H. pylori 陰性について，「自然除菌や除菌後」と「未感染」の区別をしっかり行い，
「*H. pylori* 未感染未分化型癌」をマスターしよう！
　　　　　　　　　　　　　　　　　堀内裕介・野中康一・市原　真　　118

　H. pylori 陰性胃癌？　*H. pylori* 未感染胃癌？　119
　H. pylori 未感染未分化型癌，頻度は実際どのくらい？　119
　腫瘍径が小さく，平坦型で粘膜内癌が多く，印環細胞癌が多い　121
　H. pylori 感染未分化型癌と比較して胃の肛門側に多い　122
　色調は白色光観察で褪色調，NBI 併用拡大内視鏡観察で
　　窩間部開大所見　123
　どんな人に *H. pylori* 未感染未分化型癌は多い？　喫煙と関係あり？　126

H. pylori 未感染未分化型癌は進行癌にならない？　127

7. ***H. pylori* 陰性症例における内視鏡観察（スクリーニング）のモテ Point！**
H. pylori 陰性（未感染）症例は研修医にやらせていいんですか？
後ろで見てなくて大丈夫？ ———————————————— 野中康一　130

H. pylori 陰性（未感染）胃の観察注意点（注目部位）　131
注目の胃底腺型胃癌にも注意が必要　135

8. **胃 NBI 拡大観察による異常血管**
いつもこの話題，質問してすいません．NBI 拡大観察でいうところの異常血管，
どう考えてどう判断しているんですか？ ———————— 内多訓久・野中康一　137

拡大内視鏡で見ている胃の病変は癌か否か？　138
血管構築像のキホンを押さえておこう！　142
血管構築像の変化に注意しよう！　144
病理標本との対比を繰り返して，共通点を見つけよう！　145

9. **胃の NBI 拡大観察**
NBI 拡大観察による胃癌組織型類推—ぶっちゃけ裏技教えます!!
———————————————————————————— 野中康一　148

10. **胃型腺腫**
胃型の腺腫っていったい何？　拡大内視鏡研究会で偉い先生たちが"これは胃型
の病変ですね！"というけれどなんで分かるの？ ——— 田沼徳真・市原　真　161

11. **胃神経内分泌腫瘍（カルチノイド腫瘍）**
胃神経内分泌腫瘍（カルチノイド腫瘍）の治療って ESD なの？　教えてよ！
———————————————————————————— 野中康一　173

12. **胃の生検で診断がつかない病変の考え方**
"モテ"メンバーで実際に「症例読影会」をやってみて分かった！
生検で診断がつきにくい病変の考え方 ———————————— 濱本英剛　180

生検で診断がつかない進行癌，そんなのあるの……？　180
低異型度分化型癌—早期癌　187

13. **術前内視鏡診断と病理結果の乖離**
術前内視鏡診断で UL1 と思ったのに ESD 後の病理結果が UL0 ってこと，
経験しませんか？ ————————————————— 田沼徳真・市原　真　198

column ②　潰瘍瘢痕合併か否か，悩ましい症例たち．事件は現場で
起きてるんだ!! ——— 野中康一・市原　真　208

14. モテる！ 症例発表で会場を沸かせるスライドの作り方
標本をグルっと回転させて，内視鏡写真と病理写真がピタっと一致して，病理写真がビヨーンと出てくるような，あのスライドの作り方を教えてください！　　　　　　　　　　　　　　　　　　　　　　名和田義高・野中康一　219

3. 十二指腸 ——————————————————— 226

1. 腺腫と癌（Web 袋とじ）　226
2. ブルンネル腺腫（Web 袋とじ）　226

   column ③　失敗しない十二指腸上皮性腫瘍に対する内視鏡治療
   ―必見！　最新の内視鏡治療「EMRO（エムロ）」
   　　　　　　　　　　田島知明　227

II 下部消化管

1. 大腸 ——————————————————— 234

1. モテる！　下部消化管診断の基礎知識
   ぜひ最低限の知識は持っておきましょう！　　　　　　　　　　野中康一　234

2. 大腸 SM 癌診断のための最低限の基本事項
   通常観察における大腸 SM 癌診断のための最低限の基本事項
   ―"モテる，モテない"の前に！　　　　　　　　　　　　　野中康一　242

3. 大腸の陥凹型病変
   決して「出べそメジャー（定規）」などと命名するつもりはありませんよ！
   　　　　　　　　　　　　　　　　　　　　　　　　　　　　　　　野中康一　249

4. LST（laterally spreading tumor）
   「スーパーモテバイザー」と LST を語ろう！
   　　　　　　　　　　　　　野中康一・市原　真・斎藤　豊　254

   LST の定義　256
   0-Ⅰs と 0-Ⅱa の違いは 2.5 mm なの？　257
   大腸では，癌だけでなく腺腫も，0-Ⅱa や 0-Ⅱc と
   　書いてもいいの？　259
   「非腫瘍性病変」の場合はどうなの？　260
   LST-G(H)，LST-G(M) の違いはなんなの？　261
   SSA/P はⅡa(LST) と記載してもよいのですか？　272

5. PG と NPG
   PG と NPG の見分け方を教えてよ！　　　　　　　　　　　野中康一・市原　真　277

6. pit pattern 分類
V_I 軽度不整，高度不整について教えてよ！
　　　　　　　　　　　　　　　　野中康一・市原　真・斎藤　豊　287

column ④　点墨されてしまった病変の ESD 切除 HE 標本は
　　　どうなってるの？　黒いの？── 野中康一・市原　真　306

III 生検

1. 生検の考え方 ── 312
1.「モテない生検」をやっていませんよね？
理想と現実のはざまで ──────────── 野中康一・市原　真　312

食道における「モテない生検」ってなんですか？　モテる患者説明・紹介状の書き方って⁉　312

大腸における「モテない生検」ってなんですか？　319

十二指腸における「モテない生検」ってなんですか？　そもそも生検してはいけないの⁉　324

本書購入者限定！　Web 袋とじ企画 ──────── 328

「モテ point！」のまとめ ──────────── 329

索引 ─────────────────── 334

I

上部消化管

I 上部消化管　1. 咽頭・食道

1 解剖学的用語

内視鏡医が知っておくべき咽頭・食道の最低限の解剖学的用語

内視鏡画像が高画質になり，内視鏡医が咽頭の表在癌をしばしば発見する時代となりました．咽頭領域は表在癌で発見して，治療ができれば患者にとってこの上なくメリットが大きいですよね．

"よし，発見した，耳鼻科に紹介しよう" と所見記載を始めます．

でも，ここで，ある事実に気づくのです．"所見の記載方法が分からない……"

仮に，早期胃癌を発見した場合は，「胃体下部小彎に15 mm大の発赤調陥凹性病変を認める」などと記載します．

では，NBIで下咽頭に15 mm程度のBA（brownish area）を見つけた場合，今まで自分はどのように記載してきたのでしょうか？

お恥ずかしい話ですが，数年前までは「梨状陥凹」という用語しか頭にインプットされていませんでした．ですので，図1黄矢印のように左の梨状陥凹に15 mm大のBAがあれば，そのまま記載できますが，例えば咽頭後壁に病変がある場合は，「左の梨状陥凹からやや離れた部位に

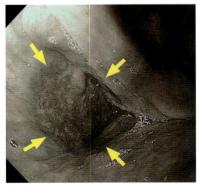

図1　下咽頭
左の梨状陥凹に15 mm大のBAを認める（黄矢印）．

15 mm 大の BA を認める」と記載していたのです．

おそろしく恥ずかしいですね（完全にモテない）……．

> **モテ 文献**「胃と腸」
>
> 📖 田中雅樹．咽頭・喉頭の解剖用語．胃と腸 47（5）：615-618, 2012
>   URL https://webview.isho.jp/journal/detail/abs/10.11477/mf.1403113238
>   ☞ 経口内視鏡で観察される部位を中心に，咽頭，喉頭の領域別に解説されています．

今は正しく所見を記載するため，この**モテ文献**の縮小コピーをノートに貼り，参考にしています．

所見記載で最低限必要な解剖学的用語とポイント

この際，下咽頭領域の表在癌を発見して所見を記載するときに最低限必要な用語を勝手にまとめてみましょう．しかし，本当に最低限です．

まずは，この最低限の解剖学的用語をなんとか覚えて，その組み合わせで乗り切りましょう（図2）．また，下咽頭から食道に入ってからの，内視鏡的に知っておいたほうがよい最低限のポイントも記載します．

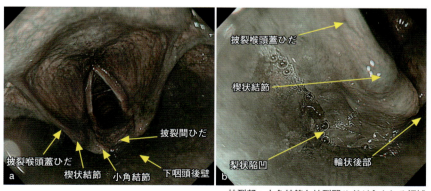

披裂部：小角結節と披裂間ひだが含まれる領域

図2　咽頭領域で知っておくべき最低限の解剖学的用語

モテPoint! 咽頭と食道の簡単な相違点

- 咽頭には粘膜筋板がない．上皮と上皮下層からなる[1]．
- 咽頭の深達度診断は，食道の「層」に基づく深達度診断ではなく，「癌の最深浸潤部位における腫瘍の厚さ（tumor thickness）」が用いられる．
  ＊腫瘍の厚さが1,000 μm をこえると脈管侵襲の頻度が高くなることが判明している[1]．
- 咽頭，喉頭の表在癌は「癌細胞の浸潤が上皮下層にとどまり，固有筋層に及んでいないもの」と定義され，「リンパ節転移の有無は問わない」としている[1]．
- 表在型の肉眼型は『食道癌取扱い規約 第11版』[2]と同じ．0-Ⅰ型（0-Ⅰp, 0-Ⅰs），0-Ⅱ型（0-Ⅱa, 0-Ⅱb, 0-Ⅱc），0-Ⅲ型[3]．
- 下咽頭の好発部位は梨状陥凹（約7割）[4〜6]．

　『食道癌取扱い規約 第11版』[7]によれば，食道入口部は「輪状軟骨の下縁のレベルに一致する」とされ，頸部食道は「食道入口部より胸骨上縁まで」とされています．

　要するに，基本的には内視鏡では分からないのです（X線の写真で分かります）．

　一応，一般的には生理的第一狭窄部とされる食道入口部は，内視鏡を挿入して切歯列から15 cmとされています．

　では，食道の内視鏡観察でよく見かける，図3の黄矢印のような，でっぱりは何でしょうか？

　そう，左主気管支による圧排ですね．

　『食道癌取扱い規約 第11版』[7]によると，胸部中部食道は，「気管分岐部下縁より食道胃接合部までを2分した上半分」とされています．

　ということは，このよく見かける圧排からが"中部食道"になります．たまに，この圧排より上に写っている病変について「中部食道に〇〇mmのルゴール不染帯を認める」という所見を見かけます．これではモテないですよね（笑）．

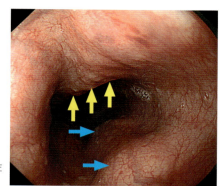

図3 食道
内視鏡観察でよく見かけるでっぱり. 黄矢印は左主気管支, 青矢印は椎体による圧排を示す.

　内視鏡的にはっきり判定できるのは, この圧排のところですね. <u>切歯列から 25 cm</u> くらいでしょう.
　もっと細かく勉強したい方は, ぜひ「胃と腸」を読んでください.

■ 文献

1) 日本頭頸部癌学会（編）. 頭頸部癌取扱い規約, 第6版. p 86, 金原出版, 2018
2) 日本食道学会（編）. 臨床・病理 食道癌取扱い規約, 第11版. p 8, 金原出版, 2015
3) 日本頭頸部癌学会（編）. 頭頸部癌取扱い規約, 第6版. p 66, 金原出版, 2018
4) 田中雅樹. 咽頭・喉頭の解剖用語. 胃と腸 47（5）：615-618, 2012
5) 今月の主題「咽頭・頸部食道癌の診断と治療」. 胃と腸 52（13）：1641-1738, 2017
6) Taniguchi M, Watanabe A, Tsujie H, et al. Predictors of cervical lymph node involvement in patients with pharyngeal carcinoma undergoing endoscopic mucosal resection. Auris Nasus Larynx 38（6）：710-717, 2011
7) 日本食道学会（編）. 臨床・病理 食道癌取扱い規約, 第11版. p 6, 金原出版, 2015

I 上部消化管　1. 咽頭・食道

② ゼロから理解する食道ESD後狭窄予防

食道狭窄って，ナイスバディな女性のようにボンキュッボンと外側がくびれてるんじゃなかったの？

　私は今まで消化管の内視鏡診断・治療（ESD）をたくさん経験してきました．少なからず一般の内視鏡医が難しいと思うような難易度の症例もESDで切除が可能にはなりました．

　ただ，謙遜でもなんでもなく，自分が本当にうまいと思ったことはありません．それは，自分の師匠が見たことのないレベルでESDを施行する大圃 研先生だったからかもしれません……．

　診断だってそうです．同世代ではよく勉強してきたほうだと思います．ただし，北海道の濱本英剛先生の読影を聞いていると，自分の勉強の足りなさに少なからずへこんだりします……．

　しかしながら，同世代の内視鏡医には絶対に負けないと勝手に自信を持っていることがあります．それは食道ESD後狭窄予防についてです．

　もちろん，食道亜全周のみならず，時には全周性の食道ESDも施行します．ちょっと自慢になってしまいますが，自分がESD前からきちんとプランニングし，自分自身でESDを施行した症例では，ここ4～5年ほど複数回のバルーン拡張を施行した症例を経験した記憶がありません．

　これだけはちょっと自慢したくなっちゃいます．ほとんど拡張ゼロ，あるいは約2週間後の予防拡張1回のみです．

　ちなみにステロイドによる狭窄予防のメカニズムに関する論文を獨協医科大学埼玉医療センター 病理診断科の伴 慎一先生たちと2013年に発表し[1]，その後，複数の論文で引用していただいています[2,3]．"あの論文読みましたよ"と結構たくさんの先生方に声をかけていただきます．

　さらに多くの先生方に理解していただきたいと思っていますが，結局は英語の論文ですので，日本語で執筆したほうがより多くの先生方にもっと細かいところまで伝えられるのではないかという気がしてなりません．

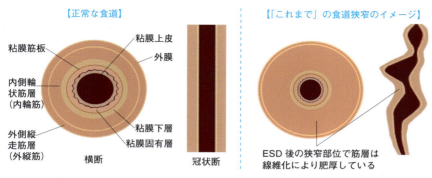

図1　正常な食道と「これまで」の食道狭窄のイメージ
「これまで」の食道狭窄のイメージでは，筋層が線維化で肥厚し，ボンキュッボンのナイスバディな女性のように食道の外側がくびれていると思われていた．

　われわれは日本人です．私が世界一インパクトファクター（IF）が高いと思っている「胃と腸」で発表していれば，こんなことにはならなかったのではないでしょうか？

　あの世界的に有名な「Nature」のIFが41.577らしいですが，気持ち的には「胃と腸」のIFは86.394くらいだと思っています（実際にはないですが……）．それほど，自分が若かりしころ，「胃と腸」に論文を載せられるような内視鏡医になりたいと思ったものです．もちろん今も思っています．

　まずは，ステロイドによる狭窄予防のメカニズムについて，イラストを用いて簡単に説明したいと思います．

　ただし，私の研究は動物実験（豚）で施行したものであることはご了承ください．

ステロイドによる狭窄予防のメカニズム

　まずは，図1を見てください．
　以前は，食道ESD後の狭窄部位で筋層は線維化で肥厚しているものと推測されていました．イメージとしてはこんな感じでしょうか……．

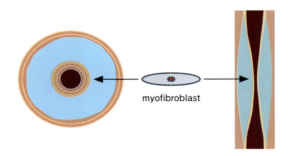

図2 「実際」の食道狭窄のイメージ
食道の外側はくびれておらず，内側に myofibroblast（水色）が増えている．

しかしながら，実際には筋層は菲薄化しており，その筋層の上に肥厚した myofibroblast（筋線維芽細胞）の層が存在していたのです（図2）．

ボンキュッボンのナイスバディな女性をイメージしていましたが，実際には狭窄部位の外膜側が内腔側に向かって凹むような所見は認めませんでした〔こら〜，医学書院の担当者（私たちの間では「ウォーリー」と呼ばれている），図1右のイラストはなんだ〜（怒）．

まず，分かりにくい……．確かに私がボンキュッボンのイメージで作成してくれとお願いはしたが，完全に食道狭窄のイメージの説明というよりは，単にいやらしいこと想像しすぎでしょ〜（怒）．

しかし，どうせこの「これまで」の食道狭窄のイメージは過去の間違っていたイメージですし，もう発売まで間もなく時間もないので，まっいっか……〕．

myofibroblast は細胞自体が伸縮性を有し，図3のように配列した紡錘状の細胞自体が引っ張り合って収縮力を持つことがすでに多くの研究で報告されています[4]．

要するに，食道 ESD 後の狭窄部位では，この増加した myofibroblast の細胞たちが平行に配列し，ギュッと引っ張り合って狭窄を来していることが推測されます．

では，この myofibroblast たちは，どこから現れたのでしょうか？

myofibroblast の由来は，骨髄由来の細胞などといろいろいわれていま

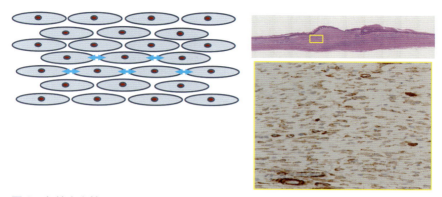

図3 収縮力を持つmyofibroblast
〔Nonaka K, et al. Different healing process of esophageal large mucosal defects by endoscopic mucosal dissection between with and without steroid injection in an animal model. BMC Gastroenterology 13：72, 2013 より一部改変して転載〕

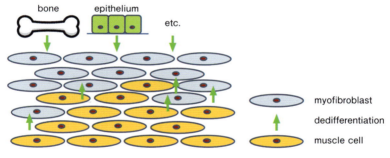

図4 myofibroblastの由来

すが[4]，私たちは，固有筋層の筋細胞の脱分化がmyofibroblastの主要な由来の1つではないかと推測しています（図4）．

そう考えると，肥厚したmyofibroblastの層の下の筋層が薄くなっていたことも合点がいくのです．

"推測，推測って，野中逃げてんじゃねーよ"といわれるかもしれませんね．

でも動物実験，それも少ない症例数で施行した実験ですので，断定すれば怒られてしまうのです．

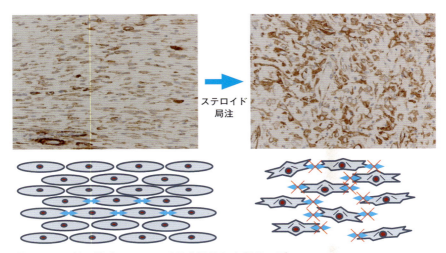

図 5 ESD 後の潰瘍にステロイドを局注した動物モデル
モテ Point！収縮力の弱い多角形の myofibroblast が出現．myofibroblast の数自体も少ない．
〔Nonaka K, et al. Different healing process of esophageal large mucosal defects by endoscopic mucosal dissection between with and without steroid injection in an animal model. BMC Gastroenterology 13：72, 2013 より転載〕

　しかし，これだけはいっておきたいと思います．推測とはいっても，気管支喘息の狭くなった気管支や，Crohn 病の狭窄を来した小腸などでも同じことが起こっていることが報告されているのです[5,6]．単なる偶然とは思えません．

　まずい……．日本語なのに難しい解説になってしまいそうです．そろそろ簡潔にまとめないと……．結局のところ，われわれの研究で分かったことは，ステロイドを ESD 後の潰瘍に局注した動物モデルでは，myofibroblast の数自体が減少し，細胞自体の形態も多角形でいびつな形態に変化していたということです（図 5）．

　動物実験での研究なので，100％というわけではありませんが，いろんな分野での報告も踏まえると，ステロイドが，ESD 後の潰瘍の治癒過程で出現する収縮力を持つ myofibroblast たちをポンコツ化させ，myofibroblast の出現数自体も減らしてしまうことで，食道狭窄を予防しているのではないか……と考えています．

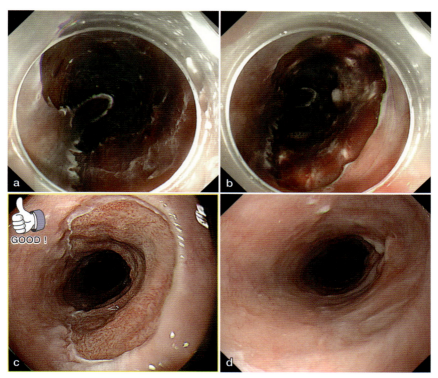

図6 【症例1】モテる潰瘍治癒過程
a, b：5 mg/mL に調整したケナコルト-A® を食道 ESD 直後に局注.
c：食道 ESD 後 16 日経過. 神戸牛でいうところの A5 ランクの最高級肉芽とでもいいましょうか, 最高の治癒過程です. この状態が確認できたら, 症状出現しなければしばらく内視鏡は行いません.
d：食道 ESD 後 37 日経過.

実際の内視鏡症例でステロイドによる狭窄予防をマスターしよう！

　実際のヒトの経過の内視鏡症例を提示してみます.【症例1】(図6)は, ステロイドが効果を示しており, おそらく今後狭窄を来さないだろうと推測できる, ESD 後 16 日経過の良好な潰瘍底（モテる潰瘍治癒過程）です. 5 mg/mL に調整したケナコルト-A® を ESD 直後の潰瘍底に満遍なく, 残った粘膜下層に優しく局注し, 白い小隆起も満遍なく存在する

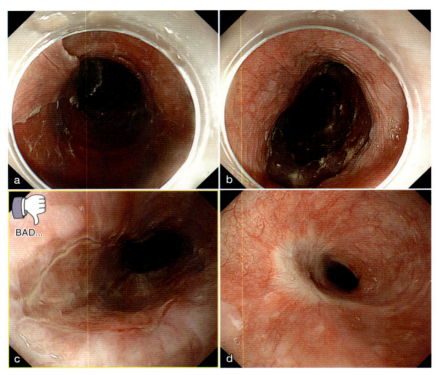

図7　【症例2】モテない潰瘍治癒過程①
a, b：局注箇所が少なすぎる.
c：食道ESD後16日経過. 硬そうで, おそらく今後狭窄していくことが予想される治癒過程.
d：食道ESD後37日経過.

ようにすることが局注のポイントです（**図6b**）. 通常の長さの局注針をグサッとさせば, 筋層どころか, 食道壁を貫通して注入していることになってしまいます……．

【症例1】のように, 赤っぽくてぶつぶつしたやわらかそうな潰瘍の治癒過程が観察できれば, にんまりです（**図6c**）.

一方, ステロイド局注が技術的にうまくいっていないのが【症例2】（**図7**）です.

局注箇所が少なすぎるのです. たとえ食道ESDで疲れてしまっていても, 気持ちを切り替えて満遍なく局注することが大切です.

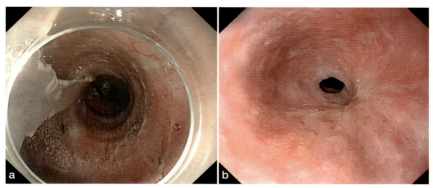

図 8　【症例 3】モテない潰瘍治癒過程②（何もせず約 3 週間経過）
a：食道 ESD 直後．
b：自然経過で食道 ESD 後 23 日経過．硬い狭窄ができあがり，つかえ感も出現する．

　大事なのは ESD 後 16 日経過の内視鏡所見であることです（図 7c）．これが，モテない治癒過程（硬そうで，おそらく今後狭窄していくことが予想される治癒過程）です．

　この所見を認めた場合には，この時点で優しくバルーン拡張を加え，ケナコルト-A® 局注を追加しておくことで，リカバリーできることが多いでしょう．

　この「モテる潰瘍治癒過程」と「モテない治癒過程」の内視鏡像を，ぜひ頭に入れておいていただきたいと思います．

　このように，リカバリーが効く時期内に一度確認したいという意味で，ESD 後およそ 2 週間前後にフォロー内視鏡を施行するようにしているのです．

　ちなみに，【症例 3】（図 8）のように何もしないで自然経過で約 3 週間（提示の症例は 23 日後）経過すると，硬い狭窄ができあがってしまい，当然つかえ感も出現します（何もしない場合，大体 2〜3 週間後から症状を自覚し始めることが多い）．この状態になるとバルーン拡張自体に結構勇気を要する「裂創」ができてしまうような拡張が必要になってしまうことが多いです．

　そういう意味でも自分の中では食道亜全周〜全周の ESD 後のフォ

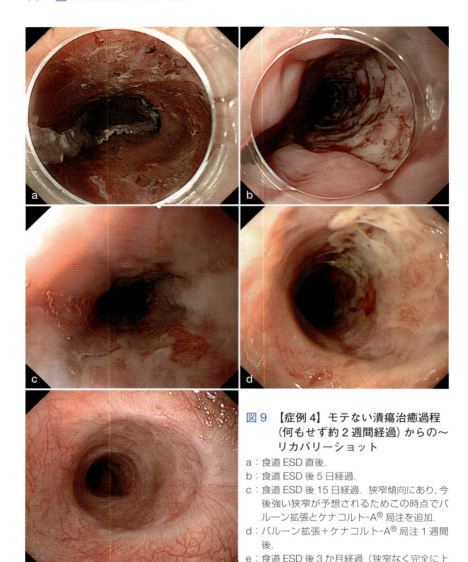

図9 【症例4】モテない潰瘍治癒過程（何もせず約2週間経過）からの〜リカバリーショット

a：食道 ESD 直後．
b：食道 ESD 後5日経過．
c：食道 ESD 後15日経過．狭窄傾向にあり，今後強い狭窄が予想されるためこの時点でバルーン拡張とケナコルト-A® 局注を追加．
d：バルーン拡張＋ケナコルト-A® 局注1週間後．
e：食道 ESD 後3か月経過（狭窄なく完全に上皮化）．

ローは2週間後が**モテ Point！**だと思っています．

【症例4】（図9）も亜全周の食道 ESD 後狭窄予防を施行しなかった症例です．当然モテない治癒過程で，約2週間後には患者が強いつかえ感

で受診しています．ただし，2週間後だったので硬くなっておらず，この症例は優しいバルーン拡張と，この時点でのケナコルト-A®局注で狭窄を回避できています．

やっぱり，ポイントはESD後2週間だな〜．そう思う今日この頃です．

食道ESD後瘢痕部位に新たに表在癌が出現した場合のESDは，極めて危険で穿孔のリスクが高いです．

もう1ランク上の**モテPoint！**として，食道ESD後，ケナコルト-A®局注を施行した症例での瘢痕部位の再ESDは絶対にやめたほうがよいです（それでも施行するのなら止めません……）．

なぜなら，同部位での筋層は大変薄くなっており，さらには上述したように，上皮・表在癌の下にはポンコツになったmyofibroblastたちが，大した収縮力も持たずに存在し，しかもそのポンコツ野郎たちの数自体も少ないのです．

私もこのような部位にESDを開始したところ，穿孔もしていないのに，送気を続けていただけでこのポンコツmyofibroblastたちの層がもろすぎて崩れ始めたため，あわててESDを中止したことが1例あります．

食道ESD後にステロイド局注を施した部位にバルーン拡張を施行すると穿孔を来しやすいのも同じ理由です[3]．このTsujiiらが報告した論文[3]は，個人的には大変勉強になり，大好きな論文です．ぜひご一読ください．

本項のメカニズムを理解できていれば，なるほど納得といった感じですね．

いい忘れました．

私は全周ESDの場合には，ケナコルト-A®局注＋ステロイド内服を併用しています．あしからず．

実はステロイド内服にも，朝，昼内服や減量のタイミングなどポイントが結構あるんですよね．ぜひ，それは『○○本3』で解説したいと思います（笑）．

最後に一言.

私のステロイドの実験において組織学的検討をご指導くださいました獨協医科大学埼玉医療センター 病理診断科 准教授の伴 慎一先生と実験のご指導をいただきましたゴルフ仲間……間違った，埼玉医科大学国際医療センター 肝胆膵外科 准教授の合川公康先生に謝意を表したいと思います.

■ 文献

1) Nonaka K, Miyazawa M, Ban S, et al. Different healing process of esophageal large mucosal defects by endoscopic mucosal dissection between with and without steroid injection in an animal model. BMC Gastroenterology 13：72, 2013
2) Abe S, Iyer PG, Oda I, et al. Approaches for stricture prevention after esophageal endoscopic resection. Gastrointest Endosc 86（5）：779-791, 2017
3) Tsujii Y, Hayashi Y, Kawai N, et al. Risk of perforation in balloon dilation associated with steroid injection for preventing esophageal stricture after endoscopic submucosal dissection. Endosc Int Open 5（7）：E573-579, 2017
4) Hinz B, Phan SH, Thannickal VJ, et al. The myofibroblast：one function, multiple origins. Am J Pathol 170（6）：1807-1816, 2007
5) Kelly MM, O'Connor TM, Leigh R, et al. Effects of budesonide and formoterol on allergen-induced airway responses, inflammation, and airway remodeling in asthma. J Allergy Clin Immunol 125（2）：349-356, 2010
6) Suekane T, Ikura Y, Watanabe K, et al. Phenotypic change and accumulation of smooth muscle cells in strictures in Crohn's disease：relevance to local angiotensin II system. J Gastroenterol 45（8）：821-830, 2010

Ⅰ 上部消化管　2. 胃

❶ 胃粘膜の萎縮化生と胃癌発生病理シェーマ2018

"モテるシェーマ"を用いて世界で2番目にわかりやすく解説！─正常胃粘膜から萎縮，腸上皮化生，癌発生までの考え方と基本2パターン

　前作の『モテ本』が世に出たのは2016年11月です．もう2年になるんですね．私（市原）は，『モテ本』p.76～89にて，胃癌の初期の発育・進展を理解するための一連のシェーマをご紹介しました．

　このシェーマは，私が俗に「変態シェーマ」と呼んでいるものです．PowerPoint（パワポ）の機能を使って，細胞1個1個をチマチマ配置して作りました．全部作るのに30時間かかりました．ほとんどバカですね．野中先生が私のことを折に触れて変態と呼んでくださるので，そうかこの仕事は変態なのかあ，と思って変態シェーマと命名しました．パワポに夢中になるあまり，人間らしい生活を破壊したことから（詳細は書きませんが），別名「生活破壊シェーマ」とも呼んでいます．

　人に歴史あり．

　と，余計な話は置いておいて．

　このシェーマの根幹には，「萎縮化生粘膜には分化型癌が発生しやすく，萎縮の少ない胃底腺粘膜には未分化型癌が発生しやすい」という理論があります．皆さんもご存じでしょう．古くは中村恭一先生の高著『胃癌の構造』にて，「胃癌の三角」として紹介されています．

　1.「癌発生の場（胃の固有粘膜か，腸上皮化生粘膜か）」
　2.「癌組織型（未分化型癌か，分化型癌か）」
　3.「癌肉眼型（陥凹型か，隆起型か）や転移様式」

　これらの3つの頂点が互いに相関し合う，というのが「胃癌の三角」の要旨です．この考え方は臨床にとてもフィットしました．歴代の「胃と腸」〔43巻12号（2008年11月号）「早期胃癌発育の新たな分析─内視鏡経過例の遡及的検討から」あたりが詳しい〕などでも引用され，今となっては「胃癌の常識」です．

> 萎縮化生粘膜からは分化型が出て，元の粘膜を置換しながら増えるのだ．
> 非萎縮粘膜からは未分化型が出て，粘膜を破壊して断崖陥凹を作るのだ．

　これが，早期胃癌を診断するいろはの「い」．

　この考え方を知った，若き日の私．先人たちのお仕事を分かりやすく学び，若い方々に伝えたいと，胃癌の三角をシェーマにしました．前作の『モテ本』に掲載されているシェーマがそれです．同シェーマは，Webサイト「gastropedia」，内視鏡・病理対比やバリウム・病理対比の解説などで，幾度となく使ってまいりました（幸い，好評です）．

　ただ，気になることもございました．

　私がじわじわと消化管診断学を修めていった2010年代は，「激動の時代」そのものでした．

モテ 文献 「胃と腸」

● 拡大内視鏡・NBIの普及

　📖「胃と腸」46巻6号（2011年5月号）「胃腫瘍の拡大内視鏡診断」
　　URL https://webview.isho.jp/journal/toc/05362180/46/6

　📖「胃と腸」51巻5号（2016年増刊号）「消化管拡大内視鏡診断2016」
　　URL https://webview.isho.jp/journal/toc/05362180/51/5

● 微小胃癌の発見頻度の増加

　📖「胃と腸」48巻6号（2013年5月号）「微小胃癌の診断限界に迫る」
　　URL https://webview.isho.jp/journal/toc/05362180/48/6

● ピロリ菌学の発展と，ピロリ菌陰性胃癌やピロリ菌除菌後発見胃癌の解析

　📖「胃と腸」51巻6号（2016年5月号）「*Helicobacter pylori* 除菌後発見胃癌の内視鏡的特徴」
　　URL https://webview.isho.jp/journal/toc/05362180/51/6

内視鏡が発展し，診断学が高度になり，研究会などで内視鏡医の皆さんが抱く疑問がハイレベルかつニッチを突くものになっていく中で，私は例の「変態シェーマ」に，ちょっとした違和感を覚えるようになったのです．

- 分化型は萎縮化生粘膜から出る，未分化型は萎縮の少ない胃底腺から出る……というのは，拡大内視鏡時代となった今でも，ま，傾向としては理解できるな．
- けれど，実際には，胃癌って結構「Fライン上（萎縮境界あたり）」にも出てくるなあ．
- すると，拡大内視鏡で観察した背景胃粘膜は，萎縮化生粘膜 or 胃底腺粘膜の2択には収まらないよ．両者の「中間」が多いね．
- 最近少しずつ報告されている，*H. pylori* 陰性の胃に出る小さな未分化型癌なんてのもあるし……．

　なんだか，背景粘膜を2通りに分けてしまっていることが，今の内視鏡診断学とうまくマッチしていないように思うのです．

　胃癌の三角を変態シェーマにする際に「省略したもの」を，きちんとシェーマとして描き直さないといけないのかも．

　そんな気持ちが湧いてきたのです．

　そもそも論としまして，"変態シェーマで勉強しました"ではモテません．せっかく野中先生が「モテるシェーマ」というタイトルをくださったことですし．モテ本も『2』に進化したことですし．

　ここは一つ，進化したシェーマを作って，胃の背景粘膜，*H. pylori* の影響，そして癌の初期像について，もっと細かく考えてみることにしましょうか．

　注意！　そうとうマニアックです！　けれど，図を見るだけでも，なんとか伝わるはずです．ダマされたと思ってお付き合いください．

　あとベテラン病理医の方々はあまり怒らないでください．分かってます．すみません．

　さあ始めましょう．

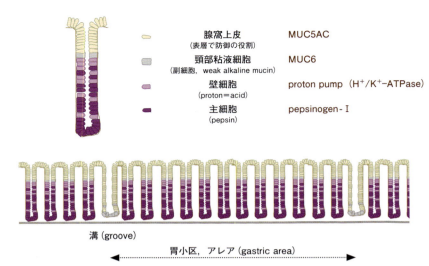

図1　萎縮のない正常の胃底腺粘膜

■ *H. pylori* 感染〜壁細胞や主細胞の破壊が進行〜存在感を増すMUC6陽性細胞〜完全型腸上皮化生

　まずは，萎縮のない，正常の胃底腺粘膜をご覧ください．図1の上側は，陰窩の1つを拡大したものです．「試験管」の形をしています．

　胃粘膜の最表層部には，防御の役割を果たす腺窩上皮があります．免疫染色でMUC5ACが染まります．食べ物による物理刺激とか，胃酸のケミカルな刺激から胃を守るための「盾」の役割を果たします．

　この盾より下，つまり粘膜の中層から深部に，壁細胞や主細胞という名前の細胞がいます．胃酸とかペプシンを生産して，「試験管」の中に放出します．

　上は防御．下は攻撃(？)．分業制です．胃のシステムはほんとに高度ですね．

　ところで，上の防御と下の攻撃の間に，もう1つ「灰色の何か」があるのに，お気づきでしょうか？　頸部粘液細胞（あるいは副細胞）というのがこっそり紛れています．MUC6陽性．

　こいつは補欠みたいなものです．リザーブ．胃が正常のときには，補

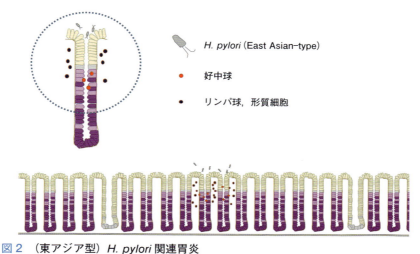

図2 （東アジア型）*H. pylori* 関連胃炎

欠の出番はほとんどありません．

取り出した「試験管」をずらっと並べると，胃底腺粘膜が再現できます（図1の下）．なお，試験管が密に並んでいるだけではなくて，ときおり「溝」（groove）があることに注意してください．溝の部分では，固有腺（壁細胞や主細胞など）が見当たらず，腺窩上皮が下まで伸びています．これが胃小溝，アレア間溝です．

試験管という構造は，あまり伸縮性がよくないので，溝というか遊びの部分がないと，胃が伸縮するたびに粘膜が裂けちゃうんでしょう（予想ですけれど）．

溝によって分画されたユニットを胃小区，アレアといいます．G線上の……なんでもありません．

さあ，胃粘膜がこのまま，萎縮のない胃底腺粘膜のままならいいんですが，平和を乱すやつがやってきます．*H. pylori* です．

H. pylori の，特に東アジア型というやつが，粘膜の表層部付近にとりつきました（図2）．「東アジア型」と強調するのには理由があります．*H. pylori* はサブタイプごとに，胃粘膜に対する影響が異なるのではない

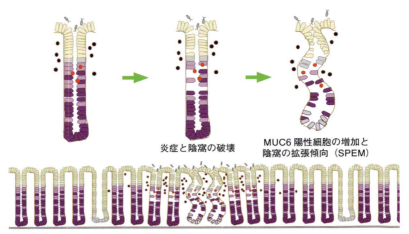

図3 炎症により進行する陰窩の破壊，ひそかに増え始める MUC6 陽性細胞
SPEM：spasmolytic polypeptide expressing metaplasia.

かと考えられています．最近私は，病理の解説を頼まれてモンゴルに出張することがあるんですが，モンゴルでは日本とは違うタイプ（パキスタンと同じタイプ）の「中央アジア型 *H. pylori*」の感染率が高いそうです．*H. pylori* のタイプが違うからなのか，モンゴルでは胃粘膜の萎縮パターンが日本と違います．どうも胆汁逆流の影響なども加わっているようですが，今後の解析が待たれます．

ということで，以降の話はすべて，「東アジア型 *H. pylori* が感染した胃」についての解説です．

さて，*H. pylori* 感染によって何が変わるのでしょうか．まず，試験管の中層付近に，好中球が刺さり込んでいます．また，試験管の周りにはリンパ球や形質細胞．複数の炎症が引き起こされます．

そして，この炎症によって……．

試験管の中身の壁細胞や主細胞が「歯抜け」になります（図3の上中央）．炎症によって破壊されたのです．腺窩上皮も乱れています．試験管内に細胞がパンパンに詰まっていたものが歯抜けになることで，試験管の形がよれはじめます．また，開口部の形状がガクッと変化しました．

ひざカックンすると頭がぐらつく，みたいな感じ．前作の『モテ本』p. 149 で，田沼先生が「ムンクの叫び」って書いていらっしゃいましたので，探してみてください，あれです．いいですよねあのイラスト．

　そうそう，このとき，もう1つ，何かが起こっていますよ．マニアックなので読み飛ばしてもいいですけれど．

　"MUC6陽性細胞がひそかに増え始める（図3の上右)"．さっき私が補欠（リザーブ）と書いたやつです．スタメンの腺窩上皮や壁細胞，主細胞がやられちゃうと，ここぞとばかりに補欠が増えるのです．灰色の細胞の数がわずかに増えているの，分かりますか？

　この補欠は，MUC6を含んだ中性粘液を作る，でもこれといって特徴のない（あるかもしれないけどあまり知られていない）やつです．『キャプテン翼』でいうと「沢田君」です．『スラムダンク』でいうと「木暮君」です（スラムダンクを読んだことない人はまず読んでください．モテます）．木暮君は，胃酸やペプシンを出して攻撃できるわけでもなく，防御に徹することもできない，日陰の存在です．しかし，スタメンがピンチのときには，じわりじわりと貢献を始める……．けなげなメガネ君．「テリーマン」や「山田太郎」と同じ声のメガネ君．

　これが，後々，じわじわと効いてきます．

　さて，H. pyloriによって陰窩がボロボロになった胃は，このあとどうするでしょうか．

　H. pyloriにいじわるをするんです．

　H. pyloriってのは奇特なやつで，普通の細菌が住めるわけがない高酸環境（つまり胃内）に適応してます．

　そのH. pyloriにやられた胃粘膜は，"どうせ細胞が壊されちゃうんなら，再生ついでにH. pyloriがいられない粘膜に変わってやるぜ"と考えます．

　このとき，例の補欠が存在感を増してきます．MUC6陽性の，中性の粘液を作っている頸部粘液細胞です．MUC6というのは，もともと，胃の幽門腺や十二指腸のBrunner腺で作られているムチンコアタンパクで，本来「胃酸を中和したい場所」に分布しています．

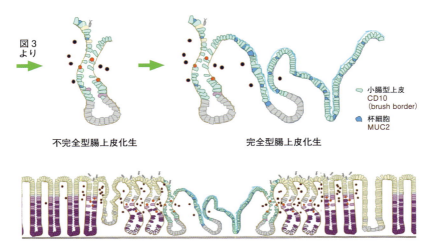

図4　胃粘膜が完全型腸上皮化生に変わってしまうまで

　木暮君が作るのはこの粘液なのです．酸が好きだという H. pylori にとって，中性粘液環境というのはちょっとした嫌がらせになることでしょう．そして，奮闘している木暮君に誘われるように登場する真打ちが，皆さんご存じ，「桜木花……」，腸上皮化生です（図4）．

　腸上皮化生によって，胃内 pH はさらに中性に近づきます．小腸粘膜に変わってしまうわけですからね．もはや，H. pylori は住み続けることができません．

　腸上皮化生の有名さに比べると，補欠の奮闘（頸部粘液細胞）のほうは最近までそれほど注目されていませんでした．実は，教科書を調べても，このあたりの記述はまだぶれています．偽幽門腺化生というのが有名ですが，どうもそれだけでは説明しきれません．ほかに，

- UACL（ulcer associated cell lineage）〔Noffsinger AE. Fenoglio-Preiser's Gastrointestinal Pathology, 4th ed. p182, Wolters Kluwer, 2017〕
- SPEM（spasmolytic polypeptide expressing metaplasia）〔Goldenring JR, Nam KT, Wang TC, et al. SPEM and IM：Time for re-evaluation of metaplasias and the origins of gastric cancer. Gastroenterology

138（7）：2207-2210, 2010〕

あたりで検索すると，数日楽しめます．オタクであれば．

　話を小難しくするとモテません．つまりは何をいいたいかというとですね，*H. pylori* がやって来たとき，胃粘膜がさっさと完全型腸上皮化生に変わってしまうわけじゃないんです．

　結構いろいろあがいているんです．形も少しずつ変わっていくのです．
　先に進みましょう．

　壁細胞や主細胞の破壊が進行し，木暮……MUC6 陽性細胞がいつしか存在感を増して，偽幽門腺化生となり，腸上皮化生が進み，最終的には完全型腸上皮化生になります．

　この流れ，完全に証明されているとはいい難いんですけれど，大枠はこのとおりで覚えておいてよいかと思います（UACL や SPEM をきちんと見極めるともう少し複雑になるかもしれません）．

　ところでこの図 4，とってもがんばって描いたのでよーくご覧くださいね．ちゃんと完全型腸上皮化生の表面をブルーでなぞって，CD10 陽性刷子縁（brush border）を表したりしてるんですよ．light blue crest の由来とされる刷子縁は化生の最後のほうで出てくるのです．

　では，ここまでをまとめましょう（図 5）．

　きれいにまとまりました．お疲れの方は，ここから読んでもよかったですね！

　H. pylori に感染すると，最初は試験管型だった，ぎっちり詰まっていた胃粘膜が……．スタメンがやられ……．よろよろになって……．木暮君（MUC6 陽性細胞）と桜木花道（腸上皮化生）が出てきて……．最後は花道が全部持っていって，おしまい．

　NBI での white zone の形状変化とかと合わせて考えるとおもしろいです．small round pit からうね状・villi 状の粘膜にすこーしずつ変わっていくイメージを重ね合わせてみましょう．

　そうそう，インジゴやバリウムで見える「アレアの変化」も，これでけっこう解釈できますのでお試しください．試験管がよれると，溝の部分が開くんですよ．

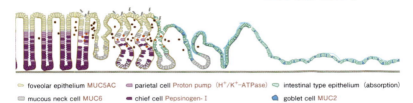

図5　*H. pylori* 関連萎縮性胃炎から完全腸上皮化生に至るまで

　色調を考えるときは，この図5に「血管」がどうなっているかを足さないといけません．炎症自体が血流を増加させることも加味します．

■ 除菌すると胃粘膜は復活するの？

　さてと．「除菌すると胃粘膜が復活する」って聞いたことありませんか？　するんですよ．けれども，腸上皮化生が完全に進行すると，もう元の胃底腺には戻れません．どこかに，「除菌して元の胃粘膜が戻りうるぎりぎりのライン」があります．それはこのへん（図6）．

　完全型腸上皮化生に陥った粘膜は，元の胃底腺粘膜には戻れません．花道だけになると，湘北の復活は無理（分かる気がします）．

　けれど，不完全型腸上皮化生にとどまっている粘膜，すなわち偽幽門腺化生とか固有腺の残存がある粘膜は，元に戻るようです（すみません，ここはまだ推測段階です．ただ，多くの病理医が"たぶんそうだよね"とはいってくれています）．「木暮君がいる限り，元に戻れる」と覚えたらいいかなあ，と思っています．

　リザーブがいる限り，湘北は蘇るのです．

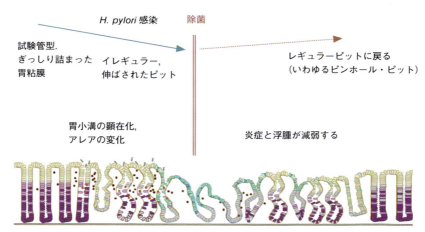

図6　粘膜萎縮と除菌による胃粘膜の変化

木暮君（頸部粘液細胞）がさらに分化して元の粘膜構造を取り戻すのか，木暮君（頸部粘液細胞）がいるところで別種の細胞増生が起こるのかはよく分からないんですけど……．

H. pylori による背景粘膜の萎縮，幽門腺化生や腸上皮化生は，以上のようなイメージで進んでいきます．

次はここに，「発癌」という視点を加えてみましょう……．

■癌細胞はどこから発生するの？

まず，癌細胞はどこから発生するのかを考えます．これはおそらく「正常細胞が作られている工場から，正常細胞にまぎれて産まれてくる」と予想されます．この話を厳密に突き詰めようとするとマジで激論になってしまうので，そういうことにして話を進めます．

正常細胞が作られている工場のある場所を，胃では俗に「増殖帯」といいます．

正常の「試験管」において，増殖帯，すなわち細胞を増やして周囲に供給する場所は，かなり狭い範囲に集中しています．ちょうど，頸部粘

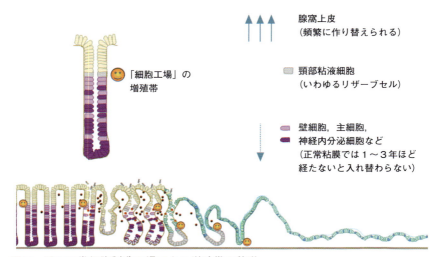

図7 胃の正常細胞製造工場である増殖帯の移動

液細胞があるあたり(図7の上).「腺頸部」と呼びます.病理で用いる,Ki-67という免疫染色をご存じでしょうか?「細胞分裂サイクルに入ってる細胞」を染める染色でして,正常の胃粘膜でKi-67を染めると,腺頸部のあたりにパラパラ染まりが認められます.

　この腺頸部で,腺窩上皮,壁細胞,主細胞,ありとあらゆる細胞が作られます.図7では,粘膜表層の腺窩上皮が頻繁に作り替えられることを上向きの矢印3本で表し,粘膜深部の壁細胞や主細胞,神経内分泌細胞が比較的ゆっくりと作り替えられることを点線の下向き矢印1本で表しておきました.いずれも腺頸部付近で作られてそれぞれの持ち場へ移動していきます.これはすごく理にかなっています.腺頸部以外の場所に工場を置いてしまったら…….例えば大腸のように一番下に工場を置いてしまったら,腺窩上皮を出荷するのがとても大変になってしまいますよね(壁細胞や主細胞をかきわけないと配置につけない).複数の生産品を出荷するために,その端境(はざかい)に工場を置くというのは合理的です.

　さて,胃粘膜が萎縮して,生産しなければいけない細胞の種類が変わると,工場の場所もまたずれていくのです.図7の下をご覧ください.

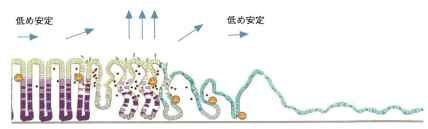

図8　工場が稼働する頻度（増殖帯における細胞分裂回数）の違い

　そうそう，増殖帯の場所を示すニコチャンマークは，『モテ本』p. 78 の「変態シェーマ」からのつきあいです．見比べてみてくださいね．
　なんだかいつも木暮君のいるあたりに増殖帯がありますよねえ……．
　いや，ま，推測にすぎませんし，マニアックなのでやめときます．
　さてと．胃粘膜に H. pylori がとりついて，炎症，破壊，萎縮が進んでいく過程では，実は工場の生産量が変わります（図8）．このことは Ki-67 の陽性細胞数を調べてみれば明らかです．破壊は再生を呼びます．戦争が起こると工場が大もうけするのです．
　炎症・萎縮のない胃底腺粘膜では，工場の生産スピードは「低め安定」です．防御の腺窩上皮はわりと頻繁に作り替えますが，深部の壁細胞や主細胞は数年単位で生き残るとされ，ターンオーバーもあまり早くありません．
　しかし，H. pylori によって炎症と破壊が進めば，工場の生産量はぐんぐん伸びます．
　最終的に，腸上皮化生が進行すると，H. pylori が住めなくなり炎症も落ち着いてしまい，破壊が目立たなくなりますので，再生＝工場の生産量もまた低く戻ります．
　で，ですよ．
　工場の生産量が伸びれば，それだけエラー発生率が増えます．すなわち，癌細胞がこの世に産まれてくる頻度が増えてくるということです．

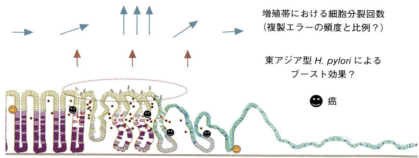

図9 癌はいつどこに発生するの？

　だったら図8の矢印で示したものは，そのまま，癌細胞の発生率と比例するのではないか，という推測ができます．

　H. pylori 未感染の胃に癌が極めて低頻度にしかみられない理由の一端はここにあります．破壊がなければ再生も，そしてエラーも少ないということ．アクティブな炎症がある粘膜のほうが再生の回数も多く，発癌のリスクも高いはずです．

　ここにもう1つ，発癌に関与する因子を加えます．「*H. pylori*」です（図9）．

　H. pylori，特に東アジア型の *H. pylori* は，胃に炎症を引き起こしてターンオーバーを加速させるという「間接的な」発癌リスクの上昇だけではなく，おそらく直接胃の細胞に関与して，発癌もしくは癌の発育進展を加速する力をもっています（*CagA* の研究などはこれです）．

　また，東アジア型 *H. pylori* の罹患数が少ない地域の研究で時折指摘されているのですが，*H. pylori* 以外にも胃酸の刺激や胆汁の逆流，食道胃接合部癌では一酸化窒素（NO）などが発癌もしくは癌の進展に関与しているのではないかと推察されています．しかし，ここでは図9に付記するにとどめます．

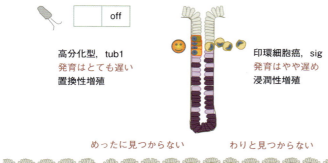

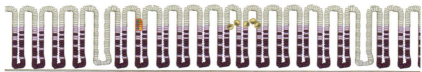

図10 *H. pylori* が陰性のときの癌の初期像

　となると……．本項冒頭の「萎縮の少ない胃底腺粘膜から未分化型癌が出る」とか，「萎縮化生粘膜から分化型癌が出る」という現象，これらは確かに観察の結果得られた事実ではあるのですが，本当に癌の初期像として正しいのだろうか？という疑問が出てくるのです．

　だって，萎縮の少ない胃底腺粘膜も，高度萎縮化生粘膜も，いずれも「再生頻度があまり高くない粘膜」ですからね．

　癌が出るのは両極端ではなく，その間なのではないでしょうか？

　ここまでの知識を総動員しながら，*H. pylori* 陰性，さらには *H. pylori* 陽性の胃における，「癌の初期像」を想像してみましょう．

■ *H. pylori* 陰性/陽性の胃における「癌の初期像」とは？

　まず，*H. pylori* がいないとき（ピロリ off）の胃です（図10）．

　増殖帯における細胞増殖活性は低いので，複製エラーが起こる確率も低く，癌の発生頻度は低いでしょう．

　さらに，発生した癌には *H. pylori* のブースト効果がありません．

　ですから，分化型であっても未分化型であっても，発育は遅く，「人間の目に見えるほど大きくなる癌の数」はさらに少ないと考えます．

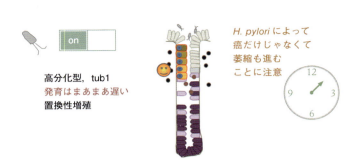

図11 *H. pylori* がいるとき（ピロリon）の胃（分化型の場合）①

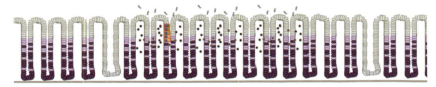

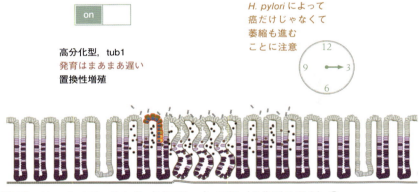

図12 *H. pylori* がいるとき（ピロリon）の胃（分化型の場合）②

　これが，ハイビジョン内視鏡の出現まで *H. pylori* 陰性胃に癌がほとんど見つからなかった（今でもなかなか大きい癌が見つからない）理由の1つではないかと考えます．

　次に，*H. pylori* がいるとき（ピロリon）の胃の場合を見てみましょう．

　増殖帯における細胞分裂が活発になりますから，癌の発生リスクが上がります．加えて，*H. pylori* のブースト効果により，一度出た癌が大き

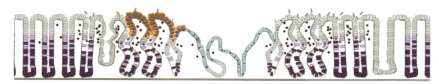

図13　*H. pylori* がいるとき（ピロリon）の胃（分化型の場合）③

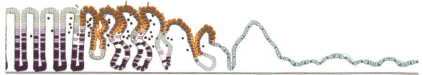

図14　*H. pylori* がいるとき（ピロリon）の胃（分化型の場合）④

くなるスピードが速くなるので，目に見える（発見される，あるいは命に影響を及ぼす）癌の数が増えます．

このとき，分化型と未分化型で，微妙に話が変わります．

まずは分化型の癌を追いかけてみましょう（図11〜14）．炎症のある，しかしまだ萎縮はさほどない粘膜に癌を発生させてみます（高度萎縮化生粘膜ではなく！）．

この癌がその後どうなるかを，時計の針を進めながら追いかけてみましょう．各図の下側にご着目ください．

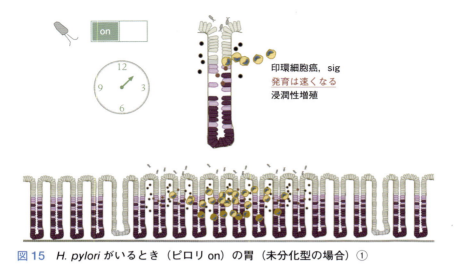

図15 *H. pylori* がいるとき（ピロリon）の胃（未分化型の場合）①

　癌が少し大きくなる間，*H. pylori* はずーっと胃を痛めつけています．ですから，癌のサイズが変わるだけではなく，萎縮が進んでいることに着目してください（図12）．

　癌がもっと大きくなるうちに，胃にはいつしか腸上皮化生も出現してきます（図13）．

　人に発見されるほど大きくなるころには，だいぶ粘膜萎縮が進んでしまっています（図14）．

　お分かりでしょうか？

　「分化型癌は，最初発生する場所が萎縮していようといなかろうと，発見されるころには周囲の萎縮が進んでいる可能性が少し高い」．

　この時間経過の「最後のところだけ観察して積み上げてきた消化管診断学」では，「背景が萎縮化生粘膜だと，高分化型腺癌が出現する頻度が高い」と考察されてきたのではないかなあと思うのです．

　萎縮の少ない胃から発生しても，発育して目に見えるサイズになるまでに，周囲が萎縮する．

　萎縮のある胃から発生すれば，もちろん目に見えるサイズになるころ

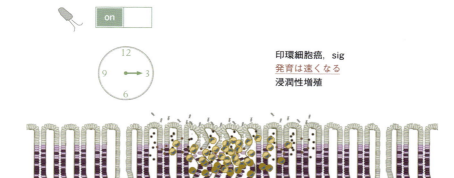

図 16　*H. pylori* がいるとき（ピロリ on）の胃（未分化型の場合）②

にも，周囲は萎縮胃粘膜である．

　こう考えると理解できる気がするのです（というかこう考えないといろいろおかしい）．

　では未分化型癌の場合はどうなるでしょうか（図 15）．

　未分化型癌も，分化型の癌と全く同じような粘膜に発生させてみます．

　そもそも，*H. pylori* がいて，炎症と破壊，再生が激しい粘膜ほど，癌は発生しやすいはずですからね．

　このあと，分化型癌と同様に，タイムコースを追ってみましょう．

　未分化型癌って，分化型に比べると総じて増殖速度が速いようです．置換性増殖を示さず，初期から間質浸潤を示して，好き勝手に側方に這っていくスタイルも，進行の速さの一助となります（図 16）．

　萎縮が進む前に，周囲の粘膜をガシャーンと破壊してしまって，「顕在化」してしまいました（図 17）．

　癌が発見されたときの背景粘膜が，「まだそれほど萎縮が進んでいない」状態になっています．

　発癌リスクの高い粘膜からは，分化型癌も未分化型癌も発生しやすいはず．なのに，より萎縮していれば分化型が出る，というアイディアが，多くの教科書に掲載されています．

　観測結果としては正しかったのでしょう．しかし私は，どうも腑に落

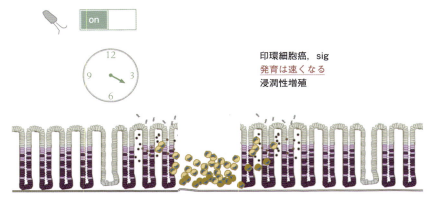

図17 *H. pylori* がいるとき（ピロリ on）の胃（未分化型の場合）③

ちませんでした．

　加えて近頃は，*H. pylori* 未感染の胃で，萎縮のない胃底腺粘膜に 5 mm の印環細胞癌が発見されたりします．あれも解せない．

　"本当に，萎縮の程度によって，出てくる癌の組織型が変わるのだろうか？"

　多くの研究成果を眺め，癌自体の発育速度と，粘膜が時間に沿ってダイナミックに萎縮していくだろうということ，さらには *H. pylori* によるブースト効果を加味することで，今まで見えなかったものがいろいろ見えてくるように思います．

　私の，現状での推論はこうです．「萎縮の程度によって出てくる癌の組織型が変わるのではなく，発生した癌の組織型とその進展速度によって周りの萎縮度合いが変わっている」．

　あくまで仮説であり，証明はできていません．けれど，このほうが納得できるのです．いろんな人に怒られるかもしれませんが．

　内視鏡医も，病理医も，患者さんとある時点で出会います．そこまでに，すでに胃の中では何かが起こっていて，何かが進展している．ある程度完成されたものを見て，私たちは診断学を作ってきました．

　けれど，拡大観察で癌を小さく見つけて，小さいうちに治療できるようになり，*H. pylori* 除菌が広まったことで，今までの診断学を，少しだ

け「いじって」いかなければいけなくなったのではないか．

『モテ本』をご覧になっている皆さんは，まだお勉強の最中ですよね？

私もです．

私は，バリウム時代から連綿と続く消化器診断学が大好きなので，内視鏡全盛時代である今も，バリウムと病理の対比を続けています．やはり「胃癌の三角」はとても大切な概念で，胃癌を発見して治療するうえでは，絶対に覚えておかなければいけない知識です．

けれど，皆さんのうちの何割かは，だんだん「今までは発見できなかったごく早期の病変」や，「今まではほとんど経験できなかった $H.\ pylori$ 陰性の胃」を相手にするようになると思うのです．私もやはり，次第にそうなりつつあります．

そうなると，ですね……．

癌の初期像とか，胃粘膜が $H.\ pylori$ によってどう変わっていくかとか，やっぱり，ちょっと深めておいたほうが，モテるんじゃないかなって……思うんですよ．ちなみに今回のシェーマを作るのに80時間かかりましたので，「大変態シェーマ」と命名します．

最強のWeb袋とじ

■業界初！ 組織像シェーマと拡大内視鏡画像を変換できる「対比学習用Webアプリ」〈開発中〉

⇒形態診断学の達人になるための"最強"のイメージトレーニングツールを開発中！
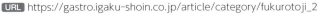 https://gastro.igaku-shoin.co.jp/article/category/fukurotoji_2

Ⅰ 上部消化管　2. 胃

❷ 胃ポリープと早期胃癌

いまさら聞けない！　過形成性ポリープと0-Ⅰ型早期胃癌の鑑別

野中：この項に入る前に……（怒）．

　皆さん，しばしば患者さんに「毎年胃カメラで，胃にポリープがたくさんあるっていわれて心配なんです」「前はとってもらったのに（おそらく内視鏡切除のこと），今年はほっとくんですか？」といわれることを経験しませんか？

　患者さんは，胃に何かできものがあるといわれて，1年間不安だったと思いませんか？

　医療従事者であるわれわれは，なんともないポリープだと分かっていても，一般市民は「できもの≒悪いもの」だと思ってしまうこともあると思いませんか？

　われわれ内視鏡医は，絶対にこういうことのないように，患者さんが検査後安心して帰宅し，生活できるように検査後の説明もきちんとするべきです．これは医師として，内視鏡医として当然の義務ではないでしょうか．患者にモテる（信頼される）内視鏡医を育てたいという，私自身の勉強会のコンセプトからいうと，特にこの点を強調したいと思います．

　まだ，本題に入れていませんが……，私の勉強会でも最初に確認しているモテ Point ! を復習しましょう．

❶ 胃ポリープ

　ポリープとは病理組織学的に上皮性・非上皮性のもの，隆起しているものはすべて含まれる．

　過形成性ポリープは胃のポリープのうち30〜93％を占める最も頻繁に遭遇する病変であり，過形成性ポリープの1.5〜4.5％に癌が併存すると報告されている．

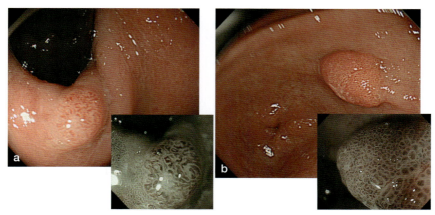

図1　過形成性ポリープと早期胃癌 0-Ⅰ型の鑑別

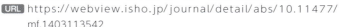

📖 八尾隆史，三富弘之，日高康博，他．胃ポリープの病理学的分類・鑑別診断と臨床的意義．胃と腸 47（8）：1192-1199, 2012
URL https://webview.isho.jp/journal/detail/abs/10.11477/mf.1403113542

❷ 山田の分類

　大腸で使用されることや，逆に胃でⅠsp polypという記載もある．基本的には1965年に山田らが報告した分類で，胃の内腔に突出した病変を肉眼的に4つの形態に分類したものである．

❸ 胃底腺ポリープと胃過形成性ポリープ

　胃底腺ポリープは基本的に *Helicobacter pylori*（*H. pylori*）陰性で多発し，胃過形成性ポリープは *H. pylori* 陽性の所見である．

　ということは，「胃底腺ポリープでよかったですね．*H. pylori* 陰性でとてもきれいな胃です．胃癌にも基本的には（当然ゼロではない）なりにくい胃ですね」といって患者さんを安心させてあげるべきでしょう（私的な見解です）．

　さて，ようやく本題に入ります．

　図1の症例，どちらが過形成性ポリープでどちらが早期胃癌 0-Ⅰ型

でしょうか？

　ちなみに0-Ⅰ型の定義は前作『モテ本』p.92をお読みの方は，すぐ答えられますよね？　丈の高さが2～3 mmを超えるものでしたよね．では食道の0-Ⅰ型は？　話が進みませんので，『モテ本』p.15の**モテPoint！**で復習してください．繰り返しの復習がモテる内視鏡医への近道です．

　さて，どちらが過形成性ポリープでしょうか？　そんなこと簡単ですよね．中には"バカにしてるのか（怒）"というご意見があるかもしれません．"内視鏡診断に精通した内視鏡医は，絶対に手に取らないでください"と『モテ本』の帯にも記載しておりましたが，あえてこういう基本的なことをもう一度若手内視鏡医に解説したい，これが本書のコンセプトなのでお許しください．ここで解説しなければ，今私のところに勉強に来てくれている若手医師たちが数年後に"いまさら誰にも聞けない……"ということになってしまいかねません．

　では先生方，次に提示する**【症例1～3】**はいかがでしょうか？　少し悩む先生も出てこられるのではないでしょうか？

　実際，これらの症例の中には，発赤調のポリープで過形成性ポリープとして毎年フォローされていて，たまたま今回生検されて癌の診断に至った症例，生検では過形成性ポリープだけど，貧血も進行しているので貧血予防のためと内視鏡切除してみたら癌だった，という症例が含まれているわけです．

　ということで発赤調の隆起性病変が，時に過形成性ポリープと早期胃癌0-Ⅰ型の鑑別で問題になるようです．ようやくタイトルの内容に行き着きました．

　NBI拡大観察は必須ではないし，通常観察で簡単に区別できる症例は，それでよいので，ここでは議論しません．少し悩む症例について市原先生と考えたいと思います．

　これが，鑑別のポイントです．

> **モテPoint!** 過形成性ポリープと早期胃癌0-Ⅰ型の鑑別のポイント
>
> - 簡単にいうと，過形成性ポリープは発赤調でイチゴ状の表面模様である．NBI拡大が必須ではないが，表面構造や微小血管が視認しやすくなるので，NBI拡大観察を行った場合，窩間部が広く白色ライン（腺窩辺縁上皮）の間隔が広くなっている（図1a）．
> - 腫瘍性病変（早期胃癌0-Ⅰ型）の場合，例えば図1bのように腺構造が密になって観察される．

　ということは過形成性ポリープに一部腫瘍性変化を合併した部位を探す場合には窩間部が大きい中に，腺構造が密になって観察される領域を探せばよいのです．

　ここまでは私の勉強会でも毎年話をしている内容であり，基本中の基本になります．

　ただし，これはあくまで小さい病変で典型的な場合にのみ有用です．

　これから提示する【症例1〜3】の3症例における6病変のやっかいなポリープ達について，市原先生と考えたいと思います．

1 【症例1】ムラのあるイチゴちゃん

野中：まず【症例1】からいきましょう．

　胃癌術後の定期フォローの症例です（図2）．粘液がべっとり付着しているので，*H. pylori* 現感染でしょう．*H. pylori* 現感染の内視鏡所見については『モテ本』p.70〜72，濱本先生担当の項を参照してください．

　そういえば，濱本先生って開業されたんですね??
先日，ご本人からお聞きしたんですけどね〜．
クリニックの名前が「永山消化器・内視鏡内科」
（https://www.nagayama-naishikyo.jp/）って……．
いろんな妄想が膨らみますよね（笑）．

　また脱線してしまいました．このペースのまま市原先生と2人でしゃ

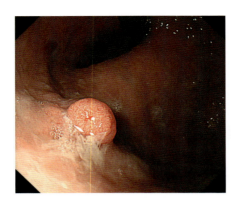

図2 【症例1】残胃の定期フォロー
残胃上部に発赤調ポリープあり．

べりだしたら，『モテ本2』が広辞苑の厚さになってしまいます……（市原註：それはそれでおもしろいと思うので一応検討しておいてください，医学書院のウォーリーさん）．

【症例1】です．残胃上部に7mm程度の発赤調ポリープを認めました．粘液がべっとり付着しており，全体像がきちんと見えませんが，表面模様もイチゴ状であり過形成性ポリープを考えるべき所見です．バイアスピリン®の内服があれば，無駄に生検することもなく，年1回のフォロー内視鏡に回ってしまうでしょう．

私がかわいがっている小林正典医師，専門は胆膵ですが，やたら消化管も勉強しています．

彼は本能的にこのポリープがちょっと気になったようです．

粘液を洗浄してよく観察すると，発赤調ポリープの裾野に平坦な隆起を認めました．さらには，同部位の腺構造は発赤調の部位より明らかに密でした．

これで，彼は確信したに違いありません！「癌（0-Ⅰ+Ⅱa型）だ」

そして図3aの矢印部位の生検の結果，Group 5の診断に至り，最終的にESDで完全治癒切除となりました（図3）．

彼を褒めたいところですが，生検するなら平坦な部分がよかったのではないでしょうか（笑）？．

しかしながら，イチゴ状模様の発赤隆起の部位の生検もGroup 5

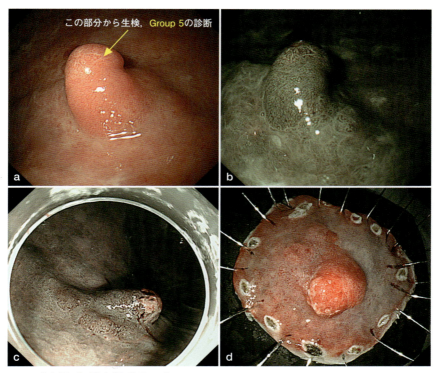

図 3 【症例 1】発赤調ポリープ
a：通常光観察像.
b, c：NBI 観察像.
d：切除標本. 粘液をしっかり洗い流し, 見下ろしで観察すると, 腺構造が密な部分（手前）と奥の隆起はイチゴ状にも見える. 当院の病理診断：Type 0–Ⅱa 15×12 mm, tub1 ≫ tub2, pT1a（M）UL0, Ly0, V0, 断端陰性.

だったのです.

もし周囲の平坦隆起がなければ, 画像供覧を求められた私自身, 恥ずかしながら, 完全に過形成性ポリープと診断してしまっていたでしょう…….

なぜなら, 自分の勉強会でそのように指導しているわけなので…….

病理の市原先生にちょっとコメントいただきたいなー.

丈の高いところも癌なのでしょうか？　イチゴ状模様なのに？

市原：市原です. 丈の高いところも癌です. イチゴ状模様なのに癌でし

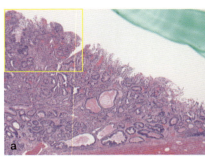 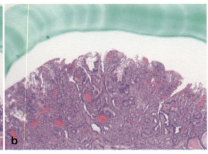

図4 【症例1】イチゴ状隆起部の弱拡大像
a：隆起の裾野，b：隆起の頂部．

た．以上です！

……と，これで終わってしまうと『モテ本』の存在意義がないですね．だから，ぼくはここから，すごくいっぱいしゃべります．すみません．

まず，問題のイチゴ状隆起の部分．図4a が隆起の裾野，図4b が隆起の頂部です．

イチゴ状の部分も癌ですが，もう少し詳しく特徴を説明します．①腺管の丈が増し，②間質に血管の増生があり，③表層の削げや肉芽形成が見られ，④炎症が加わっていて，⑤構成している細胞が癌．

このイチゴ状の特徴5つのうち，①〜④までは，実は，過形成性ポリープの所見と全く変わりません．

過形成性ポリープの病理像は，①腺窩上皮の丈が増し，②浮腫状の間質に血管が増え，③表面が削げて肉芽形成が見られ，④さまざまな度合いで炎症が加わっていて，⑤構成している細胞が非癌．

⑤以外はほとんど一致しています．過形成性ポリープの内視鏡所見と似ているのも当たり前ですよね．

図5 に隆起部の強拡大像を提示しました．細胞異型・核異型があるので癌だと診断できます．そう，「拡大率を上げれば癌だと分かる」．だったら，内視鏡でもNBI拡大観察でじっくり見れば，隆起部に癌の証拠が見いだせるかもしれません．

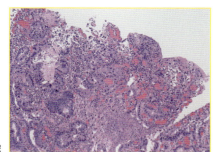

図5 【症例1】図4a 黄枠部の強拡大像

　けれども,"イチゴ状だから大丈夫だ"と思ってスルーしたい病変すべてを NBI 拡大してください,というのはちょっと乱暴ですよね.

　研究会ではときどき,"きちんと見れば鑑別できる"というコメントを聞くのですが,まあそれはその通りなんでしょうけれども,多忙な現場の内視鏡医が,毎回イチゴを最強拡大観察しないといけないのでしょうか?

　少しでも横着したい私は,強拡大像以外にも何か特徴はないのだろうか,弱拡大で癌のヒントが転がっていないのだろうか,と考えるわけです.

　弱拡大で癌を疑うヒントがあればうれしいですよね.疑うところまでいければ,NBI 拡大観察をするなり,隆起部から(?)生検するなり,次の手を打つことができます.

　では,今回の症例にヒントは転がっているのでしょうか? 実は,イチゴ状隆起部だけ見ていてもほとんどヒントはないと思います.裾野から見るのがポイントです.

　裾野から弱拡大で見ると非常に丈の低い隆起です(図6a).ここも癌(tub1)です.

　どこからが病変か一瞬迷うのですが,じっくり見れば弱拡大でも,腺管の密度が違うことが分かります.開口部を数えてみるといいですよ.小林先生・野中先生も,粘液を取り除いた後に,裾野の腺密度が

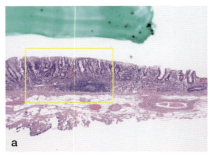 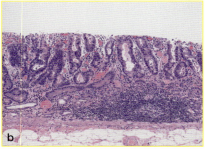

図6 【症例1】裾野
a：裾野から見た弱拡大像，b：aの黄枠部の強拡大像．

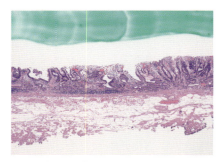 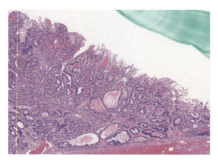

図7 【症例1】図6から少し左横の部位の弱拡大像

図4a 【症例1】イチゴ状隆起のふもとの弱拡大像（再掲）

高いから癌を疑えたんですよね．病理も一緒です．
　拡大率を上げてみれば，細胞異型・核異型も明らかです（図6b）．
　しかし今回は，弱拡大を大切に見ていきましょう．
　隆起を目指して，裾野をしばらく進みます．先ほどの場所からちょっと左横にずれただけの場所が図7です．
　腺管や開口部の形状がけっこう多彩です．粘膜の丈も一定ではありません．わずかですが高くなったり低くなったりしています．同じ裾野なのですが，どうもムラが激しいようですね．
　この先が，先ほどの図4aです（再掲します）．
　構成している細胞は裾野と同じものですが，かなり粘膜の厚みが増

しました．同じ癌なのに，隆起部と裾野とでは高さや腺管の形状にムラがあることが分かります．

本病変は，全体が癌です．ただし，同じ癌とはいっても，病変内にとてもムラ（不均一性）がある．隆起と裾野，というだけではなくて，裾野の部分もよく見ると多彩です．粘膜の丈の高さ，腺管や開口部の形状，そして色調など……．

ここまでに，キーワードが2つ登場しました．
- 非癌（本例では過形成性ポリープ）との鑑別が難しい．
- 病変内があまり均一ではなくて，不規則なムラがある．

勘のいい方はお分かりでしょう．これは「胃型の腺癌」の特徴です．すなわち，本例は，「過形成性ポリープに激似のイチゴ状外観を一部に示した，胃型腺癌の1例」です．

野中：市原先生，この症例報告っぽいタイトル，とても端的にこの病変を表してくれてますね（笑）．

市原：そうでしょう（笑）．勝手に名前をつけるのは得意です，病理医ですからね．……こういうこと書くとまたすごい怒られそうですね！

さて，「胃型」とか「粘液形質」の話は，有名なトピックスですから，皆さんもどこかで耳にされたことはあるでしょう．カンタンにポイントを整理します．

ポイント1：胃型の腺癌は，「胃に似た型の腺癌」である！

だから，非癌の胃粘膜との区別がつきにくい！

渋谷の人混みにチンパンジーが歩いていたらギョッとするでしょう．人の中にチンパンジーがいたら目立ちます．それと同じで，胃粘膜に「腸型の病変」があったら見つけるのは割と容易です．範囲もはっきり追いやすく，深達度も比較的読みやすい，といわれています．

けれど，渋谷の人混みに野中先生が歩いていますから見つけてください，というのは難しいです．『ウォーリーをさがせ！』と一緒で，人の中に人がいると見分けるのが大変です．胃粘膜の中に「胃型の病変」があるというのは，そういうことです．範囲が追いにくく，深達度が分かりにくく，何より「非癌の胃と似ている」……．

野中：この解説とても分かりやすい．って……，こらー（怒）市原先生，これは僕がチンパンジーってことですかー，それとも渋谷でプラプラしてそうってことですかー（笑）．そうじゃないか……．つい面白くて，われを忘れました．失礼．

市原：まあ，野中先生は面倒くさいので放っておきましょう．では，そんな「見つけづらい病変」を，どうやって拾い上げたらいいでしょうか．本例みたいに過形成性ポリープに似てしまったら，通常光観察だけではスルーしてしまうかもしれません．そんな心配をしたあなたに強調しておきたい，もう1つのポイント．

ポイント2：胃型の腺癌は，病変内に不規則なムラが多い！

　1つの病変の中に，「不規則に」異なる模様，「不規則に」異なる丈の高さ，「不規則に」異なる色調を伴うこと．これが，胃型の腺癌の特徴なのです．

　例えば本例も，「イチゴ状の部分」だけだったらスルーしてしまったかもしれないんですが，イチゴの裾野にも何かがあった……「イチゴだけじゃなかった」から，あやしいと思うことができました．このムラが，本例で癌を疑う最大のポイントです．

　過去に報告されている「非癌との鑑別が極めて難しい胃型の腺癌」の多くは病変内に不規則なムラを伴っています．でもふと思うのです．

　もしも，「病変内にムラのない，非癌そっくりの癌」というのが存在したら，その癌は誰が見つけるのでしょうか？　見つけるのがほとんど無理だから報告されていないのでは……？

野中：内視鏡医側から【症例1】を端的にまとめると，イチゴ状模様でぱっとみたら過形成性ポリープと「誤って診断」してもバカにされるほどではない．大事なのは，まずは内視鏡医はしっかりと洗浄して裾野も含めてしっかり観察し，ムラのあるようなイチゴちゃんであれば，こういうパターンの胃型の腺癌の可能性もありますよ，ってことでいいですか？　市原先生．

市原：「ムラのあるイチゴちゃん」．そういうことですよ！　ムラムラするイチゴに気をつけろ，でもいいです．意味が違ってきますが．

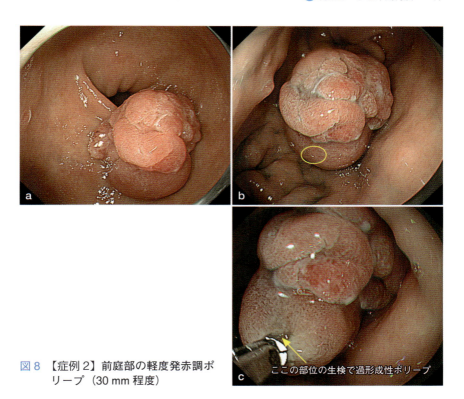

図8 【症例2】前庭部の軽度発赤調ポリープ（30 mm程度）

2 【症例2】イチゴ状!?　緊満感!?　過形成性ポリープなんて嫌いだ〜!!

野中：次に【症例2】に行きましょう（図8）．

　　徐々に進行する貧血精査のため上部消化管内視鏡検査となり，前庭部大彎に30 mm大の軽度発赤調，隆起性病変を認めました．腺構造は一部イチゴ状の部位もありましたが，全体的には典型的ではありませんでした．かといって，腫瘍性病変を疑うような密な腺構造でもありません．

　　こういう病変が難しいんですよ！

　　最も腺構造が密にみえる部位から図8cのごとく生検を行いました．結果は当然，過形成性ポリープでした．貧血予防のため，患者と家族

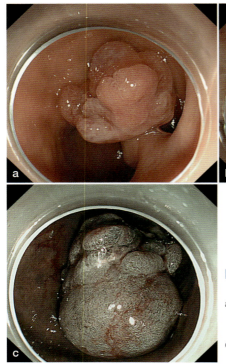
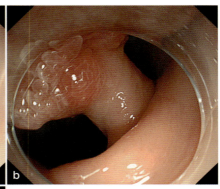

図9 【症例2】貧血予防のため内視鏡治療を施行
a, b：当日見て山田Ⅳ型と判断した．付着部はイチゴ状模様であった．やはり過形成性ポリープか？
c：NBIでの全体像．過形成性ポリープにしては緊満感を感じた．

に十分にインフォームドコンセントを行ったうえで，内視鏡治療の方針となりました．

図9が，治療当日の内視鏡所見です．肉眼型はやはり山田Ⅳ型のようです．ポリープの根元の部分はイチゴ状模様を観察でき，やはり基本的には過形成性ポリープで間違いないと考えました．NBI（非拡大）像では全体的に緊満感も感じますが，やはり基本的には過形成性ポリープでしょう．根元に留置スネアをかけた後にポリペクトミーを行いました（図10）．

残念（波田陽区風）！！　肛門側に一部遺残させてしまいました．

大きい病変であり，過形成由来で一部癌が混在している可能性は否定できないので，追加 EMR を行って，ぐちゃぐちゃになって垂直断端陽性になってしまえば……，いろんな思いが駆け巡る……．

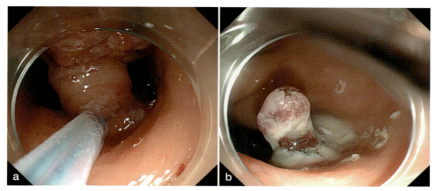

図 10 【症例 2】根元にしっかり留置スネアをかけてポリペクトミーを施行
口側に少し遺残を認めた．しかし，その部分は内視鏡上は過形成性ポリープに見えたが……．

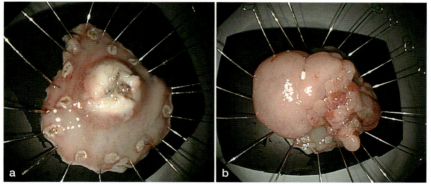

図 11 【症例 2】切除標本
a：過形成性ポリープに発生した癌だと面倒くさいことになるので，付着部のポリープ遺残粘膜もまとめて ESD で切除した．
b：左の切り株の上に頭の部分を載せて写真を撮っただけ．当院の病理診断：Type 0-Ⅰ, pap＞tub1, pT1a（M）UL0, Ly0, V0，断端陰性．

　ESD に切り替えて，ポリープの切り株ごと，一括切除を行って終了としました．病理結果は癌でした（図 11）．
　"市原先生，内視鏡医はどうしたらいいんですか??"
　"これは全部が癌なんですか??"
　もう過形成性ポリープという奴が嫌いになりました……．
市原：再び市原です．これはですね，"全部が癌ではありません"．

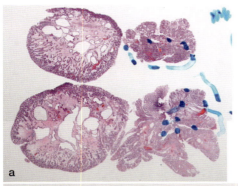
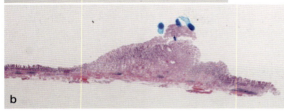

図12 【症例2】
ポリープの頭部と根元のルーペ像
a：ポリープの頭部.
b：ポリープの根元.

　結論は,"過形成性ポリープが先にあって, その中に癌が現れた"です.

　生検して過形成性ポリープだったのは,"たまたま過形成のところから生検したから"です.

　まず気になるのは癌の範囲です. どれくらいの領域が癌だったのでしょうか.

　そして, 癌を事前に（できれば通常光・非拡大観察の段階で), 予測できるものなのでしょうか？

　まずは「非拡大」で見てみましょう（図12）.

　お借りしたプレパラートです. 図12aがポリープの頭部です. 図12bが追加ESDされたポリープの根元（切り株）にあたります.

　ご施設の病理の先生がつけたペンの痕をあえて残しておきました. 青ペンで囲まれたところが, 癌でしょう.

　癌と非癌部の違いがルーペ像で分かりますか？

　"色が濃いところは, 分かるような気がする……".

けれど，すごく大きく構造が異なるとか，色が濃いところが全部癌だとか，そういうわけではないようです．かけ離れが少ないのです．

難しいですね．

もう少し詳しくみてみましょう．図12a は，右と左で少し構造が違います．左側は少し緊満した結節で，右側にはアロエとか多肉植物みたいな形状をした分葉状隆起です．同じ病変の中に異なる構造が存在している．これは【症例 1】で触れた，"ムラがある"に相当します．

では，【症例 1】のときみたいに，"ムラがあるからあやしい！　癌があるかもしれない！"と考えてよいでしょうか．

野中：うーんちょっと待ってください．大きい過形成性ポリープは，こすれたりぶつかったり，物理的な修飾が加わっていることが多いですよね．日常的に多少のムラは出るんじゃないかなあ……．

それに，ペンで囲った「癌の部分」は，アロエ全体には及んでいません．アロエの中にあるさらにごく一部分です．緊満結節とアロエの構造の違いが，癌によって生じたものなかどうか，ルーペレベルではよく分かりません．

市原：そうなんですよね．野中先生のおっしゃるとおり，実は，胃型腺癌の原則であるムラは，大きい過形成性ポリープにはあてはめにくいのです．ですから，もう少し詳しくみてみましょう．

どうも最弱拡の検討では癌と非癌の差がよく分かりません．もう少し拡大してみましょう．図12a 右上の，アロエの葉先を拡大します．

弱拡大像です（図13）．青ペンで囲った部分が癌．わずか～に腺密度が高い，でしょうかね．微妙な差です．

さらにもう少し拡大率を上げてみましょう．

図14a は非癌．図14b は癌．

やっぱり，癌のところのほうがちょっとだけ腺密度が高いですね．

ただ，腺管の構造自体はけっこう似ているのです．分岐したり，延長したり．

実は本例も，「胃型の腺癌」です．過形成性ポリープの中に胃型の癌が出ています．「人の中に人」ということです．

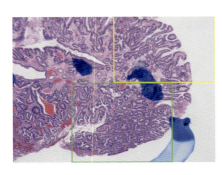

図13 【症例2】アロエの葉先の弱拡大像

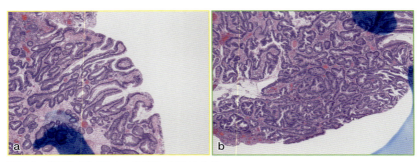

図14 【症例2】アロエの葉先の強拡大像
a:非癌，b:癌．

野中：ということは，渋谷でぶらついてる野中ってことですね!!
市原：よし，もうそういうことにしましょう……．ともかく本例も，腫瘍と非腫瘍とのかけ離れが少ない．ですから，弱拡大ではなかなかよく分かりませんし，拡大率を上げて行っても最後まで悩まされます．
　ところで，野中先生はどこが気になったのでしたっけ？"普通の過形成性ポリープにしては緊満感がある"とおっしゃってましたね．緊満感がある，すなわち中に何かが詰まっているのかも．
　でも図12a左の大きな隆起のところには，青ペンはついていませんよね……（図12aを再掲します）．
　ちょっと拡大してみましょうか．
　緊満した結節の上側と，下側（図15）．あれ？
　さらに，それぞれを拡大すると……．

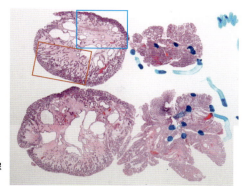

図12a　ポリープ頭部のルーペ像
　　　　（再掲）

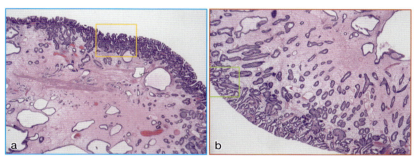

図15　【症例2】緊満した結節の弱拡大像
a：上側，b：下側．

　すみません，実はいじわるをしました．図16aは癌，図16bは非癌です．つまり図12a左の緊満した結節も，一部は癌なのです．
　正しいマッピングですと，癌の範囲はこうなります（図17）．
　最初の図12aはダマしです．ちょっとだけ図16aにも癌があったのです．ここまで読んできた方，図12a左側の癌に気づかれましたか？　たぶん気づかなかったと思います．病理であっても，最弱拡の病理像では鑑別が難しい，ということを実感していただきたかったのです．
　これが，「かけ離れが少ない」ということです．
　では結局，こういう病変はNBI拡大観察で，病変全体をくまなくス

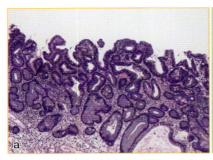 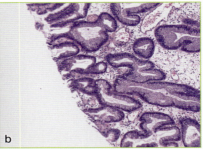

図16 【症例2】緊満した結節の強拡大像
a：上側，b：下側．

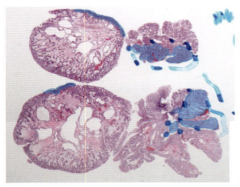

図17 正しいマッピング像

キャンしないとダメなのでしょうか？

　……今回の病変も胃型腺癌であり，組織学的にはムラがあります．しかし，先ほどもお話ししましたように，大きな過形成性ポリープにはムラがあってもいいので，「模様や色調のムラ」だけでは癌を疑うことができません．数少ないヒントの1つは，野中先生がおっしゃっていた「緊満感」だと思います．単一の機序で増生するはずの過形成性ポリープの，一部だけ緊満していることをどう説明するか．ポリープ内部の腺管拡張の程度が，場所によって異なるのはなぜだろう．何かおかしいなあ，と思う……．でも，実際，緊満した結節も全部が癌だったわけではないんですよ．ですから本当に難しい．

本例で，緊満した結節においては，アロエ部にくらべて間質の浮腫が強く，腺管の拡張も激しくなっています．表層で増殖した低異型度の癌による「開口部の閉塞」や「血流の変化」が関与した可能性があります．でもこれ以上はなんともいえません……．
　ぼくも過形成性ポリープは嫌いです．気が合いますね．

野中：市原先生，この【症例2】は難しいですね……．これも最初から内視鏡的に0-Ⅰ型の早期胃癌と診断できずに，研究会で症例提示して怒られるとしたら，私はもう研究会には出たくないです．
　おそらく若手内視鏡医も内視鏡が嫌いになってしまうでしょう．
　この症例は切除前に，サイズも大きいし，少し緊満感も感じたのも事実です．市原先生も私に気を遣って，術前に野中先生が緊満感を感じて……と述べてくださっています．
　ただ，私自身はっきりいって，術前に早期胃癌だとは診断できていません．私が感じた少しの緊満感もおそらく……．癌が詰まって実が詰まったような緊満感になっているわけではない．そう考えると術前に内視鏡診断はできていません．大きいし，統計的に過形成性ポリープの1.5〜4.5％に癌が併存すると報告されているという事実から可能性を感じただけです．
　教科書って正しいことを正確に書くことが第一ですが，ほぼ全員がagreeできるような内容だけ掲載していてはいけないと思います．病理（答え）を知って，後づけで指導することは誰でもできます．それも大切なことですが，われわれは『モテ本』であえて意見の分かれる内容についても逃げずに取り上げていきたいと考えています．ということで若手医師にいいたい．「過形成性ポリープと0-Ⅰ型早期胃癌の鑑別はとても難しい」「イチゴちゃんには気をつけろ」ってね．
　この症例の教訓はもう1点あります．「過形成性ポリープだから断端とか気にせず生検でもEMRでも，だいたいでいいから治療をすればいいや，というのは危ない」ということですね．この症例も切り株に癌があったわけです．全く疑っていませんでした．なんとなく，本能的にそういうことがあったらいやだなーっと思ってESDを追加しま

した．神様のお告げですね．ただ，私は神様を信じていません（笑）．人生は自分の努力である程度変えることが可能だなと思っています．

大きな過形成性ポリープを内視鏡切除する時には，気をつけてくださいね．癌が合併しているかもしれませんので．血流も豊富で早期胃癌のESDよりやっかいな場合もありますからね．

3 【症例3】❶❷　近くに過形成性ポリープがあるけど，過形成性ポリープ由来なの⁉

野中：最後に【症例3】についてです．この症例は4病変がありますので，どれを議論しているのか間違えないようにしてください．この患者も貧血精査で上部消化管内視鏡検査を行った症例です．

まず❶として胃体中部後壁の30 mm大の0-Ⅰ型病変についてです（図18a〜c）．

前医ですでにGroup 5の診断に至っているので早期胃癌0-Ⅰ型として議論します（図18d, e）．

その横にはさらに発赤の強い10 mm程度のイチゴ状模様の過形成性ポリープも認めています．これを❷とします（図18c）．❶と❷をまとめてESDで一括切除しました．❶は内視鏡的にも，いびつな形態をしており，緊満感もあるので，腫瘍性病変（早期胃癌）と診断しました．

早期胃癌だとすると深達度診断が問題になる病変でしょう（今，問題にしなかったあなたはモテない……）．これに関しては，『モテ本』p.95のモテPoint！を復習してください．

0-Ⅰ型（分化型）の深達度診断のモテPoint！として，
- 20 mm以下の0-Ⅰ型癌の深達度は約90％がM癌．
- 30 mm以上ではSM癌や進行癌の可能性が高くなる．
- 空気量を変えて基部の観察が重要……．

のように記載しています．

この病変は実際30 mmを超える病変であり，深達度を問題にしなく

❷ 胃ポリープと早期胃癌　59

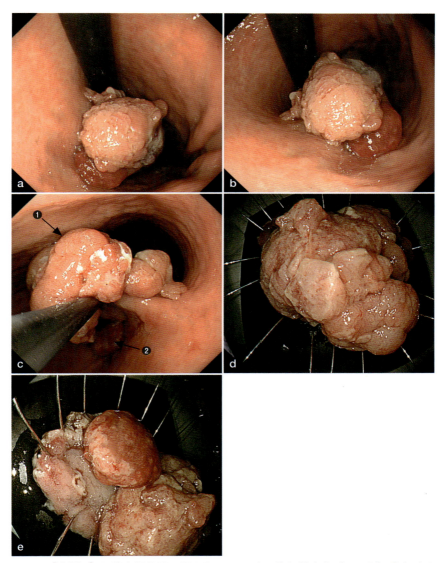

図18 【症例3】胃体中部後壁に認めた 30 mm 大の隆起性病変（0–Ⅰ型）❶とイチゴ状模様の過形成性ポリープ❷

a, b：生検で Group 5 と診断され，外科手術も含めた精査依頼で紹介された．
c：接地面積は意外と狭くてぶらぶらなので ESD を施行した．近傍にはイチゴ状模様の別の過形成性ポリープ❷を認めた．
d, e：❶の切除標本．当院の病理診断：Type 0–Ⅰ 33×33 mm, tub1＞tub2, pT1a（M）UL0, Ly0, V0，断端陰性．近くに別病変の過形成性ポリープ❷もあった．

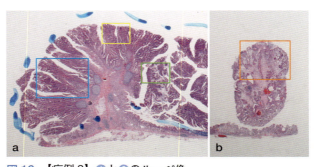

図19 【症例3】❶と❷のルーペ像
a:癌,b:過形成ポリープ.

てはいけない早期胃癌（0-Ⅰ型）なのです．図18c に示すように，鉗子でめくると接地面は意外と狭くてぶらぶらでした．

　間違いなく粘膜内癌だ!!! ということでESDを施行しました．こういう病変はESDなら30分以内で切除が終了します．外科手術に回ってしまうことがないように内視鏡医はしっかり診断することが重要です．

　この病変で市原先生に教えていただきたいことは，"この❶の病変は，過形成ポリープ由来ではないのか？"ということです．

　隣に❷の過形成ポリープも認めていますし．

　まあ，この病変はさすがに過形成ポリープと診断する先生は少ないと思いますが，もしかしたら，ゼロではないかもしれませんし……．

市原：3度目の市原です．まず❶は，tub1＞pap＞tub2 くらいの粘膜内癌です．"過形成ポリープ由来ではない"と思います．

　過形成ポリープ由来と呼ぶためには，どこかにポリープだった時代の痕跡が残っていてほしいのです．しかし本病変は，全体を観察しても過形成ポリープっぽさが残っていません．

　"癌ですべて置換されてしまったのでは？"というご意見もあるでしょうから断定はできないのですが，ここは，無理に過形成由来とは考えず，「0-Ⅰ型胃癌」の一形態と考えます．

　せっかくなので，隣の過形成ポリープとの差を見てみましょう．過形成ポリープとの「かけ離れ」が強ければ，内視鏡で癌と診断し

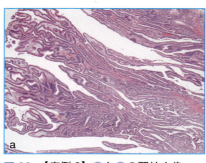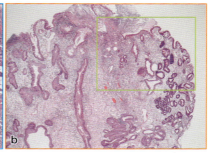

図20 【症例3】❶と❷の弱拡大像
a：癌．b：過形成性ポリープ．

やすいはずです．野中先生が"さすがに，これを過形成性ポリープと診断する人はいない"とおっしゃるくらい，病理も"過形成性ポリープと似ていない"のなら，ばっちりですよね．

図19aが癌，図19bが過形成性ポリープです．

サイズが違うのは一目瞭然です．

さらにいうと，「内部の色の濃さが明らかに違う」ことも分かります．青紫っぽいダークな色は細胞核の色です．つまり，濃い紫色に見えるということはそれだけ核が多い＝細胞がぎっちり詰まっているということです．

表面の構造もだいぶ違います．図19aはまあイチゴかな．図19bは……イソギンチャク？

ああ，やっぱり，「内視鏡の通常観察時点であまり迷わない」症例というのは，病理もルーペ像である程度分かります．「かけ離れが大きい」んですね．

拡大率を上げてみましょう．

それぞれ同じ拡大倍率です．図20aの癌は，表面から深部まで，乳頭状〜管状の構造がすーっと伸びていて，腺管密度も高いです．

図20bの過形成性ポリープはスカスカです．間質には浮腫を伴っていて，腺管はかなりまばらです．

病理像はだいぶ違いますね．この差は，「ゴツゴツ感」とか「緊満

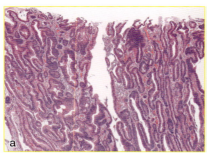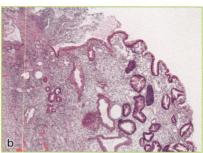

図 21 【症例3】 ❶と❷の強拡大像
a：癌，b：過形成性ポリープ．

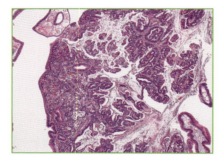

図 22 【症例3】 ❶の癌の一部の強拡大像

感」とか「ボリューム感」「表面形状」「色調」など，内視鏡所見の差につながります．

　表層部分をさらに拡大します．

　図 21a は，表面に腺管がぎっちり詰まっている癌．一方，図 21b の過形成のほうはなんだかだらしないです．間質がスカスカ．このスカスカの間質に，炎症や浮腫，血管増生を伴っています．一部にびらんがあり，炎症性の滲出物が付着しています．

　なお，癌の一部では，分化度が下がった領域（tub2 など）を含んでいます（図 22）．普通の腺管からは相当かけ離れた構造です．分化度が低下する，というのは，正常からのかけ離れが大きくなるという意味ですから．

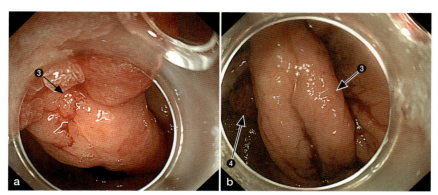

図 23 【症例 3】幽門輪から伸びて十二指腸に嵌頓した 45 mm 大の山田 Ⅳ 型ポリープ❸と前庭部小彎に認めた 10 mm 程度の過形成性ポリープ❹

　内視鏡的に癌と分かりやすい症例は，病理も分かりやすい．通常光観察で癌を強く疑う症例は，病理のルーペ像からしてだいぶ非癌からかけ離れている．納得ですね．

4 【症例 3】❸❹もうダメ⁉　過形成性ポリープに一部癌が合併すると……

野中：次は，この症例の❸と❹に移ります（図 23）．

　前庭部小彎にも 10 mm 程度の発赤調ポリープ（❹）を認めています．表面模様はイチゴ状で，これは過形成性ポリープで間違いないでしょー‼

　これも癌とかいわれたら，もう診断学が崩壊します……．

　まあ，切除後の病理も過形成性ポリープでしたので安心しておりますが，念のためこれも市原先生に簡単にみていただきたいと思います（お忙しいのにすみません）．

市原：まずは❹を拝見します．

　過形成性ポリープです（図 24）．よかったです．

　過形成性ポリープの特徴をもう一度おさらいしましょう．①腺窩上

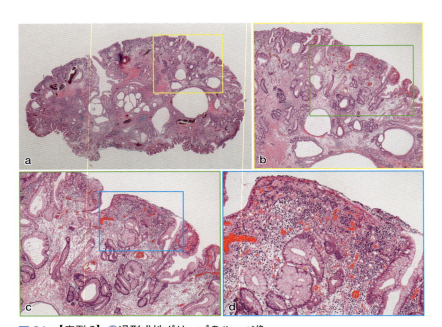

図24 【症例3】❹過形成性ポリープのルーペ像
a：非拡大像（ルーペ像），b：弱拡大像，c：中拡大像，d：強拡大像．

皮の丈が増し，②浮腫状の間質に血管が増え，③表面が削げて肉芽形成が見られ，④さまざまな度合いで炎症が加わっていて，⑤構成している細胞が非癌．

拡大して順番に見ていきましょう．

病理を見慣れていないと，"何だ腺管いっぱいあるじゃん"と思ってしまいがちなのですが，<u>過形成性ポリープはむしろ「腺管と腺管の間が開いている（浮腫状の間質を持つ）」ことが大事です．腺管は増えていますが，密度が高くないということです．</u>

腺管の丈は高いですが，隣同士の腺管との間に隙間があります．間質が広いということ．この間質内に血管が増えます．これで赤く見えます．

びらんや肉芽形成，炎症も加わっていて，典型です．よかったです．

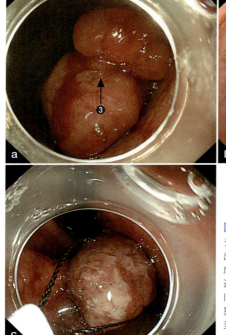
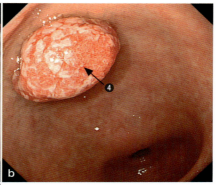

図25 【症例3】❸と❹
デンタルフロスで引っ張ってなんとか胃の中に出てきたのでESDで切除❸．前庭部小彎の過形成性ポリープはEMRを施行❹した．病理結果も過形成性ポリープであった．当院の病理学的所見は，腺窩上皮型の過形成性ポリープ．ごく一部で異型上皮を認める．
当院の病理診断：45 mm Type 0-Ⅰ 癌は3 mm? pT1a（M），UL0, Ly0, V0 pHM0, pVM0

野中：さて，これが本当に本当に最後の病変です．❸の幽門輪から伸びた，山田Ⅳ型の頭でっかちポリープです．

　十二指腸に嵌頓しており，なかなか全体像が把握できておりません．

　デンタルフロスで引っ張ってようやく胃内に出てきました（図25）．そのまますぐ切除だーーということで慌てていたので，全体像の写真がたった1枚，この汚ない写真しかないので申し訳ありません．ちなみにこの病変は前医の生検で過形成性ポリープでした．

　ちなみに，見える範囲ではイチゴ状の模様も認め，内視鏡的には過形成性ポリープ（大きいので，一部癌が混在している可能性は否定できない）と診断し，茎の正常粘膜の部分から切除しました．こちらの病変についても市原先生に病理学的にご解説をお願いします．

市原：市原です．本例は，病変の99%くらいが過形成性ポリープです．

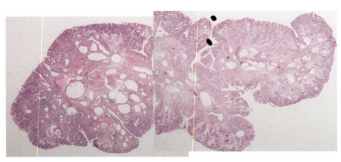

図 26 【症例3】❸のルーペ像
ポリープの最大割面.

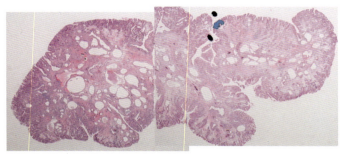

図 27 【症例3】❸へのマッピング像

　ところが一部にごくわずかに癌（日本の基準）が合併しています．

　これくらい癌の合併範囲が少ないと，内視鏡的にその部位を見いだせるかどうか……．

　図 26 がポリープの最大割面です．同じくらいのサイズの割面があと3つあります．黒点が打ってあり，黒点部のそばに癌があります．ちっちゃいですね……．マッピングをのせてみましょう（図 27）．

　いやーこれはほとんど無理でしょう．

　けれど，せっかくなので，先ほどから書いている「不規則なムラ」で診断できそうかどうか，考えてみますか．

　割面のルーペ像は，表面が分葉していて，なだらかな「外に凸」の局面が繰り返されています．どこか1か所が急にへこんでいるとか，急に緊満しているということはありません．ポリープ内部には拡張し

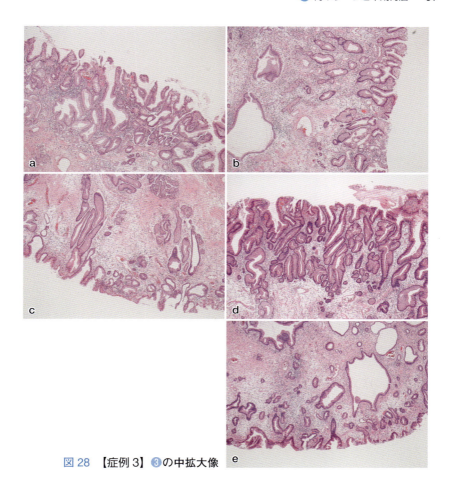

図 28 【症例 3】❸の中拡大像

た腺管が，おおむね全体に均等に分布しています．
　ルーペレベルでは「ムラがない，規則性がある」ということです．
　次に，拡大率を上げると……（図 28）．思ったより腺管の形状が多彩です．すべて過形成性ポリープ相当の所見なのですが．
野中：えっ，多彩とかムラとかは，胃型の癌の特徴じゃないの？
市原：言葉のあや，みたいで申し訳ありません．この過形成性ポリープは，「全体がくまなく多彩」なのであり，どこか 1 か所だけが多彩だ，という「ムラ」とは違うのです．多彩な腺管が全体にちりばめられる

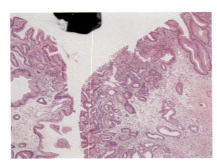

図 29 【症例 3】❸の中拡大像
癌.

ことで，結果的に均質な病変を形作っています．実際，ルーペ像は全体が何となく似たように見えましたよね？

ちなみに，癌のところは，こうです（図 29）．

あえてどこが癌とマッピングしていません．この画像の一部が癌ですが，どこが癌だか分かるでしょうか？

なんだかあちこち多彩ですよね．癌が小さいために，「中拡大レベルでのムラ」にまぎれてしまっています．

正解はここです（図 30）．分かりませんよねー．

ルーペではムラがない．中拡大だと，開口部の多彩性にまぎれてしまう．

病理がこうですから，内視鏡でも，最強拡大しない限りは過形成性ポリープにしか見えないと思います．

病理を最強拡大するとこうです（図 31）．

ここまで拡大すると，癌腺管は細胞質の性状が違いますし，構造も違いますし，核異型もはっきりあります．NBI 拡大で最強拡大すると，white zone の見え方，密度，幅などが見えてくるかもしれません．

「微小癌の合併」には診断限界があります．"過形成性ポリープだと思ってとったら癌だった"というと，内視鏡医も患者もびっくりしてしまいますが，どれくらいの領域が癌だったのかを確認することで，少しは納得できるかもしれません．本例はもはや「偶発癌」であり，

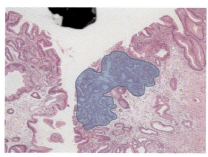 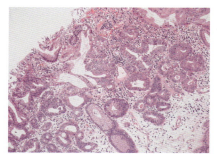

図30 【症例3】❸の中拡大像へのマッピング　　図31 【症例3】❸の最強拡大像

内視鏡的に指摘することはかなり難しいでしょう．

野中：解説よく分かりました．内視鏡医的にまとめてもいいでしょうか．多くの先輩方にお叱りもいただくでしょう……．でも勇気をもって！

　結論‼　「胃の大きな過形成性ポリープに一部癌が合併した病変の診断は基本的に無理なことが多い」．

　ただし，

- サイズ的に可能なものであれば，できるだけ裾野も含めて真剣に全体を観察し，腺構造が密な部分がないか，あるいは不規則なムラがないかを観察する．
- 現時点では，過形成性ポリープの治療は除菌が第一選択である．除菌で改善しないものや，大きくて貧血の原因となりうる病変は内視鏡治療が選択される場合もあるが，常に胃癌の合併を念頭に置いた治療法を検討する．

　このただし書きをもっともらしく記載することで私の罪も半減されることを期待したいと思っています．

　今，台湾講演からの帰国の便の中です．

　台湾で赤のネクタイを失くしてしまいました（事実）……．渋谷で新しい赤のネクタイを購入して埼玉に帰ろう‼

　渋谷の交差点で見かけたら皆さん声をかけてくださいね．

　見つけられるか見つけられないかは，「あなた次第」（笑）！

I 上部消化管　2. 胃

3 胃炎

open type と closed type の萎縮性胃炎
—私まだ5年目なんです，分かりやすく解説してください（涙）！

　前作『モテ本』p.58〜75の「*H. pylori* はいるの？」に続いて，「目の前に萎縮性胃炎の判断ができない若手がいる」ことを想定しながら，「萎縮性胃炎の判定」について解説していきましょう．

あなたのルーチン，大丈夫ですか？

　検査終了後，"あ〜，あそこの写真がなかったわ……"みたいなことがないようにするのが第一歩です．各施設のルーチンを守るのが第一ですが，もし，ルーチンが存在しない場合には，他施設へ見学に行ったり，本から学んでみましょう．レジェンドたちの築き上げたルーチンを愚直に真似することが，上達への近道です．ルーチンについては，文献1, 2)などを参考にしてみてください．

　あわせて，癌などの病変が見逃されやすい場所を知っておくことは重要です．こちらも文献3, 4) を参考にしてください．

　見逃さないように観察していればOKですからね．

　そして，ありがちな pit fall を公開しますと，「噴門部小彎」がスコープの影に隠れていて見えない！「噴門部大彎」が遠すぎて（暗くて）分からない！というようなことから，"噴門周囲の写真が全然ない！"ことが多いように感じます．

　木村・竹本分類では噴門周囲（噴門部小彎，噴門部大彎）を見て，腺萎縮境界（=F腺）が噴門に達していなければC-3であり，腺萎縮境界が噴門に達し，萎縮粘膜が噴門周囲にとどまっているとO-1とします．ですので，噴門周囲の判定ができないと，萎縮の程度の判定はかなり苦しいわけです．

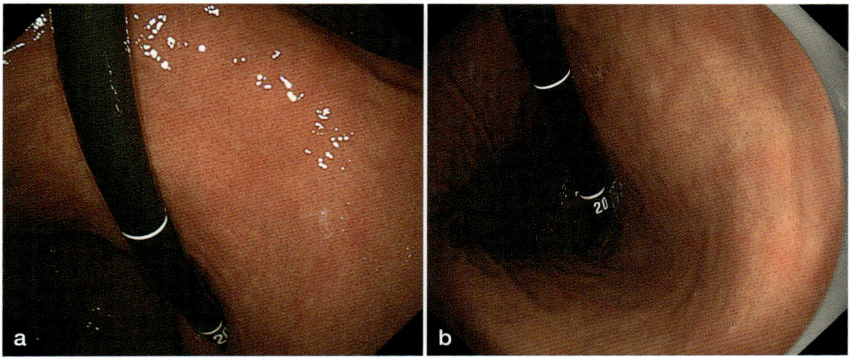

図1　C-1
a, bは別症例．胃体下部小彎〜胃角部小彎でRACを認めている．

　ここを上手く撮影するコツの1つはスコープのtwist操作[5]です．これは，upアングルをフルにかけた後に左右アングルを数回使うと，スコープの曲がりがより強くなる現象です．ワイヤーが少し緩み，アングルのかかりが多少弱くなっても，この技術と右手を用いたスコープのひねりを使うと，噴門部の周りを丁寧に観察することができることが多いので，ぜひ覚えておき，日常診療でも噴門周囲が撮影できないときに試みてみましょう．

> ### 見るべき部位，分かっていますか？

　ルーチンが安定してとれたら，次は「見るべき場所」を押さえましょう．

　木村・竹本分類を再度見ると，この分類は内視鏡的F線の位置による分類であり[6,7]，

- **C-1**：F線が胃角を越えません．つまり胃体下部小彎〜胃角部小彎でRAC (regular arrangement of collecting venules) を認めていればC-1か，萎縮のない未感染例です．なお，胃角を越えていたら少なくともC-2です（図1）．
- **C-2**：胃体部小彎を観察し，F線が胃角を越え，胃角部から胃体下部

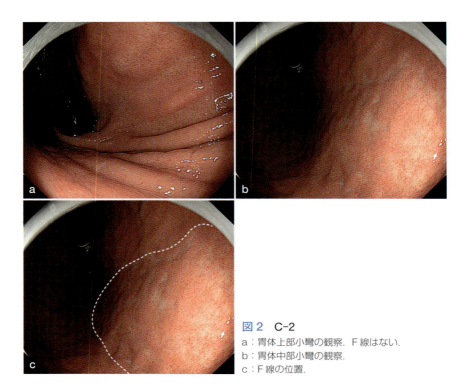

図2　C-2
a：胃体上部小彎の観察．F線はない．
b：胃体中部小彎の観察．
c：F線の位置．

周囲にとどまっていればC-2です．C-3は胃体上部までなので，そこまで来ていなければC-2です（図2）．

- C-3：F線が胃体上部までにとどまるものですが，噴門直下小彎でF線が噴門に達していなければC-3です（図3）．
- O-1：F腺が噴門に達し，萎縮粘膜が噴門周囲にとどまるものをO-1とします．また，大彎のひだはほぼ保たれます（逆にちょっと減っていてもよい，図4）．
- O-2：O-1とO-3の間がO-2です（図5）．
- O-3：全体的に大彎のひだが消失し，萎縮が全体に広がったものです．
さて，どうでしょうか？

すでにこうした定義は何度も目にしたことでしょう．でも，実際判定するとなると"……？"となっている人も若手には多いでしょう．そこ

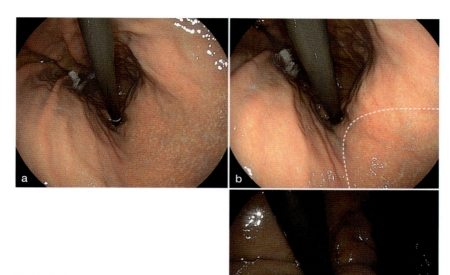

図3 C-3
いずれも LCI（Linked Color Imaging）下観察像.
a：胃体中部小彎の観察.
b：胃体上部小彎の観察. 点線は F 線.
c：胃体上部小彎の近接観察. 萎縮性変化を認めず, F 線は噴門に達していない.

で，再度実際の判定のためのポイントを記していきます．

❶ **胃体下部小彎～胃角部小彎を観察した写真を見る**（図 1a, b, 図 4c）

まずは，胃体下部小彎～胃角部小彎に RAC があるかを評価します．C-1 か C-2 かの判定に必要です．

❷ **噴門部周囲の写真を見る**（図 2a, 3a, 4a, 5a）

噴門部小彎，そして，噴門部から穹窿部の大彎（＝噴門唇の大彎側）を見ます．C-3 か O-1 の見極めのために必要です．

そして最後に，

❸ **胃体下部大彎から胃体上部大彎にかけての見下ろし観察の写真を見る**（図 4b, 5b～d）

胃体下部大彎では大彎ひだが口側に向かって少なくなっているかどうかが観察でき，C-3 から O-1 か，O-2 かの見極めに必要です．O-3 はひ

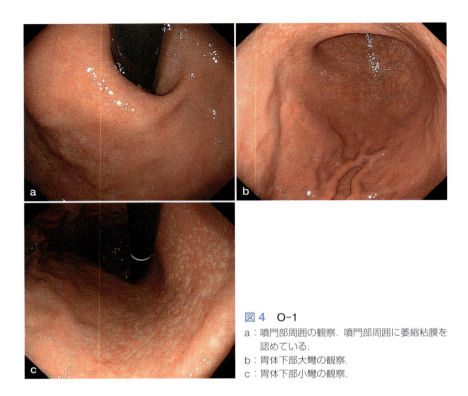

図4 O-1
a：噴門部周囲の観察．噴門部周囲に萎縮粘膜を認めている．
b：胃体下部大彎の観察．
c：胃体下部小彎の観察．

だが全くなくなっている状態を指します．

この3か所の観察がきちんとできていれば，木村・竹本分類を判定する準備ができた，といえます．

そして皆さん，胃体部小彎の「胃体上部，胃体中部，胃体下部」をちゃんと判定できますか？　あったりまえじゃん，って人は読み飛ばしてくださいね．ちょっと目が泳いだそこの君は，ここは読んでおきましょう．こういう困ったときは「図説『胃と腸』所見用語集 2017 胃の解剖用語」[8]と『消化器内視鏡用語集 第3版』[9]を開きましょう．『胃癌取扱い規約 第15版』[10]もですよ．

外科的に切除された直後の胃を見たことがある人はよく分かるでしょうが，胃は体内から取り出すとどこが胃角なのか，はっきりと分からなくなります．しかし，胃が体内に収まり，空気で伸展していると，胃が

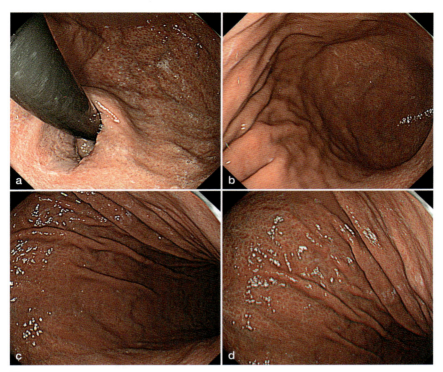

図5　O-2
a：噴門部周囲の観察．噴門部周囲に萎縮粘膜を認めている．
b：胃体下部大彎の観察．O-1 より萎縮の範囲は口側に進んでいる．
c，d：胃体上部大彎（c），噴門部大彎（d）の観察．O-3 といえるほどの萎縮の進行ではなく，O-1 と O-3 の間の萎縮程度である．

折れ曲がるポイントが出現してくるわけです．それを胃角と称しています．ですから，内視鏡用語上は，噴門と幽門のほかに，胃角というメルクマールができるため，UML よりさらに詳細に名称が付けられるわけです．

　食道と胃の接合部を噴門部といい，その口側から順に穹窿部，胃体部，胃角部，前庭部に分かれます．そして胃体部は胃角から口側の小彎を3等分して，胃体上部，胃体中部，胃体下部に分けます．何か目印があるわけではなく3等分していうので，胃角と噴門の位置が分かる写真があって，胃体部の小彎側の写真が「重ね撮り」のように数枚は存在しな

いと場所がいえません．

　胃体部の長さは人それぞれですから，写真1枚を見て，噴門から5 cm離れているから，胃体中部！とかはかなりいいにくいわけです．それはつまり，反転で観察された胃体部小彎の「重ね撮り」した写真がないとC-2なのか，C-3なのか，ちょっと悩むときがある，ということになります．「胃角と噴門の位置が分かるように，胃体部小彎は重ね撮りで写真を撮る！」，これも大事な**モテ Point！** です．

> **モテ Point！** 萎縮性胃炎判定のための写真撮影の注意点
>
> - 胃角と噴門の位置が分かるように，胃体部小彎は重ね撮りで写真を撮る！

実際の判定の注意点—空気量は大丈夫？

　腺萎縮境界の判定は血管が透けて見える領域や，ひだの減少，粘膜の褪色調の変化があるかで行います[11, 12]．これらは胃内が適切な空気量でないと，的確な判定ができません．でも，「適切」って何でしょうか？ 過送気（胃透視での空気大量＝発泡剤7 g，700 cc相当の気体）で判定すると，胃が薄く引き延ばされ血管が透けて見え，ひだはなくなってしまいますので，萎縮と過剰に診断してしまいかねません．一方，空気量が少ないと萎縮粘膜が波打って，胃ひだあり，と過小診断してしまうでしょう．ひだの分布もひだの幅も，胃の空気量によって左右されますので適切な「いい具合」の空気量でないと萎縮の診断は難しいのです．この「いい具合」というのはどれくらいなのでしょうか？ 胃X線検査においては発泡剤5 g＝空気量500 cc程度使用の場合で判定していることが多いようです[13]．

　しかし，"500 cc空気入れたよ"と内視鏡ではいえません．ですので，適切な空気量とされる写真をよく見て経験的に学んでいくしかないと思われます．

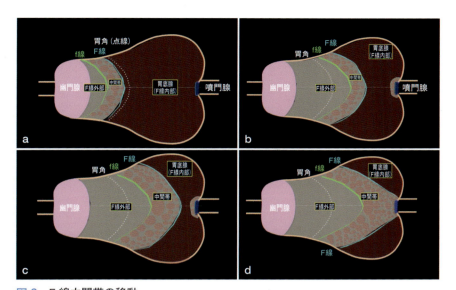

図6　F線中間帯の移動
a：C-1，b：C-2，c：C-3，d：O-1．

　そして，内視鏡的F線＝腺萎縮境界はくっきりと一本の線で引けるように思いますが，決してそこまで簡単に分かるわけではありません．実際は腺萎縮境界の近くで，まばらに萎縮の変化が始まり，そのまばらなものがつながり，広がり，萎縮粘膜に置き換わっていくわけです．その萎縮の変化を来した帯（中間帯）が徐々に動いていきます（図6）．

　実際に中間帯付近を拡大内視鏡で見てみましょう．するとこのようになっています（図7a）．斑状，島状の領域（図7bの緑枠部）は拡大すると表層に開口部を認め，pit様の粘膜であって，こうした部分は胃底腺が残っており（図7c），これは八木らのA-B分類[12]でのB粘膜といいます．そして斑状，島状の領域の間の溝（図7dの黄線部）が胃小溝部分であり，陥凹している部分で絨毛様の形になります．これがvilli様粘膜であり，八木らのA-B分類ではA粘膜といわれます．

　F線内部領域はこの腺開口部（B粘膜）が主たる所見である領域，F線外部領域は絨毛状構造（A粘膜）が主である領域です．F線は腺萎縮境界とイコールであり，F線とf線の間の中間帯は腺開口部と絨毛状の

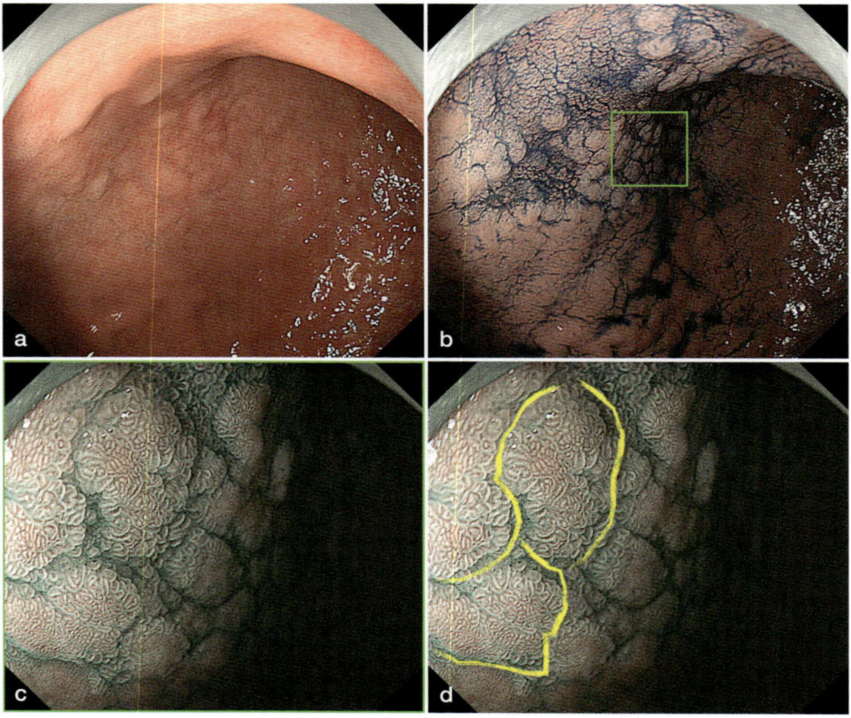

図7　中間帯付近の拡大内視鏡像
a：胃体下部前壁の白色光観察.
b：a のインジゴカルミン撒布像.
c：b の緑枠内の NBI 拡大内視鏡像. 胃小区を認める.
d：黄線部分が胃小溝. 小溝部には絨毛状の構造を認める.

構造が混じります．すなわち，A 粘膜と B 粘膜が入り混じるように見え，固有の胃底腺と萎縮性変化が混じるエリアになります．この中間帯という「バンド状の領域」が萎縮に伴い，移動し，胃粘膜の表面の構造も変化していく，と考えるとよいでしょう．

そもそもなんで木村・竹本分類が必要なの？

"なぜ，こんなに苦労して木村・竹本分類を判定するんだろう" と素朴に思う若手の先生もいることでしょう．その意義の1つに胃癌発生の

危険度がどれくらいあるか，ということがあります．

　井上ら[14]は木村竹本分類の程度に応じ胃癌の頻度が高くなることを報告しており，C-0，C-1群で0.0%（0/591），C-2，C-3群で2.2%（9/406），O-1，O-2群で4.4%（13/294），O-3，O-p群で10.3%（4/39）と胃粘膜萎縮の進展に伴い，胃癌の頻度が高くなることを明らかにしました．つまり，その人の胃癌のなりやすさが分かるということで，観察時の「気合の入れ方」が変わりますね．萎縮が進んだ胃を見るときは胃粘液の付着を丁寧に水洗・吸引後，きれいな環境を整えたうえで観察し，微小な病変の見落としを避けるように観察していくことが重要です〔なお，ここでいうO-pは胃全体に萎縮が進んだ汎萎縮（pan-atrophy）状態であり，木村・竹本分類のO-3に後で付け加えられた概念です．O-4とO-pは同義です〕．詳しく知りたい方は文献7，15）をご覧ください．

分かりにくいときの奥の手はないの!?

　丁寧に見ても萎縮なのか分かりにくい，そんなときはありますよね．そんなときの奥の手は，『モテ本』p.63〜65に書いたインジゴカルミンでの胃小区診断です．普段見慣れているインジゴカルミン撒布像で，幽門部，胃体部の正常粘膜像だけ覚えておけば，それと違えば，萎縮性変化がある，といえます．通常光観察だけでは判断に悩むケースがありますので，ぜひ習得しておきましょう．他にも，拡大観察しても悩むケースも，インジゴカルミン撒布後の写真で胃小区の変化を読影できれば背景粘膜の変化がおおむね分かりますので，有用だと思います．

　もう1つの奥の手は画像強調観察になります．オリンパス社のNBI（Narrow Band Imaging）や富士フイルム社のBLI（Blue LASER Imaging）を併用した拡大内視鏡観察ではLBC（light blue crest）やWOS（white opaque substance）を指標にして，腸上皮化生を検出できると報告されています[16]．

　腸上皮化生があるということは，そこは萎縮性変化を来しているので，LBCやWOSがある場所は萎縮している，と判定できるわけです．しか

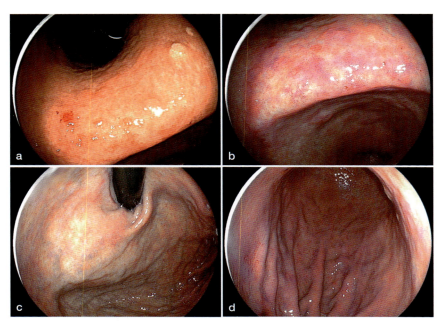

図8 O-1の症例で認められたラベンダーカラー

し，これらはもちろん拡大観察を併用しなくてはなりません．フード付きスコープでないと中拡大以上の撮影は困難ですし，時間などの制約上，ルーチンの検査ではいろいろな事情もあることでしょう．

　富士フイルム社製のLASEREOに搭載されたLCI（Linked Color Imaging）は，白色光と狭帯域光を混ぜて照射し，色の彩度差，色相差を拡張する画像処理を加えて，粘膜の色の違いを強調することで炎症の診断に有用である，といわれています．LCI下で観察すると，たとえ経鼻内視鏡であっても遠景の観察であっても十分な明るさを確保できつつ，腸上皮化生を来している領域は特異型腸上皮化生，非特異型腸上皮化生にかかわらずラベンダーカラー（lavender color）に見えることから，萎縮性変化が遠景でも分かりやすくなります（図8）．これにより，萎縮性胃炎の範囲診断に有用とされます[17, 18]．機種限定ではありますが，お使いの先生方は悩むときに使ってみてはいかがでしょうか？

■ 文献

1) 田尻久雄, 小山恒男（編）. 食道・胃・十二指腸診断. 羊土社, 2009
2) 日本消化器内視鏡学会（監修）. 上部消化管内視鏡スクリーニング検査マニュアル. 医学図書出版, 2017
3) 平澤俊明, 河内 洋. 通常内視鏡観察による早期胃癌の拾い上げと診断. 日本メディカルセンター, 2016
4) 濱本英剛, 長南明道, 草野 央, 他. 早期胃癌の存在診断のための準備と心構え. 消化器内視鏡 26（8）: 1111-1120, 2014
5) 貝瀬 満. 私はこうしている 通常径経口内視鏡による上部消化管の観察と診断. 消化器内視鏡 23（1）: 39-45, 2011
6) 鎌田智有, 井上和彦. 木村・竹本分類. 胃と腸 47（5）: 852, 2012
7) 中島滋美. 萎縮性胃炎（木村・竹本分類）. G. I. Res 24（3）: 196-201, 2016
8) 二村 聡. 胃の解剖用語. 胃と腸 52（5）: 531-534, 2017
9) 日本消化器内視鏡学会用語委員会（編）. 消化器内視鏡用語集, 第3版. 医学書院, 2011
10) 日本胃癌学会（編）. 胃癌取扱い規約, 第15版. 金原出版, 2017
11) 榊 信廣, 加藤裕昭, 荒川丈夫, 他. 腺領域の内視鏡診断と *Helicobacter pylori*. 胃と腸 32（12）: 1571-1580, 1997
12) 八木一芳, 味岡洋一. 胃の拡大内視鏡診断, 第2版. 医学書院, 2014
13) 国立がん研究センター: がん診療画像レファレンスデータベース. http://cir.ncc.go.jp（国立研究開発法人国立がん研究センターがん対策情報センターの胃癌早期診断のための胃X線ピロリ菌感染判定法）
14) 井上和彦, 藤澤智雄, 千貫大介, 他. 胃癌発生の背景粘膜—人間ドックにおける内視鏡検査からの検討. 胃と腸 44（9）: 1367-1373, 2009
15) 中島滋美, 榊 信廣, 春間 賢. 内視鏡的胃粘膜萎縮. G. I. Res 23（1）: 77-79, 2015
16) Kanemitsu T, Yao K, Nagahama T, et al. Extending magnifying NBI diagnosis of intestinal metaplasia in the stomach: the white opaque substance marker. Endoscopy 49（6）: 529-535, 2017
17) 加藤元嗣, 中村晃久, 久保公利, 他. 胃炎の京都分類の代表的所見 腸上皮化生. Helicobacter Research 20（4）: 343-345, 2016
18) 間部克裕, 西村友佑, 久保公利, 他. *H. pylori* 未感染者・既感染者の胃内視鏡所見. 臨床消化器内科 32（11）: 1451-1456, 2017

column 1 グッバイ,『櫛状発赤』!!

皆さん,この写真の所見,どのように記載されますか(図1)?
そう,その通り.櫛状発赤ですよね.
そう思われた先生だけ,このコラムを読み続けてください.
もし,「稜線状発赤」に決まってるじゃないか!と思われた先生方は,このコラムは飛ばして,次の項に進んでください.
そのほうがお互いのためだと思います(笑).
まず告白しておきますが,恥ずかしながら私は数年前までこの所見を見て,「櫛状発赤」と記載していました.くし(櫛)の漢字が思い出せないときは「くし状発赤あり」と記載していました.
「第85回日本消化器内視鏡学会総会」で新たな胃炎分類が討議され,『胃炎の京都分類』[1]が出版され,私自身もいやが応にも胃炎の内視鏡所見を再度勉強し直さざるを得なくなりました.
若手向けの勉強会を開催している立場上,間違った所見を教えるということが許されないからです.仮に私が,勉強会で10名の若手内視鏡医にこの放射状の線状発赤を「櫛状発赤」という用語として伝えるとすると,それぞれの内視鏡医が指導する立場に立つ5年後に,また,それぞれが各10名ずつに「櫛状発赤」を継承し,さらに5年後にはもっともっと多くの「櫛状発赤ピーポー(people)」が誕生してしまうでしょう.ねずみ講より早いスピードで増殖していくかもしれません…….
"これはまずい,絶対にモテない"と思い,いつしか勉強会では「稜線

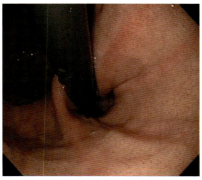

図1　放射状の線状発赤

状発赤を認めますね……」的な読影を行うようになりました．「櫛状発赤」なる用語は今まで使ったこともないし，存在も知らないかのように振る舞おうと心に決めたのです．

内視鏡検診が全国で取り入れられるようになり，上部内視鏡検診を行っている先生方に講演でお招きいただく機会が増えました．『モテ本』さまさまです（笑）．

全国を回るうちに，あることに気がつきました．

スライドの59枚目になるとなぜか，目をそらす？下を向かれる？先生が多いのです．

決して殺人現場の写真やグロテスクな写真を載せているわけではないのに，なぜでしょう……？

そのスライドの右上に載っていたのが，そう，このような放射線状の線状発赤の「稜線状発赤」（red streak）です．写真の下には「櫛状発赤は誤記である」と記載してありました．

も，もしや……．世の中には数年前の私と同じで「櫛状発赤」を信じており，今さら誰にもいえない状況に陥ってしまっている内視鏡医が多いのではないでしょうか??

"これは，継承すべきではない．悪しき習慣をここで断ち切り，負の連鎖を終わらせ，今後若い世代に「くしじょうほっせきピーポー」が増えるのを止めなければいけない"．

私はそういう使命感に駆られました．自分だけ助かっても，それではダメなのだ‼

ということで，前ふりは無駄に長くなってしまいましたが，なぜ日本人内視鏡医が「櫛状発赤」という用語を使用し，北斗神拳（念のための註：『北斗の拳』に登場する一子相伝の架空拳法）のように継承されていったのかを調べてみました．

ちなみに，『消化器内視鏡用語集 第3版』では櫛状発赤は稜線状発赤と改められていますのであしからず．

やっぱり，ここはGoogle先生ならぬ，「胃と腸」先生に聞いてみるしかない！ということで，「図説『胃と腸』所見用語集2017」を見ると，

文献

山本浩隆．稜線状発赤．胃と腸 52（5）：575, 2017

やはりきちんと書いてありました．「胃と腸」は本当にすごい‼

もともと欧文表記はドイツ語のkammrötungで，本来は「畝(うね)」に沿う発赤という語意でした．このkammは「櫛(くし)」，鶏のとさか，山脈の作る輪郭，波の波状の輪郭など多くの意味を擁しているのですが，その中でなぜだか，櫛が選ばれてしまったようです．

櫛が選ばれたことで，ここでめでたくkammrötungが櫛状発赤としてこの世に誕生したのですが，はたしてそれだけで日本人内視鏡医が鵜呑みにして使い続けてきたのでしょうか??

きっと誰かがどこかで疑問を持っていたはずですので，継承されずにすんでいたのではないでしょうか？

実はここで，もうひとつ不幸が重なってしまったようです（涙）．

この放射状の線状発赤があたかも櫛でこすってできたような所見ともとれる（⁉）ことが災いしたようです．

実際，私が研修医の時に「櫛状発赤」という所見を先輩医師から習ったのですが，確かに櫛でこすったような線状の発赤だから「くしじょうほっせき」か〜と思ったのは事実です（笑）．

ここまでいろんなことが重なると，火曜サスペンス劇場ばりの事件ですね．

むしろ，このような小さなミス（⁉）から誕生し，激動の時代をわれわれとともに生きてきた「櫛状発赤」は，もう正式に内視鏡用語として認めてあげてもいいような気さえしますが（笑）．

いかん，いかん．こんなことを書いていることがバレてしまえば，日本消化器内視鏡学会の用語委員会委員長（2018年6月現在，松田浩二先生）にお叱りをいただいてしまう……．

このコラムを最後まで読んでしまった内視鏡医の皆さん，「櫛状発赤」には，今までありがとうという気持ちを持ちながら，明日の内視鏡所見からは「稜線状発赤」しか知らなかったのごとく，所見記載をよろしくお願いいたします．

「グッバイ，『櫛状発赤』‼」

■ 文献

1) 春間 賢（監修），加藤元嗣，井上和彦，村上和成，他（編）．胃炎の京都分類．日本メディカルセンター，2014

I 上部消化管　2. 胃

4 胃底腺型胃癌

胃底腺型胃癌とか胃底腺粘膜型胃癌とか，胃固有腺粘膜型腫瘍とか，もう，わけが分からないんです！

野中：「胃底腺型胃癌」，いかにも強そうな相手ですね．この強敵をある程度理解して取り込み，もっともらしく解説できれば，きっと「モテる」．そう考えて，モテ文献〔「胃と腸」50巻12号（2015年11月号）「胃底腺型胃癌」〕が出版されるやいなや購入し，読み込みました．

　自分の勉強会で参加者にもっともらしく解説し，モテるための知識を常に装備して過ごしてきました．実際，札幌拡大内視鏡研究会でわが親友の濱本先生が症例提示した後，司会の間部先生にたまたま解説を求められ，「モテポケット」を全開にしてもっともらしく解説し，結構モテたのを今でも覚えています（粘膜下腫瘍様隆起とか樹枝状の拡張血管とか）．

　偶然，その研究会の数日前にモテ文献を再読していたのは，きっと誰にもバレていないに違いないでしょう．

　今から発表するモテPoint！を暗記しておけば，確実に一般レベルでは"モテる，間違いないっ！（長井秀和風）"．すでに長井秀和をご存じない先生も多いかもしれませんね……．一度，ウィキペディアで長井秀和の項目をご覧ください．

　さて，話を戻して，胃底腺型胃癌のキーワードを列挙してみます．

> **モテPoint！　胃底腺型胃癌のキーワード**
>
> - 背景が胃底腺粘膜（萎縮なし）．
> - 粘膜下腫瘍様病変．
> - 褪色調．
> - 樹枝状の拡張血管．
>
> など．

ぶっちゃけ，これで十分な気もします．

しかし，人生はそれほど甘くないようです……．

40歳代の女性，*Helicobacter pylori*（*H. pylori*）陰性胃で胃体上部大彎に胃底腺型胃癌に間違いないと思う病変を見つけ，"生検でも胃底腺型胃癌の可能性があるため，コンサルトに出します"という中間報告が返ってきて期待していたのですが，"胃型の腺腫？です"というなんだか尻すぼみな結果で終わったという経験もあります．

他にも，自分の知識では胃底腺型胃癌かもしれないと思ってNBI拡大観察を施行したところ，なんだか粘膜表面まで粘膜微細構造の異常と異常な微小血管が目立つ（この場合は胃底腺粘膜型胃癌？）というようなこともありました．

胃底腺型胃癌は基本的に，表面は正常粘膜ではないのでしょうか？

なんだかよく分からなくなってきました．こういうときは，やはり最終診断をつける病理医に聞いて，納得するしかありません．そこで『モテ本』の共著者である市原 真先生に意見を聞いてみたいと思います．それでも納得できないときは，もうあの人♡♡♡に登場いただくしかありません……．

市原先生，モテ本の読者はこれからモテたい内視鏡医です．それをご理解いただいたうえで私の質問にお答えください．胃底腺型胃癌と胃底腺粘膜型胃癌って同じなんですか？ いったい何なんですか？

> ### 胃底腺型胃癌と胃底腺粘膜型胃癌って同じなの？いったい何なの？

市原：市原です．胃底腺型胃癌（gastric adenocarcinoma of fundic gland type, chief cell predominant type）は，あまりにインパクトがありすぎる病変だったんですよ．

例えば……
- *H. pylori* 陰性の胃にも出現する．
- かの有名な VS classification では歯が立たない〔表層の表面微細構

造パターンにも血管のパターンにも従来の癌としての所見が出てこなくて，何より demarcation line（DL）がはっきりしない］．
- というか，粘膜下腫瘍（submucosal tumor；SMT）様の結節である．
- けっこうな頻度で SM に病変が入っている．
- 病理医が癌と診断した．つまりは SM 癌として取り扱わなければいけない？
- そもそも病理医がうまく診断できない．
- 聞いたこともない免疫染色を，複数個やたらめったら染めている．
- 今にして思うと，ホントに癌なのか不思議に感じる．

　もう，しっちゃかめっちゃかです．アイハーバ　ペプシノゲンワン……アイハーバ　プロトンポンプ……．

　おまけに，ここだけの話ですが，胃底腺型胃癌は病理医の間でも驚きと疑念をもって受け止められたため，ここ数年で概念がズンドコ変わってきてしまいました．習うたびに違うことをいわれたりもしたのです．

　すっかり混乱してしまった概念を整理するために，新しい用語が現れました．それが，胃底腺「粘膜型」胃癌です．さらには胃「固有腺型」胃癌，そして今後おそらく，胃固有腺型「腫瘍」という大きなくくりの言葉も出てくるだろうと思います．

　なんのこっちゃ，ですよね．ちょっと整理しましょう．もともと，胃癌にはいろいろな組織型がありますが，組織型とは本来，癌の作る構造を見て，"腺管の形を作っているな"とか，"腺管がなくて，細胞が１つひとつ浸潤しているな"という形態を見抜き，tub1 だとか sig だとか分けていたわけです．しかし，近年これに免疫染色というツールが登場したことで，細胞の形態だけではなく，細胞の性質をも見分けることができるようになりました．

　胃型，腸型，胃腸混合型という分類は有名ですね．これらは，単に細胞の性質を見分けているだけではなく，「胃型のほうが範囲診断や深達度診断が難しい」という，臨床情報に相関する分類ですので，頻繁

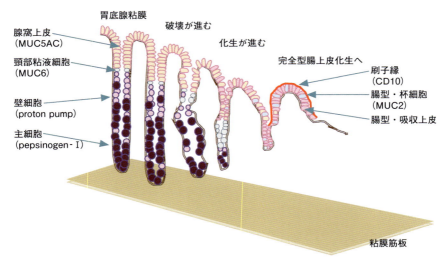

図1 胃に登場する上皮細胞の種類

に使われるようになりました.

そして,免疫染色が増えるにつれて,「胃型」「腸型」というざっくりとした分け方ではなく,もっと細かい分類も可能になったのです.

胃粘膜は,大腸粘膜や他の臓器(肝臓とか膵臓とかすべて)に比べて,登場する上皮細胞の種類がバカみたいに多いのです(図1).そして,実は,これらの正常カウンターパートそれぞれに対応する「癌」があるのではないか……というのが,近年の考え方です.

野中:「考え方」ですか? その……「新知見!」とか,「最新のエビデンス!」みたいにいっていただけるわけではないんですね?

市原:うーん,「考え方」くらいに留めておきましょう.症例数もまだまだ少なく,現場に混乱も多いんですよね.

ちょっと図2を見てください.

胃にはさまざまな細胞が存在し,さらにそこに腸上皮化生が加わることで,腸型の細胞まで参加します.

そして,われわれが今まで見てきた癌というのは,これらの多彩な細胞のうち,主に腺窩上皮,腸型の上皮,そして,それらの混合に対

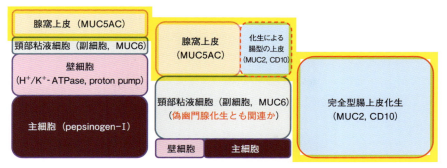

図2　非腫瘍胃粘膜に存在する細胞の種類（ざっくり）

応する分化を示していました．図2の黄線で囲んだ部分です．

　いずれも，粘膜の表層付近にあるべき細胞たちです．癌がこれらの性質を持つと，自然と「癌は最表層に顔を出す」ことになります．

　では，黄線で囲まれていない部分には何があるでしょうか？

- 頸部粘液細胞（副細胞）．
- 壁細胞．
- 主細胞．

ですね．これらにも，対応する腫瘍があるのではないか，というのが，近年の考え方なのです．

　「主細胞」の性質を色濃く持っているのが，「胃底腺型胃癌（主細胞優位型）」です．じゃあ，頸部粘液細胞は？　壁細胞は？　これらを全部併せ持つような腫瘍はないの？　というのが，「胃底腺粘膜型胃癌」や「胃固有腺粘膜型腫瘍」という言葉を考えていくうえで，大切になってくるのだと思います．

野中：私は，市原先生ともお付き合いも長くなってきたので，なんとなく理解できました．

　そういうことにしたい……．そう見栄を張りたい……．

　ただし，これでは本当にモテたことになりません．やはり，今，わが国で最もこの疾患に詳しい上山先生に解説いただくしかないですね．

上山先生には，これからモテたい若手内視鏡医のために，何とか『モテ本』で胃底腺型胃癌に関連した項目を執筆していただきたいと，失礼ながらメールでお願いしました（実際は私自身がもっとモテたいので詳しく勉強したいというのが本音です）．

　その後，ありがたいことに，上山先生から，ご快諾のお返事をいただけました．

　それでは，上山先生．これからモテたい読者のため，いや，野中康一のために分かりやすく解説をお願いいたします．

胃底腺型胃癌と胃底腺粘膜型胃癌を理解しよう！

上山：野中先生，市原先生，モテたい読者の皆さん，こんにちは．

　まずは自己紹介から．私は Dr. Curry こと八尾隆史先生（消化管病理とカレーの師匠）の下で胃底腺型胃癌研究をしている拡大内視鏡が大好きな内視鏡医です．

　胃底腺型胃癌と胃底腺粘膜型胃癌を理解してモテるために必要な知識を可能な限り分かりやすく説明したいと思います．

　私と Dr. Curry で2010年に胃底腺型胃癌という概念を提唱してから現在までに学会や研究会で多くの報告があり，また，『胃癌取扱い規約 第15版』で特殊型の１つとして新たに追加されたこともあって，内視鏡医においては胃底腺型胃癌の概念はかなり浸透してきていると思います[1,2]．

　ただし，胃底腺型胃癌だけでなく，胃底腺粘膜型胃癌やそれらに準じる胃型形質の低異型度分化型胃癌については，野中先生や市原先生のようなエキスパートの先生方でもなかなか理解しにくい，厄介な腫瘍かもしれません．あくまで個人的な意見ではありますが，現時点での低異型度の分化型胃癌の分類を表にしました（表1）．

　胃型形質の中で，純粋な胃底腺型胃癌は基本的には表層に腫瘍が露出しませんが，その他の腫瘍は基本的には表層に腫瘍が露出しています．純粋な胃底腺型胃癌は単一の分化のみを持ち，表層が非腫瘍に覆

表1 低異型度の分化型胃癌の分類

Ⅰ：胃型
　A：腺窩上皮型
　B：幽門腺型
　C：胃底腺型
　D：混合型（上記A，B，Cの組み合わせ，胃底腺粘膜型を含む）
Ⅱ：腸型
Ⅲ：胃腸混合型

われているというかなり特殊な腫瘍であることが分かります．

　純粋な胃底腺型胃癌は一般的な病理診断で，通常型の浸潤するような明らかな癌と診断できず，Group 1，2，3やNET（neuroendocrine tumor）と診断されたりして，異型度が非常に低く，病理診断が非常に難しいとされていますが，前述のとおり徐々にですが一般病理医にも概念が浸透しつつあります……，というか浸透してほしいです．

　消化管専門病理医の先生方においては，胃型の低異型度の高分化型腺癌と診断されます．この理由は，明らかな癌と診断できなくても，非腫瘍性粘膜には見られない，ありえない組織像を呈しており，かつ明瞭な境界を持つことから，腫瘍と診断され，これらの腫瘍がSMへ浸潤する可能性を持っているため，日本においては粘膜内病変であっても癌と診断します．

　また，H. pylori 感染がない H. pylori 未感染胃に発生するため，背景粘膜に萎縮性変化も認めないことが多く，発癌機序や発育進展も通常型の胃癌とは全く違う可能性があるため，こういった点からも特殊な腫瘍と考えられています．

　では，最初に，疾患概念として胃底腺型胃癌と胃底腺粘膜型胃癌の定義を説明します．表1で示すように，胃底腺型胃癌は低異型度の分化型胃癌の中で胃型に属します．胃底腺粘膜型胃癌は胃型の中で混合型の1つとなりますので，分類上は胃底腺型胃癌とは分けて考えなければなりませんが，現状では胃底腺への分化を伴う胃癌はこの2つが代表格ですので，広義の胃底腺型胃癌は，純粋な胃底腺型胃癌と胃底腺粘膜型胃癌の2つに分類することもできます．すなわち，胃底腺粘

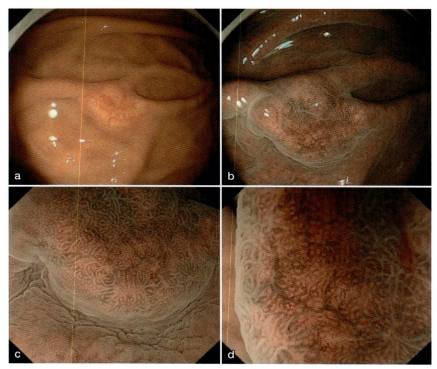

図3 胃底腺型胃癌（白色調・隆起型の典型例）

a：通常白色光観察像．胃体上部大彎，15 mm 大，褪色調の SMT 様隆起性病変．背景粘膜には萎縮性変化は認めず，境界は不明瞭で，表層には樹枝状の拡張血管を認めた．

b：NBI 観察像．表面構造と樹枝状の拡張血管が明瞭化したが，境界は不明瞭であった．

c：NBI 併用拡大観察像（弱拡大）．明らかな DL を同定できず，立ち上がり部分には開大した腺開口部（crypt opening；CO）を認め，その内側には弧状または線状・弧状の腺窩辺縁上皮（marginal crypt epithelium；MCE）と開大した窩間部（intervening part；IP）を認めた．

d：NBI 併用拡大観察像（最大倍率）．その内部には irregularity に乏しい微小血管を認めた．regular MV pattern plus regular MS pattern without a DL.

（続く）

腺型胃癌は胃底腺型胃癌の一組織亜型とも考えることができます．

　胃底腺型胃癌は，胃底腺への分化を示す分化型腺癌の一亜型です．胃底腺細胞に類似した細胞からなり，免疫染色で pepsinogen-Ⅰ（主細胞のマーカー）and/or H^+/K^+-ATPase（壁細胞のマーカー）陽性が必須であり，確定診断には組織学的診断に加え，上記の免疫組織化学染色による胃底腺細胞への細胞分化の確認が必要です（図3）[3]．

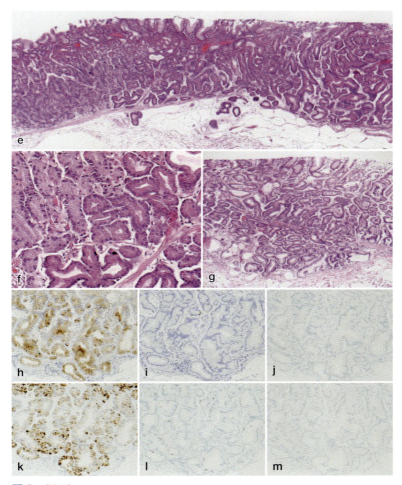

図3 （続き）
e, f：HE染色（癌境界部）．表層は非腫瘍粘膜で覆われ，粘膜中層〜深層を中心に主細胞に類似した腫瘍細胞の増生を認め，不整な分岐構造や癒合を呈し，核は周囲の非腫瘍性胃底腺組織に比較して軽度腫大していた．
g：HE染色（最深部）．腫瘍は一部で粘膜下層に浸潤し，最深部は400μmまで浸潤していた．
h：pepsinogen-I（主細胞）はびまん性に陽性．
i：H^+/K^+-ATPase（壁細胞）はごく一部に陽性．
j：MUC5AC（腺窩上皮細胞）は陰性．
k：MUC6（頸部粘液細胞）はびまん性に陽性．
l：Ki-67標識率は低いが陽性細胞の分布が不規則であった．
m：p53蛋白過剰発現は認めなかった．
U, 0-Ⅱa, 23×21 mm, gastric adenocarcinoma of fundic gland type, T1b/SM1（400μm）, UL0, Ly0, V0, pHM0, pVM0.
〔上山浩也，他．胃底腺型胃癌の臨床的特徴—拡大内視鏡所見を中心に—胃底腺型胃癌のNBI併用拡大内視鏡診断．胃と腸50（12）：1533-1547, 2015 より転載〕

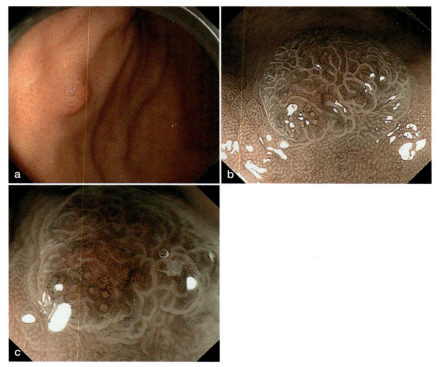

図4 胃底腺粘膜型胃癌
a：通常白色光観察像．胃穹窿部後壁，5 mm 大，発赤調の隆起性病変．背景粘膜には萎縮性変化は認めず，境界は明瞭で，表層には樹枝状の拡張血管を認めた．
b，c：NBI 併用拡大観察像（弱〜中拡大）．DL は明瞭に視認でき，弧状の大小不同の MCE で構築され，その開大した IP 内に口径不同のある irregular MV pattern を認めた．irregular MV pattern plus regular MS pattern with a DL.

(続く)

　胃底腺粘膜型胃癌は，胃底腺型胃癌成分のみならず胃底腺粘膜の構成成分である腺窩上皮や頸部粘液腺への分化を示す癌成分を伴う，分化型腺癌の一亜型です．pepsinogen-I and/or H^+/K^+-ATPase 陽性に加え，MUC5AC（腺窩上皮細胞のマーカー）が陽性となります（図4）[4]．

　これらの文章を読んで理解できる内視鏡医はもうすでにモテていると思いますので，これからモテたい内視鏡医のために，この定義を理解するのに必要な知識を一から説明します．

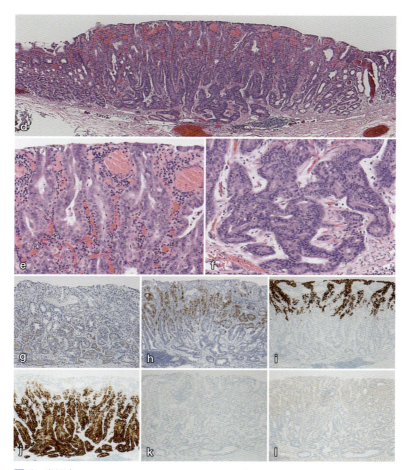

図4 （続き）
d：HE 染色像（全体像）．表層には腺窩上皮様に分化した分化型腺癌が露出し，連続するように粘膜深層を中心に主細胞に類似した腫瘍細胞の増生を認め，不整な分岐構造や癒合を呈し，核は周囲の非腫瘍性胃底腺細胞に比較して軽度腫大していた．
e：HE 染色像（表層部）．腺窩上皮様に分化した分化型腺癌．
f：HE 染色像（深部）．胃底腺型胃癌成分．
g：pepsinogen-I（主細胞）は中層から深層にかけて陽性．
h：H^+/K^+-ATPase（壁細胞）は中層のみ陽性．
i：MUC5AC（腺窩上皮細胞）は表層のみ陽性．
j：MUC6（頸部粘液細胞）は中層から深層にかけて陽性．
k：p53 蛋白過剰発現は認めなかった．
l：Ki-67 標識率は低いが陽性細胞の分布が不規則であった．
U, 4×3 mm, gastric adenocarcinoma of fundic gland mucosal type, T1b/SM1 (300 μm), UL0, Ly0, V0, pHM0, pVM0
〔上山浩也，他．胃底腺型胃癌の拡大観察診断．臨床消化器内科 32（13）：1701-1711, 2017 より一部改変して転載〕

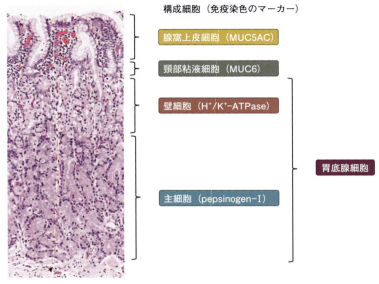

図5 正常胃底腺粘膜の構成細胞と免疫染色のマーカー

胃底腺型胃癌の定義を理解する

上山：胃底腺型胃癌の定義を理解するためには，正常の胃底腺細胞の組織像と形質発現を理解する必要があります．胃底腺粘膜は，表層から順に，腺窩上皮細胞（MUC5AC 陽性），頸部粘液細胞（MUC6 陽性），胃底腺細胞で構成されています．胃底腺細胞は，壁細胞（H^+/K^+-ATPase 陽性），主細胞（pepsinogen-I 陽性，MUC6 一部陽性），内分泌細胞（クロモグラニン A 陽性）で構成されます（図5，内分泌細胞は省略）．

ということは，胃癌細胞がそれぞれの免疫染色に陽性となれば，その形質（性質）を持つということが判明します．

つまり，最も簡単にいえば，胃癌の場合，免疫染色で pepsinogen-I か H^+/K^+-ATPase が陽性となる腫瘍細胞を腫瘍全体の 10％以上に認めれば胃底腺型胃癌と診断できます（図6）．今まで診断された胃底腺型胃癌の中では，ほとんどが主細胞優位型であり，壁細胞優位型はま

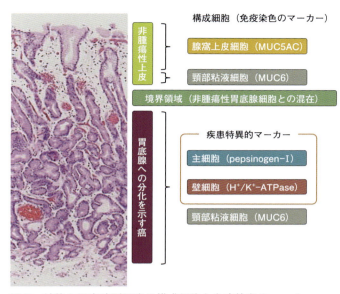

図6　純粋な胃底腺型胃癌の構成細胞と免疫染色のマーカー

れで，壁細胞型のみの症例は1例もありません．これらの差は大きな問題にはならないような気がしますが，今後の症例の集積により見方が変わるかもしれません．

　なお，通常型の胃癌はMUC5ACやMUC6は陽性になることはあっても，pepsinogen-IやH$^+$/K$^+$-ATPaseが陽性となることはありません．最初の論文で検討しましたが，通常型の胃SM癌111症例で胃底腺型胃癌の組織像を示す症例やpepsinogen-IやH$^+$/K$^+$-ATPaseが有意に陽性となった症例は1例もありませんでした[1]．

胃底腺粘膜型胃癌の定義を理解する

上山：続いて胃底腺粘膜型胃癌ですが，胃底腺型胃癌成分に加えて表層にMUC5ACが陽性となる腺窩上皮様に腫瘍細胞が存在すれば，胃底腺粘膜型胃癌と診断できます（図7）．正常の胃底腺粘膜の2階建て構造（腺窩上皮＋胃底腺）と同様の構造であることから，胃底腺粘膜型

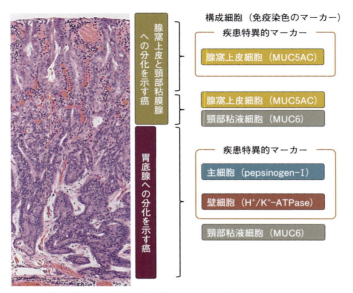

図7　胃底腺粘膜型胃癌の構成細胞と免疫染色のマーカー

という名称になっています[5].

　ここで注意が必要なのが，この表層部分が低異型度の高分化型腺癌であり，癌の診断が非常に難しい症例もありますので，その際には消化管専門病理医へコンサルトしていただきたいということです．また，定義に記載してある頸部粘液腺への分化，つまり，頸部粘液細胞（MUC6）の形質は，胃底腺型胃癌でも胃底腺粘膜型胃癌でも陽性となるため診断に絶対に必要なものではありません．

　発生学的に頸部粘液細胞は最終的に主細胞へ分化するため，頸部粘液細胞と主細胞は同系列の細胞と考えられ，切っても切れない関係です．多くの胃底腺型胃癌，胃底腺粘膜型胃癌においてMUC6はびまん性に陽性となるため，頸部粘液細胞型の胃底腺型胃癌ともいえるのですが，通常型の癌でも陽性になるため，疾患概念的に区別できない点から頸部粘液細胞（MUC6）は主役にはなれませんでした．

　また，胃底腺粘膜型胃癌にはさまざまなバリエーションがあることが分かっており，通常型の胃癌と同様の異型度を持つ悪性度の高い症

例，2層構造が荒廃している症例，腫瘍が表層へ露出せず腫瘍深部の腫瘍細胞がMUC5ACやMUC6も陽性となる症例もあり，現在臨床的意義のある分類を作成中ですが，基本的には定義さえ満たしていれば，「胃底腺粘膜型胃癌」と診断できます．

ここで話が難しくなるかもしれませんが，もし，胃底腺粘膜型胃癌の胃底腺型胃癌成分をpepsinogen-IやH$^+$/K$^+$-ATPaseなどの免疫染色で証明されなければ，胃型形質の分化型腺癌と分類されます．

胃底腺粘膜型胃癌は，野中先生のコメントにあったように，胃型の腺腫や普通に通常型の胃癌として見過ごされている可能性がありますので，注意してください．

モヤPoint！ 免疫染色による胃底腺型胃癌・胃底腺粘膜型胃癌の診断

表2 胃底腺型胃癌・胃底腺粘膜型胃癌の診断

抗体	構成細胞	胃底腺型胃癌	胃底腺粘膜型胃癌
MUC5AC	腺窩上皮細胞	−	＋
MUC6	頸部粘液細胞（主細胞の一部）	＋	＋
pepsinogen-I	主細胞	＋（or −）*	＋（or −）*
H$^+$/K$^+$-ATPase	壁細胞	＋ or −	＋ or −

＊（or −）は，H$^+$/K$^+$-ATPaseが＋の場合のみに限る．

胃底腺型胃癌の内視鏡所見

上山：では，定義を覚えていただいたので，臨床所見と内視鏡所見の話をします．

胃底腺型胃癌は，最表層は非腫瘍性上皮に覆われ，粘膜中層以深で増殖し，腫瘍径は小さいながらも粘膜下層へ浸潤するが，脈管侵襲はほとんど認めず，増殖活性も低く，p53の過剰発現もなく低悪性度の予後良好な癌です[1, 6]．

私たち[7, 8]は，通常白色光観察での特徴として，次の4つの所見を報告しました（図8）[8]．

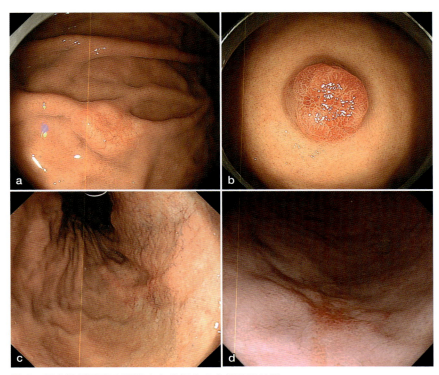

図8 胃底腺型胃癌の通常白色光観察の内視鏡的特徴

a：白色調の隆起型．典型例であり，1．粘膜下腫瘍様の隆起性病変，2．褪色調・白色調，3．拡張した樹枝状の血管，4．背景粘膜に萎縮性変化を認めない，という4つの所見をすべて伴っている．

b：発赤調の隆起型．樹枝状の拡張血管は認めず，窩間部内の密度の高い微小血管により発赤調として視認される．

c：白色調の平坦/陥凹型．境界は比較的不明瞭であるが樹枝状の拡張血管は目立ちやすく，限局性粘膜萎縮や未分化型胃癌との鑑別が必要である．

d：発赤調の平坦/陥凹型．樹枝状の拡張血管は見られず，色調で境界は比較的明瞭であるが，粘膜構造の不整は視認できない．

〔上山浩也，他．胃底腺型胃癌の診断のコツ．Gastroenterol Endosc 58（6）：1169-1177，2016 より転載〕

モテ Point! 胃底腺型胃癌の内視鏡的特徴（通常白色光観察）

1. 粘膜下腫瘍（SMT）様の隆起性病変．
2. 褪色調・白色調．
3. 拡張した樹枝状の血管．
4. 背景粘膜に萎縮性変化を認めない．

1〜3の所見は，表層を非腫瘍性上皮で覆われたまま増殖するという発育進展形式から形成される所見で，NETや胃SMTと同様の考え方です．内視鏡的にはSMT様ですが，病理学的には上皮下腫瘍様といえます．表層の非腫瘍上皮を押し上げるように腫瘍があればSMT様や白色調に見え，腫瘍による血管の圧排により血管拡張が生じます．4は胃底腺型胃癌が *H. pylori* 未感染の胃底腺粘膜から発生すると考えられているためであり，*H. pylori* 現感染や除菌後の症例においても病変周囲には萎縮が及んでいない症例が比較的多いため，胃底腺型胃癌の特徴の1つとなりました．

　典型的な症例は，これら4つの所見をすべて伴っていることが多く，通常白色光観察で診断は可能です（図3）．1回でも胃底腺型胃癌を診断したことのある内視鏡医，病理医は続けて見つける傾向があるので，まずは最初の1症例目を頑張って探してください．*H. pylori* 未感染胃を見たときはチャンスと思って胃の上部（胃底腺領域）を丁寧に観察すれば，胃底腺型胃癌はいつか必ず見つかります．

　また，私たち[3, 8]はNBI併用拡大観察での特徴として，次の4つの所見を報告しました（図9）[8]．

> **モテPoint!** 胃底腺型胃癌の内視鏡的特徴（NBI併用拡大観察）
>
> 1. 明瞭なDL（demarcation line）なし．
> 2. 腺開口部（crypt opening；CO）の開大．
> 3. 窩間部（intervening part；IP）の開大．
> 4. 不整（irregularity）に乏しい微小血管．

　1の所見は表層を非腫瘍性上皮で覆われたまま増殖するので，明瞭なDLは見えません（図9a）．2の所見は，腫瘍が表層の非腫瘍性上皮を圧排することで腺開口部（CO）がのばされた所見です（図9b）．3の所見は，腫瘍が表層の非腫瘍性上皮を侵食することに加え，表層の上皮細胞が再生した際に円形の腺開口部という構造ではなく溝状の腺開口部へ変化した場合に形成されます（図9c）．また，生検後にも

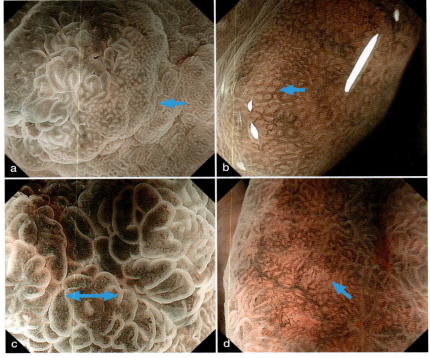

図9 胃底腺型胃癌のNBI併用拡大観察の内視鏡的特徴
a：明瞭なDLなし（矢印）．
b：腺開口部（CO）の開大（矢印）．
c：窩間部（IP）の開大（矢印）．
d：不整（irregularity）に乏しい微小血管（矢印）．
〔上山浩也，他．胃底腺型胃癌の診断のコツ．Gastroenterol Endosc 58（6）：1169-1177，2016より一部改変して転載〕

　このような変化をすることがあります．微小血管構築像に関しては，基本的には形状・分布・配列から見ても通常型の分化型腺癌で見られるような明らかなirregular MV patternと判断することは困難であり，regularと判断されます（図9d）．しかし，周囲の胃底腺粘膜とは明らかに異なるMV patternを呈しており，腫瘍に修飾された所見とも考えられ，「4．不整（irregularity）に乏しい微小血管」と表現しました．

簡単にいうと，"胃底腺型胃癌の表層には癌の所見は認めないので，胃底腺型胃癌の診断に必要な特徴的な所見はありません"．上記の4つの所見を理解すると，病変の成り立ちを予想することができ，そこから胃底腺型胃癌を疑うことができるということです．

胃底腺粘膜型胃癌の内視鏡所見

上山：胃底腺粘膜型胃癌は，胃底腺型胃癌よりも腫瘍径が大きく，悪性度が高いと予想されています．また，表層には腺窩上皮への分化を伴う癌が露出しているため，癌の所見を捉えることが可能と考えられています[9]．

通常白色光観察では，胃底腺粘膜型胃癌は境界が比較的明瞭であり，表面構造の凹凸や不整さが強い印象があります．しかし，注意してほしいのが，表層の腫瘍成分の異型度が低い場合や非腫瘍性粘膜も存在している場合もあり，すべての症例が癌と診断できるとは限らないということです．

NBI併用拡大観察でも，胃底腺粘膜型胃癌は表層に腺窩上皮様に分化した腫瘍成分が露出しているため，irregular MV/MS patternと判断され癌と診断される可能性が高いのですが，前述のとおり症例によっては表層に腫瘍が露出していてもその異型度が低く，regular MV/MS patternと判断せざるを得ない場合や表層に非腫瘍性上皮が存在する場合もあり，癌と診断できないこともあります．

典型的な純粋な胃底腺型胃癌は，明瞭なDLはなく，COの開大，IPの開大，irregularityに乏しい微小血管がすべて伴う可能性が高いのですが，胃底腺粘膜型胃癌は，基本的には表層が低異型度の腺窩上皮型の分化型腺癌であるため，DLを視認できることが比較的多く，胃底腺型胃癌と比較してMV/MSのirregularityはやや高く，円形ではなく溝状の腺開口部の形態を示し，IPの開大を認める可能性が高いと考えています．

文献 「胃と腸」

上山浩也, 八尾隆史, 永原章仁. ―特殊な組織型を呈する早期胃癌―胃底腺型胃癌. 胃と腸 53（5）：753-767, 2018
URL https://webview.isho.jp/journal/detail/abs/10.11477/mf.1403201372
☞ 現時点での胃底腺型胃癌，胃底腺粘膜型胃癌の定義，臨床病理学的特徴，内視鏡的特徴，分子生物学的特徴について詳細に述べています．

さらにモテたいあなたへ！

上山：ここまででかなりお腹一杯だとは思いますが，さらにモテる内視鏡知識を説明します．

　胃底腺型胃癌は色調と肉眼型から以下の4つのタイプに分類されます（図8）[8]．

モテPoint! 胃底腺型胃癌の内視鏡的分類

1. 白色調・隆起型．
2. 白色調・平坦/陥凹型．
3. 発赤調・隆起型．
4. 発赤調・平坦/陥凹型．

　自験例では，1. 白色調・隆起型＞2. 白色調・平坦/陥凹型＞3. 発赤調・隆起型＞4. 発赤調・平坦/陥凹型の順に多い結果でした．白色調・隆起型は典型例で前述の4つの特徴をすべて伴うことが多いです（図8a）．白色調・平坦/陥凹型は樹枝状の拡張血管が目立つ傾向にあり，症例により差はありますが境界は比較的不明瞭です（図8c）．発赤調・隆起型は樹枝状の拡張血管を認めないことが多いですが，境界は色調により明瞭です（図8b）．発赤調・平坦/陥凹型は色調による境界が比較的明瞭ですが，樹枝状の拡張血管は認めません（図8d）．

　胃底腺型胃癌と胃底腺粘膜型胃癌で，色調と肉眼型で頻度の差を比較しました．純粋な胃底腺型胃癌は白色調・隆起型が多く，胃底腺粘

膜型はそれ以外のタイプの頻度がやや高いかもしれませんが，有意な差は認めず，どちらにもすべてのタイプが存在しました．

色調と肉眼型が胃底腺型胃癌と胃底腺粘膜型との鑑別に有用であれば簡単なのですが，現在までの症例数では差は出ませんので，今後，症例の集積により差が出てほしいなぁと個人的には願っています．

胃底腺型胃癌の内視鏡診断は，前述した通常白色光観察とNBI併用拡大観察の特徴を理解していれば，大体の典型的な胃底腺型胃癌は診断が可能と考えますが，それらの特徴が全く当てはまらない症例もあるため，注意が必要です．

そのため，内視鏡診断においては，基本的には内視鏡所見から表層の腺窩上皮型の癌成分の有無，表層の非腫瘍性上皮と上皮下の腫瘍との関係性を推測することが，胃底腺粘膜型胃癌との鑑別も含めた胃底腺型胃癌の内視鏡診断につながると考えています．

これからは *H. pylori* 未感染の胃に遭遇したら，胃癌はないだろうと考えるのではなく，"もしかしたら胃底腺型胃癌があるかもしれない"と思って，ぜひ，探してみてください．

■ 文献

1) Ueyama H, Yao T, Nakashima Y, et al. Gastric adenocarcinoma of fundic gland type (chief cell predominant type) : proposal for a new entity of gastric adenocarcinoma. Am J Surg Pathol 34（5）: 609-619, 2010
2) 日本胃癌学会（編）．胃癌取扱い規約．第15版．金原出版，2017
3) 上山浩也，八尾隆史，松本健史，他．胃底腺型胃癌の臨床的特徴—拡大内視鏡所見を中心に—胃底腺型胃癌のNBI併用拡大内視鏡診断．胃と腸 50（12）: 1533-1547, 2015
4) 上山浩也，八尾隆史．胃底腺型胃癌の拡大観察診断．臨床消化器内科 32（13）: 1701-1711, 2017
5) 田邉寛，岩下明徳，池田圭祐，他．胃底腺型胃癌の病理組織学的特徴．胃と腸 50（12）: 1469-1479, 2015
6) 八尾隆史，上山浩也，九嶋亮治，他．新しいタイプの胃癌—胃底腺型胃癌—臨床病理的特徴と発育進展様式および悪性度．胃と腸 45（7）: 1192-1202, 2010
7) Ueyama H, Matsumoto K, Nagahara A, et al. Gastric adenocarcinoma of the fundic gland type (chief cell predominant type). Endoscopy 46（2）: 153-157, 2014
8) 上山浩也，松本健史，永原章仁，他．胃底腺型胃癌の診断のコツ．Gastroenterol Endosc 58（6）: 1169-1177, 2016
9) 藤原昌子，八尾建史，今村健太郎，他．胃底腺型胃癌と胃底腺粘膜型胃癌の通常内視鏡・NBI併用拡大内視鏡所見．胃と腸 50（12）: 1548-1558, 2015

2. 胃

⑤ *H. pylori* 除菌後胃癌

H. pylori 除菌後胃癌のポイントを分かりやすく教えてよ！

　Helicobacter pylori（*H. pylori*）除菌後発見胃癌は一筋縄ではいきません．*H. pylori* 陽性の胃癌を診断するのとは一味違いますので，頭を切り替えて読んでみてください．

ピロリ菌除菌後の胃粘膜の特徴

　除菌後発見胃癌は発見も範囲診断も難しいことが多いとされます．ただ，そんな難しい病変が出てくる可能性がある人か，ということがそもそも大事ですよね．当たり前ですが，モテる内視鏡医を目指すのであれば，ピロリ菌の感染状況の情報を集めるべく，除菌歴の有無を問診したり，カルテで検査歴がないか読み取ったりすることから始めましょう．

　まあそうはいっても，状態把握が難しいケースもあります．例えば，初回内視鏡検査時など．そうしたときに，内視鏡的にピロリ菌の感染状態をある程度推測できたらモテると思いませんか？　皆さんも，内視鏡やっているときに横に立っているボスが"自然除菌後かな……"とサラッと発言したらかっこいいなって思いますよね？

　ということで，除菌後胃癌を考える前に，まずは除菌後（ピロリ菌既感染）の背景胃粘膜の内視鏡所見を学んでおくことにしましょう．

■びまん性発赤の消失

　図1に除菌直前と除菌1年後の胃体部小彎と大彎の内視鏡像を提示します．図1a の写真で，やや分かりづらいですが，矢印部分を萎縮境界とし，C-3と判断しました．除菌前に見られた「びまん性発赤」は，除菌翌年には消失しています．この,「胃底腺領域の炎症が軽快している白

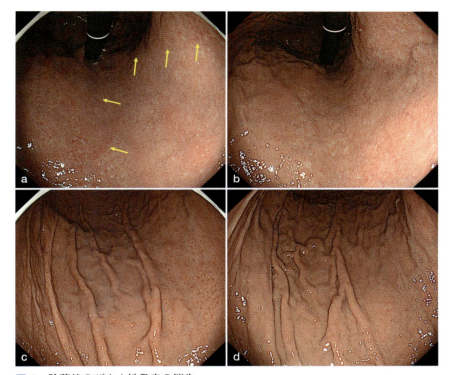

図1 除菌後のびまん性発赤の消失
a：除菌直前の胃体部小彎（矢印は萎縮境界）.
b：除菌1年後の胃体部小彎.
c：除菌直前の胃体部大彎.
d：除菌1年後の胃体部大彎.

さ」が，「びまん性発赤の消失」です．

■ 地図状発赤（斑状発赤）と色調逆転現象

図2に除菌後または自然除菌後の胃を3例提示します．図2aは萎縮境界に色調差が乏しく発赤の見られない胃で，図2bは萎縮境界を中心に発赤域が散在する胃（地図状発赤[1]または斑状発赤），図2cは萎縮側全体が赤く，胃底腺側が白くなっている胃（色調逆転現象陽性[2,3]）です．

既感染胃では程度の差はありますが，一部の症例で，図2b, cのよう

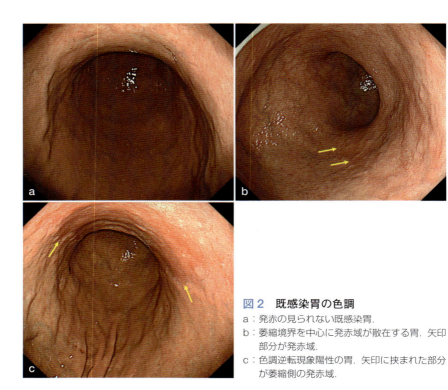

図2　既感染胃の色調
a：発赤の見られない既感染胃．
b：萎縮境界を中心に発赤域が散在する胃．矢印部分が発赤域．
c：色調逆転現象陽性の胃．矢印に挟まれた部分が萎縮側の発赤域．

に発赤域が出現し，その発赤域は組織学的に腸上皮化生を伴っていることが知られています[3,4]．そして，発赤域の出現以外にも既感染胃に特徴的な所見があります．それは中間帯（萎縮境界近傍で，胃底腺と腸上皮化生が混在する範囲．F線とf線の間[5,6]）の凹凸の出現です．図3のような像で，凸部分の多くは胃底腺，凹部分は腸上皮化生粘膜です．

また除菌後発見胃癌は，背景に発赤域（腸上皮化生）が出現してくる胃で見つかりやすく[3,7]，その胃内の場所としては中間帯に癌が発見されやすいとされています[8]．すなわち，簡単に考えると萎縮境界の近くの発赤や凹凸のある領域では後述する除菌後発見胃癌が見つかりやすいということです．除菌後の患者さんについて，癌を見つけるうえで注意する場所は，「中間帯」という理解でよいでしょう．

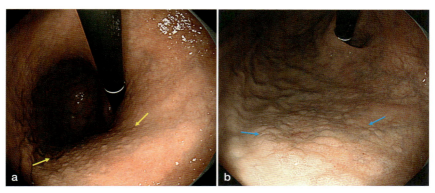

図3　既感染胃の中間帯の凹凸の出現
a：矢印に挟まれた発赤した領域に小隆起が散在している．
b：発赤は目立たないが矢印領域で凸凹が目立つ．

■ ピンホール・ピット

　図2aのような特徴的な発赤域が出現してこない症例で，現感染か既感染か悩む症例は実際のところしばしばあります．そういう場合に，胃底腺が残っていそうな領域を拡大観察してみます．胃底腺がある部位はピンホールのような腺開口部が存在していますが，その開口部がやや開大し茶色に見え，開口部を取り囲むwhite zoneがくっきり見えれば，それは既感染であるといえます（図4a）．また，開口部を取り囲む血管は見えても，開口部が白濁して見えるもの（図4b），開口部もあまり認識できず不規則な血管が目立つもの（図4c, d）は現感染の所見です[2, 9]．これももちろん炎症の程度が軽ければ，拡大しても現感染か既感染か悩む症例も存在します．炎症は程度の問題であって，ある・なしの二択ではありませんので，悩むこともあるんだな〜くらいに思っておくのが大事でしょう．

■ ピロリ菌除菌後発見胃癌の特徴

　さて，背景粘膜を評価したので，次はいよいよ除菌後発見胃癌の特徴に迫ります．
　先に述べましたように，除菌後発見胃癌は中間帯に発見されやすいと

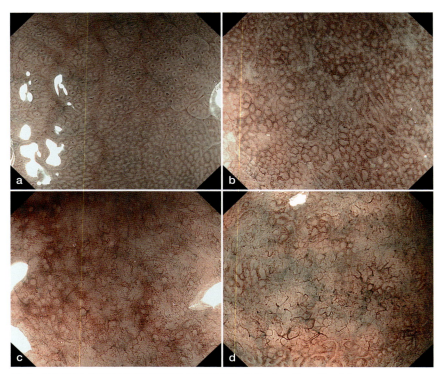

図4 既感染と現感染の胃底腺領域の開口部（ピンホール・ピット）
a：既感染胃底腺領域のNBI拡大像．開口部はやや開大している．
b：現感染胃底腺領域のNBI拡大像．開口部は白濁している．
c, d：開口部がはっきりせず不規則な血管が目立つ現感染の所見．

いう特徴があります．また陥凹型，20 mm大以下の比較的小さな分化型早期癌が多いと報告されています[10]．

また，病理組織学的には，癌の表層に非腫瘍上皮[11]や低異型度上皮[12]が被覆したり，癌が表層分化[13]することが知られています．つまり，癌の表面が癌じゃないもので覆われたり，癌かどうか判断が難しいもので覆われたりしているということです．

これらはいかにも論文チックな項目ですが，実臨床の現場では，そもそも「病変の指摘が難しいことが多い」というのが第一の特徴に思えます．内視鏡的に病変を指摘しづらい理由はいくつか考えられます．

❶ 斑な色調や，背景粘膜の凹凸により病変を認識しづらい．
❷ 背景粘膜は平坦均一だが，病変に存在感がなく認識できない．
❸ 存在は明らかだが拡大内視鏡をしても病変を癌と認識できない．
の3つです．

　❸に関しては，除菌後胃癌は表層を非腫瘍上皮が覆うことも多いため，病変内に非腫瘍の要素が入り交じってしまい，拡大内視鏡をしてもwhite zone の異型に乏しい所見しか得られないことがあります．

　もし拡大して悩んだら，生検することを躊躇してはいけません．まだ内視鏡の修行中の私たちはエキスパートの目にはかないませんから，生検して病理検査に結果を委ねる，という割り切りも研修中のDr.にとっては大事だったりします（悩んだ結果生検しないでスルーして後から指導されたり，患者さんにお電話したり，とかよりはよっぽどいいですよね？）．

　まあ，実際には病理診断も難渋する場合がありますし，病理の結果をみてもまだ悩んでしまうこともあるのですが……．そういう難しい症例をいろいろ勉強して混乱を招くより，『モテ本2』を読み終えた後に，早期胃癌研究会などの研究会に参加するようにしましょう．そういう難しい症例がいっぱい出てきますから！　難解症例については研究会できれいな写真を見て，勉強していけばいいんじゃないかな，と思います．

　ということで，『モテ本2』では❶❷について検討します．

　まず，パターン❶の【症例1】です．

　除菌後に特徴的な発赤で認識しづらい病変です．

　胃体部大彎は，びまん性発赤のない白っぽい胃底腺粘膜で，胃角部大彎近傍に小さな発赤域も散在しています（図5a）．胃体部小彎の萎縮領域では発赤域が散在しています（図5b）．胃角部前壁を観察すると矢印の領域に淡い発赤病変を認めます（図5c）．周囲には口側を中心に強発赤域が散在しています．BLI（Blue LASER Imaging）で観察すると，矢印部分は brownish area として描出され，癌としてかなり認識しやすくなります（図5d）．白色光で見た強発赤域は BLI では LBC（light blue crest）が明瞭に観察され，つまり，腸上皮化生を意味します．ESD 標本

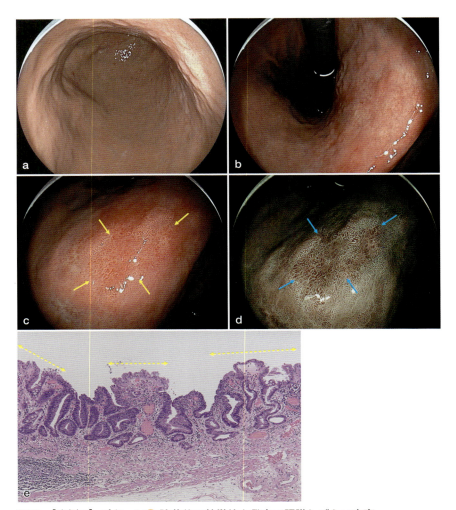

図5 【症例1】パターン❶ 除菌後に特徴的な発赤で認識しづらい病変
a：びまん性発赤のない胃体部大彎の胃底腺領域．
b：胃体部小彎の萎縮側には発赤域が散在している．
c：胃角部前壁の矢印部分に淡い発赤病変を認める．
d：BLI（Blue LASER Imaging）観察では病変は茶色調の領域（矢印部分）として明瞭に認識される．
e：病理組織像．粘膜内の高分化管状腺癌で，矢印部分の表層に非腫瘍上皮を認めた．

では，内視鏡で診断した範囲に粘膜内に高分化管状腺癌を認め，矢印部分のように癌の表層に非腫瘍上皮を認めました（図 5e）．

次もパターン❶の【症例2】です．凹凸で病変が認識しづらい症例です．

胃体部小彎前壁の遠景像で，もこもことした凹凸が目立つ背景粘膜です（図 6a）．矢印部分に病変があるのですが，指摘はやや困難です．やや近接しても境界は不明瞭です（図 6b）．NBI 観察し，背景の villi 様構造と比較すると，点線内部では窩間部が広がり形状不均一な villi 様構造からなる領域として境界が認識されます（図 6c）．ESD 標本では黒線部分で粘膜内に高分化管状腺癌を認め，内視鏡による範囲診断は正診でした（図 6d）．この症例では表層には非腫瘍上皮などの変化を認めませんでした（図 6e）．

次にパターン❷の【症例3】です．背景粘膜は平坦で均一なのですが，病変の存在感が乏しいタイプの症例です．

除菌治療後7か月後の上部内視鏡で胃体中部大彎後壁に病変を指摘され，ESD 治療を予定された病変です．この病変は治療までに一度，病変を検出できなくなり，治療を延期した経緯もあるくらい，分かりにくい病変です．白色光（図 7a）と，色素内視鏡（図 7b）で青矢印で示した出血部を参考に，白矢印部の病変を見てみてください．かなり分かりにくい病変です．白っぽい平坦な粘膜の中に白っぽい陥凹があり，背景にも似たような凹みは点在しているから分かりにくいんだと思いますし，実際経過上，指摘しにくくなっている経緯から分かるようにタイミングによっては病変指摘すら難しい場合もあると思われます．NBI 拡大内視鏡で見るとかろうじて背景粘膜の色調が茶色っぽいので，範囲はうっすら追えますが厳密な範囲診断が難しい範囲もあり（図 7c），病変内の拡大観察でも white zone は大小不同，方向性不同はあり，胃炎様粘膜であり，かつ，窩間部に認められる微小血管は拡張・不整が目立つ部位と，乏しい部位がありました（図 7d）．ESD 切除後の病理標本で見ると，粘膜内の高分化管状腺癌が指摘され，病変内に非癌腺管が介在し表層は非腫瘍上皮を認めていました（図 7e, f）．

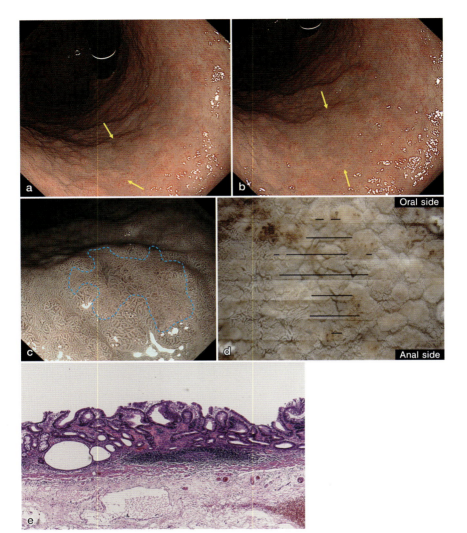

図6 【症例2】パターン❶ 中間帯の凹凸で病変が認識しづらい症例

a：胃体部小彎前壁の遠景像．凹凸の目立つ萎縮境界部分．矢印部分が病変．
b：近接しても矢印の病変部分の境界は不明瞭．
c：NBI拡大では点線部分を境界と認識できる．
d：割入れESD標本像．黒線部分で粘膜内に高分化管状腺癌を認めた．
e：病理組織像．癌の表層には非腫瘍上皮などの変化は認めなかった．

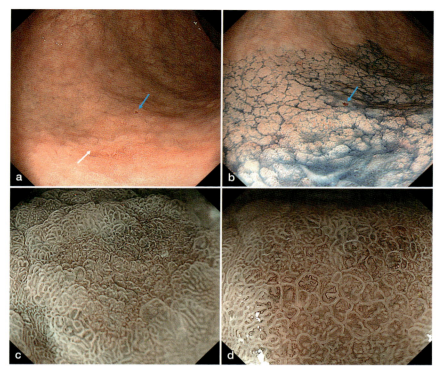

図7 【症例3】パターン❷ 背景粘膜は平坦で均一だが,病変の存在感が乏しいタイプの症例

a:胃体中部大彎後壁に周囲と同色調の陥凹性病変を認める(白矢印).青矢印は出血部.
b:インジゴカルミン撒布で病変内の顆粒状構造が確認できるが,範囲は不明瞭である.
c:NBI拡大内視鏡では brownish な領域として認識される.
d:中〜強拡大観察では胃炎様構造の中に屈曲蛇行・走行不整を呈する微小血管を認める.

(続く)

 どうでしょうか?
 いずれもくせ者揃いの症例と思われます.病変の同定も,範囲診断も厳密には難しいのではないでしょうか? これからの内視鏡で発見するものは多くは除菌後発見癌になると思われ,そうした時代はまだしばらく続きます.
 <u>除菌後の症例で難しいなと思ったら生検する(検出でも,範囲決定でも生検を併用することを躊躇しない)</u>,周りの上級医に教えを請う,そし

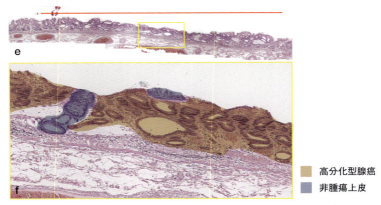

図7　【症例3】パターン❷ 背景粘膜は平坦で均一だが，病変の存在感が乏しいタイプの症例（続き）
e：病理組織像（ルーペ像）．粘膜内の高分化管状腺癌であった．
f：eの黄枠部の拡大像．癌の表層を非腫瘍上皮が覆っている．

て，研究会に参加し，ほかに同様の症例もあることを少しずつ学ぶ．モテる内視鏡医を目指すためには，これに尽きると思います．

■ 文献

1) 鎌田智有．胃炎の内視鏡所見—総論．春間 賢（監修），加藤元嗣，井上和彦，村上和成，他（編）．胃炎の京都分類．p26, 日本メディカルセンター，2014
2) 名和田義高，八木一芳，田中 恵，他．慢性胃炎の拡大内視鏡診断— OLGA・OLGIM 分類に基づいた胃癌リスク分類を含めて．胃と腸 51（1）：52-63, 2016
3) Nawata Y, Yagi K, Tanaka M, et al. Reversal phenomenon on the mucosal borderline relates to development of gastric cancer after successful eradication of *H. pylori*. Journal of GHR 6（2）：1-6, 2017
4) Nagata N, Shimbo T, Akiyama J, et al. Predictability of Gastric Intestinal Metaplasia by Mottled Patchy Erythema Seen on Endoscopy. Gastroenterol Res 4（5）：203-209, 2011
5) 中村恭一．胃癌の構造，第3版．医学書院，2005
6) 吉田将雄，小野裕之．腺境界（atrophic border）．胃と腸 52（5）：590, 2017
7) Moribata K, Iguchi JK, Nakachi K, et al. Endoscopic features associated with development of metachronous gastric cancer in patients who underwent endoscopic resection followed by *Helicobacter pylori* eradication. Dig Endosc 28（4）：434-442, 2016
8) 名和田義高，八木一芳，佐藤祐一．除菌後発見胃癌の IEE＋拡大内視鏡診断は通常観察

を超えるか—除菌後発見胃癌診断における NBI 観察の有用性. 胃と腸 53（11）：1472-1485, 2018
9) Yagi K, Saka A, Nozawa Y, et al. Prediction of *Helicobacter pylori* status by conventional endoscopy, narrow-band imaging magnifying endoscopy in stomach after endoscopic resection of gastric cancer. Helicobacter 19（2）：111-115, 2014
10) 鎌田智有, 間部克裕, 深瀬和利, 他. *Helicobacter pylori* 除菌後に発見された胃癌症例の臨床病理学的特徴—多施設集計 100 例の検討から. 胃と腸 43（12）：1810-1819, 2008
11) Saka A, Yagi K, Nimura S. Endoscopic and histological features of gastric cancers after successful *Helicobacter pylori* eradication therapy. Gastric Cancer 19（2）：524-530, 2016
12) Kitamura Y, Ito M, Matsuo T et al. Characteristic epithelium with low-grade atypia appears on the surface of gastric cancer after successful *Helicobacter pylori* eradication therapy. Helicobacter 19（4）：289-295, 2014
13) Kobayashi M, Hashimoto S, Nishikura K, et al. Magnifying narrow-band imaging of surface maturation in early differentiated-type gastric cancers after *Helicobacter pylori* eradication. J Gastroenterol 48（12）：1332-1342, 2013

I 上部消化管 2. 胃

6 *H. pylori* 陰性胃癌

H. pylori 陰性について，「自然除菌や除菌後」と「未感染」の区別をしっかり行い，「*H. pylori* 未感染未分化型癌」をマスターしよう！

野中：堀内先生とは個人的に親しくさせていただいています．それは堀内先生らが執筆されている *Helicobacter pylori*（*H. pylori*）陰性の未分化型胃癌の論文や執筆物を読む以前からのことです．

モテ 文献 「胃と腸」

📖 伊藤公訓，松尾泰治，保田智之，他．*Helicobacter pylori* 陰性胃癌の定義と判定．胃と腸 49（6）：835-839, 2014
URL https://webview.isho.jp/journal/detail/abs/10.11477/mf.1403114171

📖 藤崎順子，山本智理子，堀内裕介，他．*Helicobacter pylori* 陰性未分化型早期胃癌の特徴．胃と腸 49（6）：854-861, 2014
URL https://webview.isho.jp/journal/detail/abs/10.11477/mf.1403114173

とにかく，人柄がよく仕事が早い（間違いなくモテる内視鏡医です）．

話を本筋に戻しますが，私が研修医のころ，胃癌は *H. pylori* 陽性胃に基本的にできるものだと思っていました（今も基本的には同じです）．

その後，比較的若い女性に褪色調の粘膜を認めた場合，未分化癌を疑ったほうがよいと教わり，内視鏡経験を重ねるにつれ，*H. pylori* 陰性の粘膜でも褪色調の粘膜を観察し，時に生検で印環細胞癌の診断に至ることも分かってきました（皆さまには常識かもしれませんが……）．

いろいろな知識を習得し，さらには内視鏡画像が高画質になるにつれて，*H. pylori* 陰性のきれいな胃の中に数ミリ程度の褪色調粘膜を見つけてしまうことも少なからずあるようになってきてしまいました．

では，これらの病変？領域？はすべて印環細胞癌なのでしょうか？ともすると，すべて生検したほうがよいのでしょうか？（そう思うのは私だけでしょうか？）放置すればスキルス胃癌になってしまうので

しょうか？ 生検すべき褪色調粘膜病変（領域）のポイントは？？ NBI拡大観察所見の特徴は？？？ 誰か教えてくれないでしょうか？

そうだ．堀内先生に聞こう！（イメージはJR東海のCMの「そうだ　京都，行こう．」の感じ）

ということで堀内先生にメールしてみました．ご快諾いただきました．メール送信から返事まで16分程度でした．やはり仕事が早い（笑）．

H. pylori 陰性胃癌？　H. pylori 未感染胃癌？

堀内：冒頭から大変細かくて恐縮ですが，皆さんこの違い，認識しておられますか？　H. pylori 陰性胃というと感染したことが全くない人以外に，以前感染していたけど今は感染していない人が含まれます（自然除菌の方や除菌後の方）．つまり，本当に感染したことのない人たちを指す言葉は H. pylori 未感染胃となります．『胃炎の京都分類』に記載がありましたので参考にしていただければと思います[1]．私も当初しっかり認識しておらず，2014年に執筆した論文の中で未感染を指す言葉として「H. pylori-negative」としてしまい，今更ながら反省しております．ですので，本項では「H. pylori 未感染」と呼ぶことにします．

野中：そだねー（カーリング娘風，ちょうど執筆時の2018年冬季オリンピックで流行していたので）．これ重要ですよね．意外と適当に使っている人が多いですので．

堀内先生，1つだけ突っ込ませていただいてもいいですか……．
文章がカタいで〜す（笑）．「胃と腸」かと思っちゃいましたよ．

堀内：書きたいことが多くて……．文字制限という大人の事情を考えて……．真面目ですみません．

H. pylori 未感染未分化型癌，頻度は実際どのくらい？

堀内：皆さんご存じのとおり，まれではありますが H. pylori 未感染未分化型癌が最近報告されています．その頻度は胃癌全体の中で1%程度，

未分化型癌が多いとのことです[1].

　実際どの程度か当院のデータで調べてみますと，2005 年 3 月～2017 年 3 月に当院で内視鏡治療を行った全未分化型癌 327 例 343 病変中未感染例は 72 例 74 病変でした．内視鏡治療を行った全未分化型癌の約 22％程度です．"意外に多い"と思われたのではないでしょうか．未分化型癌が比較的多い当院のバイアスもあるかと思いますが，今まで「まれ」といわれておりましたが，全未分化型癌のうち 22％という数字は，今後いつ遭遇してもおかしくない病変であることを示唆しているといえます．

　なお当院では未感染の定義は各検査の偽陰性を防ぐべく，複数での検査を必要としており，H. pylori 未感染の定義を以下の 6 つを満たすものとしています．

1. 除菌歴なし
2. 尿素呼気試験陰性
3. H. pylori 抗体陰性
4. ペプシノゲン法陰性
5. 内視鏡的に胃体下部に RAC（regular arrangement of collecting venules）陽性
6. 組織学的に H. pylori 未感染かつ updated Sydney system で炎症細胞浸潤なしあるいは軽度

それでは以降で H. pylori 未感染未分化型癌の特徴について順番に解説していきます．

野中：これ本当ですか？　かなり厳密にやられてますね．

　ちょっとちょろまかして 1，2，3，5 だけとかにしたりすることないんですか（笑）．

　僕だったら……．あんまりこんなことばっかりいってると，本気で堀内先生に嫌われちゃいますね．

堀内：確かに最近では尿素呼気試験陰性，H. pylori 抗体陰性，便中 H. pylori 抗原陰性の中から 2 つに，除菌歴なしと，RAC 陽性を合わせた 4 つで診断する場合もあります．報告したものはそれぞれ初回の検討

であったため，より厳密に定義しました．

野中：やっぱり堀内先生ってほんとに真面目ですよねーー．僕だったら，またちょろまかして，「全部きちんとやってます．終了」．みたいな感じにしちゃいますけどね（笑）．

腫瘍径が小さく，平坦型で粘膜内癌が多く，印環細胞癌が多い

堀内：皆さんの中で H. pylori 未感染未分化型癌を見つけたことがある方はお分かりだと思いますが，生検したらなくなってしまうのではないかと思うくらい，非常に小さいことが多いのです．

　当院のデータではその平均腫瘍径は7 mm 程度です．また H. pylori 未感染未分化型癌の ESD をされたことのある方は，同じ印象をお持ちかと思いますが，ほとんどが「粘膜内癌で純粋な印環細胞癌」です．

　ではなぜ小さいか？です．以前 H. pylori 未感染未分化型癌と H. pylori 感染未分化型癌の生物学的態度に違いがあるかどうかを比較するために，細胞増殖能の指標となる Ki-67 labeling index を用いてその増殖能を比較したところ未感染のほうが低かったという報告をしました[2]．つまり，増殖能が低いため，腫瘍が増殖しにくく，腫瘍径が小さい，深部に浸潤しにくい，ということが示唆されました．

野中：ということは，ちょっと見逃しちゃって1年後に発見．でもおそらく大丈夫ということでいいですかね？

堀内：まあ焦らずお待ちください．順番に説明していきますね．

　未分化型癌は粘膜の中ほどにある腺頸部で発生しますが，増殖能の低い H. pylori 未感染胃癌は腺頸部にとどまったまま表層に露出しないことが多く，このために肉眼型は平坦型が多いと考えられます．このためインジゴカルミンを撒布すると認識しづらくなることがあり，注意が必要です．

　当院の74病変の H. pylori 未感染未分化型癌は純粋な印環細胞癌が69病変で，5病変が低分化腺癌と印環細胞癌の混在でした．なぜ印環

細胞癌か？については正直なところ分かりません．ですがこの印環細胞癌が多いことも腫瘍径が小さいことや粘膜内癌が多いことに関係していると思われます．

　というのは以前，分化型の混じった組織混在型を除く，内視鏡治療を行った全未分化型癌を治癒切除，非治癒切除に分けて比較し，低分化腺癌の成分の混在が内視鏡的非治癒切除を示唆する，と報告しました[3]．実際に低分化腺癌混在例と純粋な印環細胞癌症例を比較すると，その内視鏡的治癒切除率は前者が77.7％であったのに対し，後者は93.8％と有意に高く，また純粋な印環細胞癌は粘膜内癌が多く，腫瘍径が有意に小さかったという結果が得られました[3]．このように *H. pylori* 未感染未分化型癌において印環細胞癌が多いことも腫瘍径が小さく，粘膜内癌が多いということに関与していると思われます．

H. pylori 感染未分化型癌と比較して胃の肛門側に多い

堀内：これも見つけたことがある方は共感していただけると思いますが，圧倒的に胃の肛門側に多いです．当院のデータでも1例を除き，全例が胃体下部より肛門側です．

市原：その話，知りませんでした．なぜ胃の肛門側に多いのでしょうね？

堀内：ここからは推測ですよ．**モテ文献**の出版社である医学書院発行の中村恭一先生が書かれた『胃癌の構造』[4]という本を読んでいたら，分化型癌は萎縮境界よりも肛門側に発生しやすいのに対し，未分化型癌は萎縮境界の口側に発生しやすいと報告されていました．

市原：おっ，つまり，*H. pylori* 未感染の胃だと，萎縮境界がずーっと幽門輪に近いところにあるから，未分化型癌も境界に近いところ（肛門側）に出やすい，ということですか？

堀内：まあ，*H. pylori* 未感染の胃において「萎縮境界」という言葉を使っていいのかちょっと微妙ですけれどもね．ただ，胃底腺と幽門腺がぶつかる部分（腺境界？）のあたりでは粘膜の分化調節が他のところよりシビアで，そのために癌化しやすい，みたいなナゾの機序もあ

るかもしれませんし……．

　本当の理由は分からないですが，*H. pylori* 未感染未分化型癌を探す場合，胃体下部，胃角部，前庭部といった比較的胃の肛門側を重点的に観察していただけると見つかる可能性が高くなる，というのは当院での観察データからお教えできることですね．

市原：なるほど……．よく分かりました．症例を集めることで機序にまで思いを馳せることができるって面白いですね．がんの話を面白いっていうと世間からは怒られるかもしれませんけど．

色調は白色光観察で褪色調，NBI 併用拡大内視鏡観察で窩間部開大所見

堀内：未分化型癌はそのほとんどが白色光観察で褪色調です．この理由に関しては別項に譲りますが，*H. pylori* 未感染未分化型癌でも褪色調です[5]．当院の検討でも生検の影響が強かった1例を除き，全例が褪色調でした．NBI 併用拡大内視鏡観察では大半が窩間部開大所見として認識されます．

市原：これはよく分かります．未分化型癌が粘膜内にとどまり，それも「腺頸部」を横に這っているときは，『モテ本』p.148〜153 で田沼先生が書いていた「ムンクの叫び」現象が起こるんですよね．腺頸部のあたりで腺管がひざカックンみたいにダメージを受けて，腺密度がちょっとだけ下がったり，腺開口部が乱れたりする，これが窩間部の開大として見えるわけですね．

堀内：【症例1】として代表的な内視鏡像を示します（図1，2）．

　粘膜の表層に腫瘍が露出してくると，wavy micro-vessels, corkscrew pattern といった所見が出現します[6]．

　では *H. pylori* 感染未分化型癌と何が違うでしょうか？　ずばり，その範囲診断の正診率，および見つけやすさが違います．

　以前，未分化型癌において，NBI 併用拡大観察を行い，病変の最口側および最肛門側の demarcation line 上に APC（argon plasma

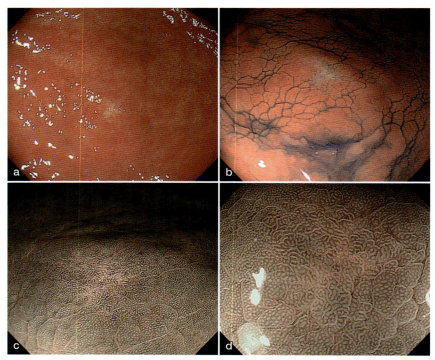

図1 【症例1】*H. pylori* 未感染胃癌の内視鏡像
a：通常内視鏡像．褪色調粘膜として認識可能．
b：インジゴカルミン撒布像．褪色調粘膜として認識可能だが，通常内視鏡と比べてやや認識しづらい．
c：NBI非拡大像．白色調粘膜として認識可能．
d：NBI拡大像．周囲の粘膜と比較して，癌部は腺管と腺管の間（窩間部）が開大している．

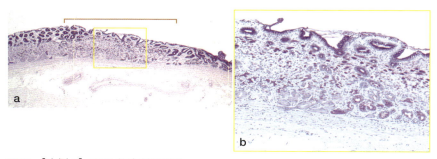

図2 【症例1】ESD後病理組織像
a：弱拡大像．非癌部と比較して癌部（赤線部）は窩間部が開大している．
b：a黄枠部の強拡大像．粘膜中層（増殖帯）に限局して印環細胞癌が存在している．

coagulation）でマーキングを行い，ESD 後病理標本と対比を行い．最口側，最肛門側ともに APC マーキングが腫瘍の境界に一致したものを正診，それ以外を誤診として検討を行いました[6]．結果，未分化型癌全体では 80％程度の正診率で，誤診の原因は炎症細胞浸潤でした．その機序は非癌部の腺窩間に炎症細胞が入り込み，窩間が広がることで，癌による窩間部開大とコントラストがつきにくくなり，NBI での診断が困難になる，というものです．

この対象を H. pylori 未感染群，除菌群，未除菌群（現感染群）に分けてさらに検討を行いました．なお APC マーキング部は前述の窩間部開大所見，wavy micro-vessels, corkscrew pattern のうち，窩間部開大所見が未感染群で 97.6％，除菌群で 70.4％，未除菌群で 63.6％といずれも多かったです[7]．

つまり窩間部開大の診断のしやすさが範囲診断の正診率に最も影響していると考えられます．まず除菌群と未除菌群の比較では正診率は前者で 92.6％だったのに対し，後者では 60.6％と有意に除菌群で高かったという結果が得られました[8]．これは除菌により非癌部に入り込んだ炎症細胞がなくなることで窩間の広がりが改善し，癌による窩間部開大所見とコントラストがつき範囲診断がしやすくなるためです．

また H. pylori 未感染群と未除菌群の比較では，未感染群の正診率が 100％であり，有意に未感染群に高いという結果が得られました[7]．これは未感染群でははじめから H. pylori による炎症細胞浸潤がなかったため，癌部の窩間部開大所見と非癌部のコントラストがつきやすいからと考えられます．なお未感染群と除菌群の比較では正診率に有意差を認めませんでした．

以上から <u>H. pylori による炎症細胞浸潤のない H. pylori 未感染群の範囲診断の正診率は高く</u>，範囲診断がしやすいということは，検出する際も腫瘍が認識しやすいということにもつながります．

また白色光観察で褪色調である未分化型癌が萎縮境界と接していて範囲診断が困難，もしくは腫瘍の検出が困難であったというご経験がある方もいらっしゃるのではないでしょうか？ H. pylori 未感染で

は萎縮がないため，萎縮によって範囲診断や病変の検出が困難になるということがなく，*H. pylori* 未感染未分化型癌は白色光観察でも褪色域として認識しやすいです．

野中：ちょっとまた質問してもいいですか？

堀内：難しいのはダメです……（笑）．

野中：まあ，そうカタいことおっしゃらずに．昔の教科書とかに，限局性萎縮とかいうのが載ってるじゃないですか．確かに，堀内先生が提示されたような小さな範囲の褪色調の粘膜があって，生検したら癌はでなかった，みたいな．

そもそもあんな限局したところだけ萎縮するってホント？って気もしながら生きてきましたが，これってどう思われますか？

個人的には，胃 MALT リンパ腫を除菌して完全寛解（complete remission；CR）になった症例でああいう限局性の萎縮が散在している症例に時折出会うので，胃 MALT リンパ腫の症例が抗菌薬などで知らないうちに除菌されたりしてんじゃないの〜なんて想像したりもしますが……．

堀内：おそらくある程度大きさがある限局性の褪色であれば，*H. pylori* が除菌され，粘膜がまだらに再生されている過程を見ている場合，先生ご指摘の MALT が CR になった場合が考えられると思います．5 mm 程度のものや，縦長のものは表層性胃炎，びらん性胃炎が改善した場合が考えられると思います．やはり NBI で拡大観察を行わないと診断困難ですね．

> ### どんな人に *H. pylori* 未感染未分化型癌は多い？喫煙と関係あり？

堀内：これまで *H. pylori* 未感染未分化型癌の内視鏡所見，ESD 治療成績の特徴について述べてきました．次は内視鏡観察を行う対象でどのような人で *H. pylori* 未感染未分化型癌に気をつけたほうがよいかについてです．

以前 H. pylori 感染および既感染の未分化型癌と H. pylori 未感染未分化型癌において，患者背景，既往歴（他癌の既往，糖尿病，高血圧，脂質異常症の内服加療の有無），嗜好歴（飲酒，喫煙）について比較を行い，H. pylori 未感染群は若年（30〜68歳）で重喫煙者〔BI（Brinkman index=1日の喫煙本数×累計喫煙年数）340以上〕で多かったと報告しました[9]．どちらも H. pylori 未感染の未分化型癌の人と健常人を比較したわけではないので，喫煙が発がんの原因とまではいえません．しかし，H. pylori 感染および既感染の未分化型癌の人と比較して，喫煙が多いということは H. pylori 未感染未分化型癌の発症にさまざまな癌の発がんの原因となる喫煙が寄与している可能性は示唆されます．

　ですので，H. pylori 未感染の若年者でも喫煙者では内視鏡検査時に H. pylori 未感染未分化型癌に注意が必要かもしれません．

H. pylori 未感染未分化型癌は進行癌にならない？

堀内：今までの流れで，H. pylori 未感染胃癌は予後がいいし，ほっといてもいいのではないか？目くじら立てて見つけなくてもいいのではないか？と思われた方もいらっしゃると思います．野中先生が1年くらい見逃しちゃっても大丈夫か？とご質問くださったことへの回答にもなりますかね．

　しかし，【症例2】のように，少数ですが進行癌も存在します（図3，4）．

　機序についてははっきりしませんが，そこはやはり癌です．何かのきっかけで進行する可能性は十分あります．ですから進行しないうちに内視鏡で発見し，内視鏡治療を行うことが重要であるといえます．

野中：堀内先生的に，ずばり！　限局した褪色調粘膜は絶対に全部生検すべき．という考えでよろしいでしょうか？

堀内：通常観察のみでいえば，やはり生検すべきであると思います．NBI併用拡大内視鏡観察が可能であれば，窩間部開大を中心とした未分化

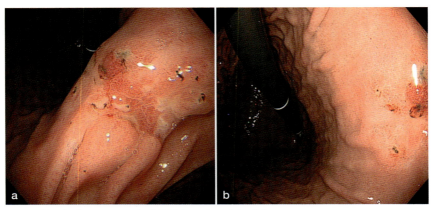

図3 【症例2】*H. pylori* 未感染進行胃癌の内視鏡像
a：胃角小彎の進行癌の通常内視鏡像．
b：癌にRACが隣接している．

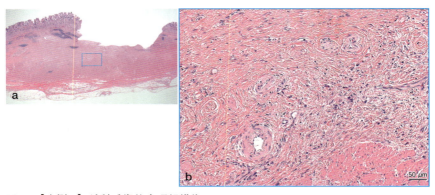

図4 【症例2】外科手術後病理組織像
a：癌部のルーペ像．
b：aの青枠部の拡大像．癌が筋層内に浸潤している．

型の内視鏡所見を認めるときに生検する，だと思います．もちろんNBI観察で迷う場合には生検すべきですね．生検後出血の可能性についていわれると苦しいですが，癌を見逃さないために生検して悪いことはないと思いますので．

モテ Point! *H. pylori* 未感染未分化型癌の特徴

- 腫瘍径が小さい．
- 粘膜内癌が多い．
- 肉眼型は平坦型が多い．
- 印環細胞癌が多い．
- *H. pylori* 感染胃癌と比較して胃の肛門側に多い．
- 色調は白色光観察で褪色調．
- NBI 併用拡大内視鏡所見は窩間部開大が多い．
- 若年の重喫煙者に多い可能性．
- 進行癌も存在するため，早期発見，早期治療を．

■ 文献

1) 春間 賢（監修），加藤元嗣，井上和彦，村上和成，他（編）．胃炎の京都分類．日本メディカルセンター，2014
2) Horiuchi Y, Fujisaki J, Yamamoto N, et al. Biological behavior of the intramucosal *Helicobacter pylori*-negative undifferentiated-type early gastric cancer：comparison with *Helicobacter pylori*-positive early gastric cancer. Gastric Cancer 19 (1)：160-165, 2016
3) Horiuchi Y, Fujisaki J, Yamamoto N, et al. Mixed poorly differentiated adenocarcinoma in undifferentiated-type early gastric cancer predicts endoscopic noncurative resection. Gastric Cancer 21 (4)：689-695, 2018
4) 中村恭一．胃癌の構造．第3版．医学書院，2005
5) 藤崎順子，山本智理子，堀内裕介，他．*Helicobacter pylori* 陰性未分化型早期胃癌の特徴．胃と腸 49 (6)：854-861, 2014
6) Horiuchi Y, Fujisaki J, Yamamoto N, et al. Accuracy of diagnostic demarcation of undifferentiated-type early gastric cancers for magnifying endoscopy with narrow-band imaging：endoscopic submucosal dissection cases. Gastric Cancer 19 (2)：515-523, 2016
7) Horiuchi Y, Fujisaki J, Yamamoto N, et al. Diagnostic accuracy of demarcation using magnifying endoscopy with narrow-band imaging for *Helicobacter pylori* uninfected undifferentiated-type early gastric cancer. Gastric Cancer, 2018［Epub ahead of print］
8) Horiuchi Y, Fujisaki J, Yamamoto N, et al. Diagnostic accuracy of demarcation of undifferentiated-type early gastric cancer after *Helicobacter pylori* eradication. J Gastroenterol 52 (9)：1023-1030, 2017
9) Horiuchi Y, Fujisaki J, Ishizuka N, et al. Study on Clinical Factors Involved in *Helicobacter pylori*-Uninfected, Undifferentiated-Type Early Gastric Cancer. Digestion 96 (4)：213-219, 2017

I 上部消化管　2. 胃

7　*H. pylori* 陰性症例における内視鏡観察（スクリーニング）のモテ Point !

H. pylori 陰性（未感染）症例は研修医にやらせていいんですか？
後ろで見てなくて大丈夫？

　この項は，私の今までの反省と，今後同じことが引き継がれていかないようにという意味で書くことにしました．

　私が7〜8年目くらいの少しお兄さん先生になり，研修医が下につき，ちょっと仕事が雑になってきたころの話です．

　今，ちょうどその年代の先生はぜひこの項を読んでください．

　お兄さん先生として，研修医に内視鏡検査を行わせてあげたいと思うのですが，今考えると恐ろしいですね．

　研修医のはじめての内視鏡検査時には，最低限，安全に咽頭から食道に挿入し，スクリーニング観察が終わるまで，ずっと後ろで見ているべきです．

　ところが，7〜8年目の医者はとてつもなく忙しい．病棟に呼ばれたり，外来に採血に呼ばれたりで大忙しなのです．

　到底，研修医が内視鏡を挿入して，スクリーニングをすべて終えるまで全部見ているなんてことはできません．

　ということで，結局おそらく何も異常がないであろう *H. pylori* 陰性（未感染）が予想される若年患者，あるいは *H. pylori* 陰性（未感染）が分かっている患者，胃癌術後（除菌後）で毎年フォロー内視鏡検査が施行されている患者を研修医に担当させていたわけです．

　胃癌術後患者に対しても，とても失礼なことです．そもそも胃癌発生の可能性が高いにもかかわらず，残っている胃が小さいから見る範囲が少ない，毎年内視鏡検査で観察されているので，病変があるはずないという勝手な考えで，内視鏡の挿入さえ怪しい若手医師に内視鏡検査を任せてその場を離れてしまっていたわけです．

　もし，この期間に見逃されている病変があったとしたら……．反省し

て許されるはずもありません.

　逆に,現在はこういうことは絶対に行いません.必ず私か他の指導医に,H. pylori 陰性(未感染)症例に対してどういう**モテ Point!** に気をつけながら内視鏡検査を行うべきかを声かけしながら検査を行わせています.

　術後胃観察の注意点は『モテ本』p.228〜233 に詳細に解説しましたので,そちらを復習してください.

　簡単に復習すると,吻合部ポリープ状肥厚性胃炎(stomal polypoid hypertrophic gastritis；SPHG)から発生した早期胃癌の**モテ Point!** は

> **モテ Point!** SPHG から発生した早期胃癌
> - Billroth-Ⅱ法.
> - 術後長期経過例.
> - 肉眼型は隆起型が多い.
> - 分化型腺癌が多い.
> - 見た目の割に意外と M 癌が多い.

でした.

　また,残胃新生癌は残胃上部小彎(縫合線上を含む)・後壁に多いと報告されていましたよね[1].

H. pylori 陰性(未感染)胃の観察注意点(注目部位)

　さて本題に戻ります.H. pylori 陰性(未感染)胃のスクリーニング検査での観察注意点(注目部位)はどこでしょうか？

　H. pylori 感染患者が減少し,逆に逆流性食道炎症例の増加が指摘されています.まずは,Barrett 食道の有無の評価が重要です.こちらも『モテ本』で解説しておりますので,p.48〜55 を復習してください.

　Barrett 食道の「0 時から 2 時方向の発赤粘膜」に注意が必要でしたよね(図 1).

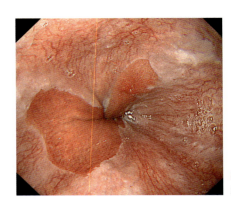

図1　Barrett 食道癌
2時方向の発赤隆起．

ですので，指導医側は研修医がこれを理解したうえで，観察・写真撮影をした後に胃の中へ内視鏡を進めるように指導しましょう．

さて，胃の中に入りました．もちろん *H. pylori* 陰性（未感染）のきれいな胃の粘膜です．最重要注意点は，

> **モテ Point!**　***H. pylori* 陰性（未感染）胃観察の最重要注意点**
> ● 褪色調の粘膜（未分化型胃癌）を見逃さない．

ということです．症例を提示しますが（図2），このような褪色調の粘膜を見つけたら必ず生検しましょう．

こちらに関しても，今回の『モテ本2』でこの分野でとてもお詳しい堀内先生に執筆をお願いしております．そちらの項（p.118〜129）で詳細に勉強してください．

あとは，胃前庭部に，たこいぼびらんを認めることがありますよね．正直，すべてを拡大観察したり，生検することは難しいと思います．

時折，*H. pylori* 陰性（未感染）症例での胃前庭部のたこいぼびらんが癌だった，という経験をしますよね．

私も1〜2年に一度はそのような症例に遭遇します．

提示する症例（図3）と検討内容は，とある札幌の昭和の香りがぷん

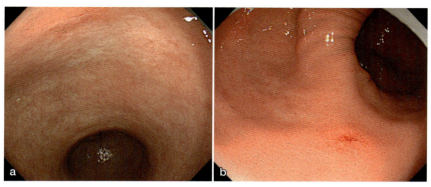

図2　*H. pylori* 陰性（未感染）胃の 0-Ⅱb 型（sig）
a：症例1．b：症例2．

　ぷんする旅館でモテメンバー＋手稲渓仁会病院の若手内視鏡医（村上先生）による「モテる！　第1回症例読影会」を行い，そのときの全員の会話を市原先生がリアルタイムでパソコンに打ち込んだものですが，分量が多すぎて……，医学書院にこの会話はカットされました．

　とりあえず，勉強会での症例のやりとりは「gastropedia」で読んでください！　続きは Web で！

⇒【Web 特別企画「モテる！　第1回症例読影会（モテ会 in 定山渓）」実録レポ】
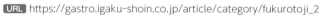　https://gastro.igaku-shoin.co.jp/article/category/fukurotoji_2

　ということで，この長〜いやりとりを「gastropedia」で読んだか，読まないかは別にして，要約すると当然ですが，

> **モテ Point!　*H. pylori* 陰性（未感染）胃癌の注意点**
> - *H. pylori* 陰性（未感染）でも胃癌はありうるので注意が必要．
> - 単発びらんには注意が必要．
> - NBI 拡大観察でも良悪性の判断困難なびらんは当然ある．
> - PPI 内服後も形態が変わらないような単発びらんは注意が必要（一度は生検しておく）．

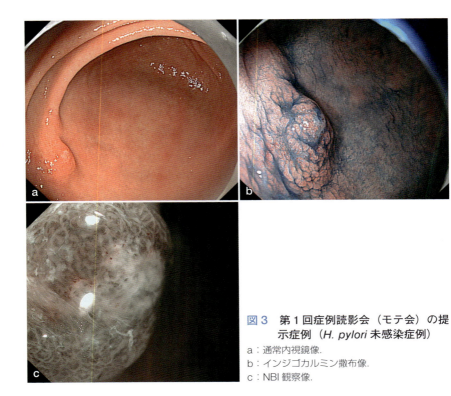

図3 第1回症例読影会（モテ会）の提示症例（*H. pylori* 未感染症例）
a：通常内視鏡像.
b：インジゴカルミン撒布像.
c：NBI観察像.

　実際，この症例も良性びらんとして，しばらくスルーされていた病変です（図3）.

　指導する側の内視鏡医は，研修医がこのような病変を簡単にスルーしてしまわないように一緒に観察することが必要です.

　話はまた脱線しますが，自分も会話に参加されながら，この「モテ会」での参加者全員の会話をリアルタイムにパソコンに打ち込んでしまう「市原 真」という男（先生）に恐怖さえ覚えてしまいました．どういう思考回路なのでしょうか？ なぜ，私が録音機で録音しているのに，今労力をかけて打ち込むのでしょうか……．

　答えは後日分かりました．"野中康一はその後録音機をなくしてしまったのです"．この事態まで先を読んでいたのであれば，彼はもはや「神」

です（笑）.

　うーん，この単元は無駄な内容が多くて，量の割に「内容（ないよう）がないよう（ないよう）」といわれてしまうこと間違いありません．

　でもいいのだ．市原先生が『モテ本』のときにおっしゃっていました．「モテ本は読み物です！」．「カレーライスは飲み物です」といったタレントのウガンダ・トラ氏の名言と同じです．

注目の胃底腺型胃癌にも注意が必要

　もう一点，H. pylori 陰性（未感染）胃に発生することが多い胃癌として，今最も注目を浴びている胃底腺型胃癌にも注意が必要です．

　U，M 領域に粘膜下腫瘍様の隆起性病変はないか，常にモテたいという気持ちを忘れずに観察することが大切です．

　なぜなら，気にしていなければ永遠に見つけることはできないからです．

　この胃底腺型胃癌に関しては，日本一胃底腺型胃癌に詳しい内視鏡医の上山先生に解説をお願いしていますので，そちらの項（p.85〜105）で勉強してください．

　上山先生は見た目も間違いなくモテる！

　数年前にはじめてお会いしたときには，まだ胃底腺型胃癌の有名な先生と存じ上げなかったのですが，見た目と声のトーンで完全にモテる先生だな，っと思っていました．その後，"胃底腺型胃癌"というテーマが日本中で取り上げられるようになり，順天堂大学医学部人体病理病態学講座の八尾隆史教授とともに，日本で最も有名な胃底腺型胃癌の先生だということを知り，尊敬の念とともに嫉妬もしました（同じようにモテたい！）．

　粘膜下腫瘍という観点でいうと，私の**モテ文献**にもありますが，胃 GIST は H. pylori 陰性（未感染）胃あるいは萎縮の程度の軽い U，M 領域に多いとされています．

文献

Nonaka K, Ban S, Hiejima Y, et al. Status of the Gastric Mucosa with Endoscopically Diagnosed Gastrointestinal Stromal Tumor. Diagn Ther Endosc：429761, 2014
URL https://www.hindawi.com/journals/dte/2014/429761/

ですので，胃底腺型胃癌（粘膜下腫瘍様隆起）とともに，胃粘膜下腫瘍も念頭においてU，M領域の観察をしっかり行いましょう．

ようやくこの項が終わった……．頭に残ったのは「カレーライスは飲み物です」だけかもしれません（涙）．

それではまずいので，最後に モテ Point！ をまとめて終わりにしたいと思います．

> **モテ Point！** *H. pylori* 陰性（未感染）者のスクリーニングにおける注意点
>
> - 施行医も指導医もモテたいという気持ちを常に持ってスクリーニングを行う．
> - Barrett 食道の「0 時から 2 時方向の発赤粘膜」に注意する．
> - 褪色粘膜がないか注意して観察する．
> - 単発びらんにはやはり注意が必要（悩んでフォローにするなら一度必ず生検を）．
> - U，M 領域に粘膜下腫瘍様の隆起性病変はないか注意する．
> - U，M 領域に粘膜下腫瘍（GIST など）がないかも注意する．

■ 文献

1) 長南明道，三島利之，石橋潤一，他．早期の残胃癌の特徴―診断のポイント―内視鏡．胃と腸 39（7）：1031-1034, 2004

Ⅰ 上部消化管　2. 胃

⑧ 胃NBI拡大観察による異常血管

いつもこの話題，質問してすいません．NBI拡大観察でいうところの異常血管，どう考えてどう判断しているんですか？

野中：内多先生とは拡大内視鏡研究会のときに座る席が近いことが多いのですが，数年前にはじめて研究会で聴いた内多先生の重低音のしぶい声が忘れられません……．さらにその重低音ボイスで，ズバッと意見を述べられます．"僕は，これを異常血管とはとらない"．それ以来，内多先生には拡大所見でいろいろとご指導をいただいています．

拡大内視鏡研究会での読影の読みが内多先生とそれほど大きく異なることはありません．しかし，1つ気づいたことがあります．明らかに私より一段，「異常血管」と判断する閾値が高いのです．

分かりやすくいうと，自分の基準で「異常血管」か「異常血管ではない」かを悩んだ末に「異常血管」と読影した症例について，内多先生は数例に1例は"僕は，これを異常血管とはとらない"と指摘されるのです．

そして，最終的には，ほとんどの症例について，あの重低音ボイスで解説されて納得するわけです……．

ということは，微小血管において，「異常」か「異常ではない」かの線引きが違うのです．多少の線引きの違いは，主観的な要素もあるのでどっちでもいいではないか，という意見もあると思います．

ですが皆さん，日本消化管学会，日本消化器内視鏡学会，日本胃癌学会の3学会合同で発表された「MESDA-G（Magnifying Endoscopy Simple Diagnostic Algorithm for Early Gastric Cancer）」という診断アルゴリズムをご存知でしょうか（図1）[1]？

＊ちなみにGoogle先生に聞いてみようと，私のパソコンで「めすだじい」と入力して1回変換すると，「目スダジイ」が出てきて，「ブナ目のスダジイ」へと導かれていきます……．

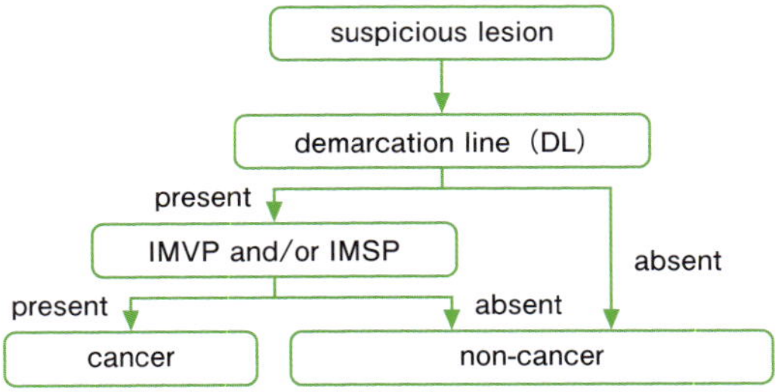

```
              suspicious lesion
                     │
              demarcation line (DL)
         present │                │ absent
       IMVP and/or IMSP           │
    present │      │ absent       │
       cancer    non-cancer ──────┘
```

図1 MESDA-Gのアルゴリズム
〔八尾建史. VS classification system. 胃と腸 52(5):724-725, 2017 より転載〕

　話を戻しますが，図1に示すように，胃癌の鑑別が必要な病変に出会った場合，まずは DL（demarcation line）を判定します．仮に DL（+）と判定した場合，不規則な微小血管構築像（irregular microvascular pattern；IMVP）と不規則な粘膜表面微細構造（irregular microsurface pattern；IMSP）を判定して癌か非癌かを判断するわけです．

　ということは，世の中の一般内視鏡医（9割程度の人々）が agree するであろう線引きと自分の線引きは同じようにしておかないとモテないわけです……．

　そこでぜひ，この『モテ本2』を機会に，内多先生にこの線引きについてご指導いただきたいと思います．

　私一人でこっそり教えていただきたいところですが，それではあまりにももったいない．多くの若手内視鏡医が手に取ってくださるであろう，この『モテ本2』の読者全員で共有させていただきたいと思います（書籍ではあの重低音ボイスが伝わらないのが残念ですが……．学会や研究会でぜひ聴いてみてください）．

拡大内視鏡で見ている胃の病変は癌か否か？

内多：野中先生，確かに拡大内視鏡研究会のとき，座る席が近いこと多いですね．
　　　　野中先生，それにしても香水つけすぎでしょ～！　本気でモテたい

んですね（笑）．

さて本題に入りますが，ノーマルかアブノーマルか？　この話をすると"胃炎もノーマルなのか!?"と激しく突っ込まれることがあるので，まず"何がノーマルか"をここで規定させてください．

誰もが納得するノーマルな胃の所見とは，*Helicobacter pylori*（*H. pylori*）に未感染で炎症のない胃の所見です．それ以外をアブノーマル，つまり異常とするならば，"異常だけれども炎症でも見られる" "異常で癌を強く疑う"と分けて議論をしていく必要がありますが，この項では分かりやすいように「異常＝癌」として話をしていきたいと思います．

その前に，拡大内視鏡による胃癌診断の基本的事項をもう一度確認しておきましょう．拡大内視鏡で見ている胃の病変が癌なのか否か？　この診断はMESDA-Gに沿って診断をしていきます（図1）．

まず全周にDLを認められれば，腫瘍を疑います．この時点で多くの炎症性変化は除外されていくわけで，DLの存在はすごく大事なことです．病理診断でもfrontの形成というのは腫瘍を強く示唆します．それと同じですね．

そして次に病変内部の評価を行い，不整なら悪性腫瘍，整なら良性腫瘍と診断します．診断方法はVSCS（VS classification system）で初学者でも分かりやすく規定されています．腺窩辺縁上皮や微小血管構築像の個々形態，互いの形態の形状，分布，配列を見て判定していくわけです．

実臨床ではほとんどの癌がMESDA-Gで胃癌と診断できます[2]．これは拡大内視鏡診断の基本であり，正しく理解する必要があります．

しかしながら，研究会で出てくるような難解な病変では，悪性か良性か判断が非常に難しい場合があります．病理でいうと生検結果がGroup 2に振られてしまう病変でしょうか？　特にこういった病変に関して私がどのように判断をしているかについてこれから述べていきます．

先に結論から述べますと，いくら通常内視鏡で癌を疑う所見であっ

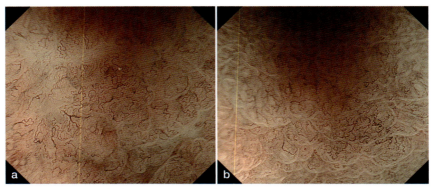

図2　拡大内視鏡で観察される微小血管構築像
どちらかが印環細胞癌でどちらかが良性潰瘍周辺.

たとしても，拡大内視鏡の毛細血管構築像だけを見たときに癌か非癌の鑑別ができない場合，それと倍率不足で血管の正しい評価ができていない場合は，異常血管と診断しないようにしています.

多くの high volume center では主に癌を見ると思いますが，私のような一般病院では検診やスクリーニング検査が多く，非癌を見る機会に恵まれています．そして非常に多彩な非癌病変の血管像に触れているため，異常血管と判断する閾値が高いのだと思います．例えば図2を見てください，どうでしょう？　どちらかが癌です.

野中：内多先生，私，これは分かりましたよ．というか，きっと内多先生の読みと一緒だと思います．外すとモテないのでいいませんけど（笑）.

内多：さすがです！　でも，もしかしたら野中先生，どちらかの症例は悩みませんでしたか（笑）？

この2つの所見は，しばしば未分化型癌やリンパ腫と見られ，異常血管と読影されると思います．実は，図2a は単なる潰瘍周辺の浮腫状粘膜で，図2b が未分化型胃癌です.

<u>このように非癌でも現れるような血管は，たとえ同じ所見が癌に見られた場合でも，異常血管とは判定していません.</u>

野中：え～～～！　やっぱり……．これなんですよ．図2aが非癌で図2bが癌だなとは思いました．だから，私は図2bを異常血管だと読んじゃうんですよ．ここが，いつも内多先生の読影と乖離しちゃうところなんですよね～．

　モテたいので，ここをちょっと分かりやすく解説してください．読者が，じゃなくて，まずは私がモテたいので……．

内多：野中先生，十分モテてるんじゃないですか？　その香水で分かりますよ（笑）．

　では少し話が難しくなっていきますが，説明しますね．異常かどうか判断するためには，萎縮性胃炎，表層性胃炎，過形成など，いろいろな病変で異常ではない拡大所見をしっかりと学習する必要があります．難しくいうと特異度を上げていくってやつですね．

　CTやMRIでも異常を理解するためには，まず正常をしっかり学習するのが基本で，正常アトラスなどで勉強した記憶はありませんか？　拡大内視鏡も同じです．非癌のアトラスがあってもよいかもしれませんね．医学書院さんも『モテ本』の出版もいいですが，ぜひ『胃癌のアトラス』じゃなくて，『非癌のアトラス』を出版していただきたいものですね．

> ⇒分かりました．『非癌のアトラス』，すごく面白いですね！　早速企画しましょう！（『モテ本』担当ウォーリー）

　でも"非癌と鑑別がつかない所見は，異常と読まないだけ"ではただの主観による診断に変わりありません．

　もう一歩診断を深め，なるべく主観を排除するために大切なことは，まず，①正常の胃粘膜の毛細血管構築を理解し，見ている血管が毛細血管の中でどの血管であるかを知ること，その次に，②慢性胃炎をはじめ，良性病変の血管の変化を理解すること，そして，③拡大内視鏡で見えている血管の所見が病理学的にどういう現象で起こってきているかを病理標本と対比すること，が重要です．

　病理標本だけでは血管構築像は評価できませんが，組織構築像や間質の状態を拡大内視鏡像と対比することで拡大内視鏡所見との共通点

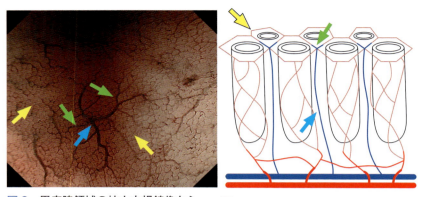

図3　胃底腺領域の拡大内視鏡像とシェーマ
黄矢印は毛細血管網，緑矢印は後毛細血管細静脈，青矢印は集合細静脈

が分かってきます．それが分かってくると癌によって起こる血管の特異的な変化が見えてくると思います．ここからはさらに難しい話になりますので頑張って読破してくださいね．

血管構築像のキホンを押さえておこう！

内多：広義の毛細血管とは細動脈と細静脈を結ぶ血管で，最も径の細い毛細血管網（広義に対して真の毛細血管），後毛細血管細静脈，集合細静脈があります．

　胃の毛細血管の基本的な構築像は細動脈から分岐した毛細血管網が腺管の周りを取り囲みながら表層へ向かって走行し，後毛細血管細静脈につながり，集合細静脈に流入し表層から粘膜深層へ還流していき細静脈に至るという基本的な構築像があります．

　そして部位により粘膜表層での形状が異なります．胃底腺粘膜では毛細血管網は腺管を取り囲むように走行しながら吻合し，最表層で開口部の周囲を走行して集合細静脈に流入します．拡大内視鏡観察では血管の中に類円形の腺窩辺縁上皮を認めるため，血管内上皮パターンと呼ばれます（図3）．

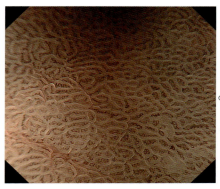 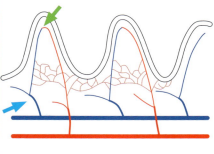

図4　幽門腺領域の拡大内視鏡像とシェーマ
通常粘膜面からは毛細血管網は見えないが，集合細静脈に流入する血管をコイル状に認める．
緑矢印がコイル状の血管（後毛細血管細静脈にあたる），青矢印は集合細静脈．

　一方，幽門腺粘膜や腸上皮化生では毛細血管網は互いに吻合し表層へ流入し，腺窩上皮直下には集合細静脈につながる後毛細血管細静脈を認め，拡大内視鏡では毛細血管網より少し太いコイル状の血管として認識されます．これらは上皮内血管パターンと呼ばれ，腺窩上皮が疎な部分では深部の毛細血管網が明瞭に確認できます（図4）．

　毛細血管網の径は，赤血球1個分で非常に細く均一で互いに吻合し，集合細静脈に向かって合流するに従ってその径が徐々に太くなります．だからもともと大小不同はあるわけです．これらの分類に明確に基準はないのですが，毛細血管の径を比較するときには，ある程度は毛細血管網，後毛細血管細静脈，集合細静脈と分けて比較しないとダメなわけです．腹腔動脈と大動脈を比較して大小不同なんていわないですよね？

　そして私が最大倍率観察にこだわるのは，これらの毛細血管を判別したうえで判定しないと正確な診断はできないということにあります．

野中：急に○○静脈とか漢字が増えちゃって，今ここの27行を読破できずにまぶたがおりてきてる若手内視鏡医!!!!!!　こら〜，目を覚ませ〜（笑）！　寝たら死ぬぞ〜!!!　ということで，人生ゲームと同じなので，

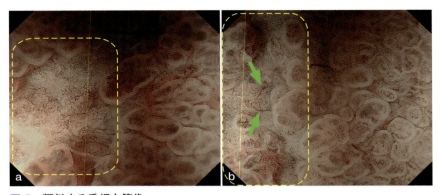

図5 類似する毛細血管像
黄点線で囲んだ部位の毛細血管網は細く均一である．一部に後毛細血管細静脈を認める（緑矢印）．

ふりだしに戻って，さきほどの27行をもう一回読み直してください．
お願いします．

血管構築像の変化に注意しよう！

内多：萎縮性胃炎や腸上皮化生以外でも浮腫やびらんだけでなく，粘膜深層にあるリンパ濾胞，拡張した腺管などの影響を受けるなど，胃の腺窩上皮は多彩な顔つきをしてきます．

　それに伴い内部の血管も多彩に変化し，見やすくなったり，見にくくなったり，奥のほうまで見えたり，増えたり，減ったり，伸ばされたり……炎症性の非特異的な変化はどこまで起こるのだろう？　これを考察することが大切です．

　腺窩上皮は炎症でも時に癌と見間違うような変化をしてくることがあります．例えば図5を見てください．ある腺窩上皮の所見ですが，腺窩上皮の構造は大小不同で，少し見にくいですが窩間部の血管も密に増生してきて，この画像だけ見ると癌と読んでしまいがちです．

　これは炎症性変化のほんの一例ですが，このように表面構造に合わせて毛細血管は本当に多彩な変化をしてきます．少し拡張したり，増

生して細かい血管が出てきたり，分布が不整になったり，しかしこれだけでは癌と診断するには特異的な変化は現れていません．

その中で，上皮下にある毛細血管網の径は均一で細く，きれいに吻合しあっています．そして，窩間部にある血管は1つの上皮内に収まっています（VS concordance）[3]．表面構造が不整で，血管の評価が難しいですが，既存の血管構築像が保たれているということになります．

野中：この最後の数行のセリフ，これこれ，いつも内多先生にあの重低音ボイスで解説されるのってこれなんですよね〜．

この図5の写真とこのセリフが欲しかったんですよね〜．モテそ〜．若手内視鏡医に，内多先生の重低音ボイス解説を聞かせたかったのは，ここなんです．

さっきの27行で討ち死にして，ここを読まずに本を閉じてたら絶対にモテないですね（笑）．

病理標本との対比を繰り返して，共通点を見つけよう！

内多：見えている血管の病理学的根拠を求めるには，対比を繰り返して，共通点を見ていくしかありません．図2に戻ってください．良性潰瘍の辺縁の所見で，通常内視鏡では普通のH2 stageの潰瘍ですが，いざ拡大内視鏡の画像を見たときは少なくとも私は自信を持って未分化型癌との鑑別ができませんでした．

当然生検を行うわけですが，図6bを見ていただくと，ただの炎症細胞浸潤なんです．

診断力向上のためにはこういった症例の検討を繰り返していくこと．そうすると上皮下浅層になんらかの細胞が浸潤をなしてくると，それが癌であろうが，リンパ球であろうが，好中球であろうが，マクロファージであろうが，こういった血管の変化が現れてくる共通点が分かってきます．

ESD症例から学ぶことも多いです．癌の内部だけに興味がいきがちですが，背景胃粘膜も一緒に切除するわけなので，辺縁の背景胃粘膜

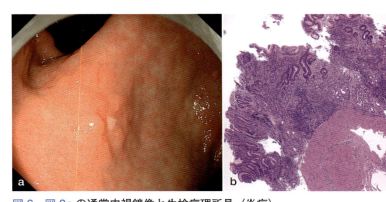

図6　図2aの通常内視鏡像と生検病理所見（炎症）
a：通常内視鏡像，b：生検病理所見（炎症）．悪性所見はなく炎症細胞の浸潤を認める．

側に見えている血管の変化がどういう病理学的な理由で起こってきているのかを検証していきます．この作業の繰り返しが拡大内視鏡診断の向上には重要と考えています．

　癌も時には胃炎のような所見を呈し，誤診することもあります．しかし，それによって自分の内視鏡診断を単に変えるのではなく，まず，"癌に見られた胃炎のような所見はどうして起こってくるのか？"という考察を行い，必要に応じて自分の診断基準を修正していくことが大切です．

　最後に（いつもより重低音ボイスで），私が一段低く読むのは，良性病変の非特異的変化を基準にしているからだと思います．そして，異常血管を判断するときは，血管を隅々まで見たうえで判断しています．

　しかし，これはあくまで一人の医師の経験に基づく私見であり，どの程度の正診率があるかは今後検討の必要があると思います．拡大内視鏡診断は，まだまだ成熟しておらず，個人個人が好きなように読影しているのが現状です．

　画像診断は病理の先生方と同じで，最終的には主観に依存してしまうため，誰もがすべて同じ診断をするのは不可能です．そしてスペシャリストの先生方はおのずと行っていることと思いますが，診断の根拠

をしっかり持ち，ブレない診断基準を持ち，研究会などで discussion して，より診断精度を高めていく必要があると思います．

そしてこの『モテ本2』を手にした先生方がモテるように，私の考えが少しでもお役に立てれば幸いです．

> **モテPoint!** 拡大内視鏡での異常血管の判断基準（内多流）
> - 非癌と鑑別できない血管は異常血管とは読まない．
> - 毛細血管にも種類があり，それぞれの径は異なる．

■ 文献

1) 八尾建史．VS classification system．胃と腸 52（5）：724-725, 2017
2) 加藤元嗣，武藤 学，上堂文也，他．胃の拡大内視鏡による3学会合同診断体系．胃と腸 51（5）：582-586, 2016
3) 八尾建史．胃粘膜における NBI 併用拡大内視鏡所見の成り立ちと診断体系（VS classification system）．胃と腸 46（8）：1279-1285, 2011
4) 内多訓久，八尾建史，佐々木紫織，他．拡大内視鏡による胃癌の側方進展範囲診断．胃と腸 51（5）：604-613, 2016

⇒「gastropedia」もぜひご覧ください！
【動画で学ぶ】目指せ！　最高の拡大内視鏡観察
内多訓久（高知赤十字病院 消化器内科）
URL https://gastro.igaku-shoin.co.jp/article/category/ucchy

Ⅰ 上部消化管　2. 胃

9　胃のNBI拡大観察

NBI拡大観察による胃癌組織型類推─ぶっちゃけ裏技教えます!!

　まず，この項は内視鏡に精通した内視鏡医は絶対に開かないでください．

　"呪われます"．……これだと弱い．『18禁とします』．

　これじゃあ余計見たくなるか……（笑）．思い切って目次からも消しちゃいますか？

　まあ，こうなったらどちらでもいいです．

　とにかく，本項では私が自分の勉強会でどうしても，胃のNBI拡大観察に拒否反応を示し，下を向き，内視鏡診断あるいは野中康一自体を嫌いになってしまう可能性が高い若手内視鏡医に顔を上げてもらうために作成した究極のスライド（最後の切り札）を提示します．

　本書のコンセプトは，分かりやすく，短時間で，若手内視鏡医が9割くらい正確に内視鏡診断ができるようになっていただくために，私が10年近くやってきた勉強会の内容を公表することです．

　また，それらの内容はほぼすべて成書，あるいは私たち「モテ本メンバー」のバイブルでもある「胃と腸」を，最高のエビデンスレベルとして引用するという絶対的な根幹があります．今回の『モテ本2』もこの考え方を踏襲しています．

　ただし，本項だけは違います……．私（野中康一）の経験と主観がかなり入っています．ですので，これを出すか，最後まで悩みました．絶対に出さないほうが，私のためにも世界平和のためにもよいことは間違いありません．

　出すことで，かなりの批判やクレームが寄せられることは容易に想像できます．そこで，注意事項*をいくつか述べたいと思います．

- あまりにも危険なページですので，呪われることも含めて自己責任でお願いします．
- 信じるか信じないかはあなた次第です（都市伝説風）．
- 絶対に公の発表や書物に引用しないでください．
- ご自身の症例で診断が間違った場合には，私の責任にしないでください．

＊コインパーキングで，"パーキング内での事故の責任は一切負いません" とあるのと一緒です！

周囲に気をつけて！　このページを見ているのが，周りにばれちゃいますよ……．

それでは……次の見開きです（図1）．

呪いの figure，18 禁！

勘違いしないでいただきたいのは，左から右に行くにしたがって悪性度が上がっていくわけじゃないですよ．勝手に私が並べただけです．あしからず．

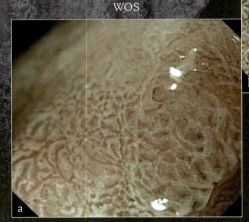

図1 呪いの figure（18禁）*
WOS：white opaque substance，VEC：vessels within epithelial circle.
＊見ちゃった人は呪われないように，10名以上にモテ本を勧めてください．

9 胃の NBI 拡大観察 151

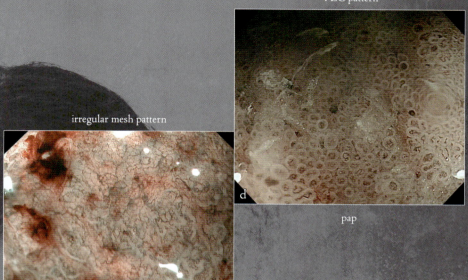

irregular mesh pattern

VEC pattern

c
tub2

d
pap

まず，対峙した腫瘍が早期胃癌だと分かっている状況と考えてください．

　まあ，あなたがカンファレンスで"この胃癌の組織型をNBI拡大で読影してください"といわれ，足がプルプル震え始めた状況ですね（生まれたての小鹿みたいな感じ）．

　通常観察による読影は一通り，済んでいる状況です．

　呪われると宣言されたこの項をあえて読んでしまっている先生方だから，状況は分かりますよね（笑）．

　『モテ本』p.173〜177も参照していただきたいですが，まず，白色調の粉っぽい所見（white opaque substance；WOS）があるとき（もうこうなったら所見も俗語です），この場合には「腸型の病変で分化型腺癌ですね」といいましょう（図1a）．

　ここでスーパーかっちょよく，モテたい人に特殊なパターンを1つ．

　この写真（図2）．

　これも白色調の粉っぽい所見に見えますねー．これは組織像がmicropapillaryで，ちっちゃい腺構造がギザギザしているのでNBIの光の吸収とか散乱の問題でWOSっぽく見えているのか，単に脂肪滴のWOSなのかは証明していませんので分かりませんが……．こういうパターンもあります．

　私が，この所見をはじめて知った症例は，「モテ本メンバー」の濱本先生がどこかの研究会で読影されていたときでした．相変わらず変態な読影しているな〜と感心してしまいました．

　その後3例くらい私もこのパターンのNBI拡大所見に出会いましたが，確かに当たります（モテます）．最近では，私の勉強会であたかも昔から自分が知っていたかのように若手医師に教えています．今回『モテ本2』を購入されたらばれちゃうな……．

　そういえば，濱本先生に『モテ本2』の件でメールしようと思ったらアドレスが変わっていました……．なんと開業されたらしいです．

　ネットでこっそり調べてみました．

　「永山消化器・内視鏡内科」（旭川市）らしい……，って名前だけじゃ

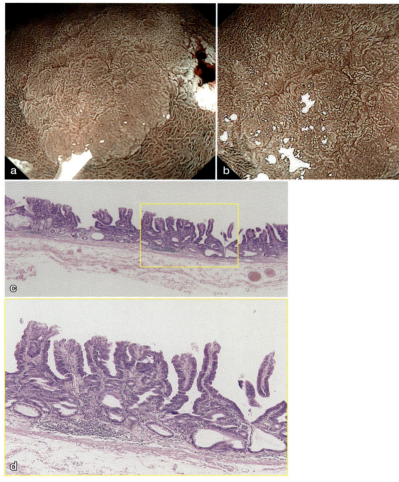

図2 micropapillary な組織像の NBI 拡大所見の1つのパターン
〔濱本先生ご提供〕

濱本先生って分かんないじゃ〜ん（笑）．これはきっと大人の事情なのかもしれない……．

　私は年に数回は北海道に講演に行っているので，次回は早めに行って濱本先生に胃カメラしてもらおうと思っていますが，この話題には触れないでおきます．

個人的に気になったのは，永山消化器・内視鏡内科の求人案内の各種手当に「燃料手当：冬に一律100,000円支給」って書いてあるけど，なんの燃料？　いわゆるハワイ旅行に行くときの燃料サーチャージ？（後にある北海道の先生に教えてもらったのですが，北海道ローカルルールで，冬の期間の灯油ストーブなどの暖房費がすごいため北海道では全員にほぼ支給されています．というか，ないと凍死するでしょうね……．ということでした）

　まあ，これ以上濱本先生に絡むのはやめておきましょう．もう絶交されてしまうかもしれないです……．

　次に，網の目状の血管像（fine network pattern）を認めた場合には「分化型腺癌で，tub1ですかねー」といっておきましょう（図1b）．たいてい当たるでしょう．

　続いて，この網の目状の血管像が少し，イレギュラーな感じになってきています（図1c）．irregular mesh patternともいわれるような異常血管像ですね．この場合には「分化型腺癌ですね．中分化管状腺癌，tub2の可能性も考えます」的な！　当たるかは別にして，カッコイー！！

　今の台詞（セリフ）理解しました？　誰もtub2だと断定していませんからね（笑）．tub2は結構いろんなパターンがあるので，あくまで可能性を論じましょう．

　とりあえず，最低限分化型腺癌であることを診断して，最低限モテる状況を確保したうえで，もう少しモテるか否かチャレンジしているだけです．

　まあ，"友達からお願いします！"って告白して，OKもらえたから調子に乗って，チューしてみようかチャレンジしてみるやつです（高校生ぐらいの感じです．最近の子は中学生かもしれませんが）．だいたいはひっぱたかれるやつです（涙）．

　次に，前作『モテ本』でも解説があるKanemitsu, Yaoら[1,2]によって報告されたVEC（vessels within epithelial circle）patternですね．これもとてもすごい所見です．円形の白色調の縁取りであるMCE（marginal crypt epithelium）で囲まれた窩間部上皮の間質に血管が存在する像で

す．分かりやすい言葉でいうと「つぶつぶの丸っこい腺構造（カエルの卵みたい）」が存在し，そのつぶつぶの1個1個の中にチョロッとした血管が入っている所見です．図1dのような所見ですね．

この所見がある場合には，即座に「pap を含む組織学的乳頭状構造を考えますねー」と精一杯カッコつけていいましょう．

最後になりますが，ここが最も危険で呪われるやつです．

por（低分化腺癌）と sig（印環細胞癌）の鑑別ですね．未分化型癌と診断しておけば間違いないのですが，拡大研究会で一流の先生方はやはりここを細かく診断されていますよね．

あの感じを雰囲気だけでも出せるようにしてあげたいので，この項を作ったわけで，本当に一切の責任はとりません．だって，私は"見ちゃいけません！"って何度もいってますからね．

図3を見てください（いや，見ちゃいけません）．

左から右に悪性度が上がっていくわけでは全くありません．あくまでイメージです．
　イメージが分かりますか？　porとsigの違いが分かりますか？どこかに明瞭な線引きができるわけではないです．どちらもチリチリした異常血管を認めますよね．

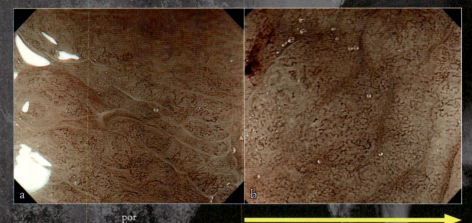

図3　porとsigのある程度の鑑別

9 胃のNBI拡大観察　157

c

sig

分かりやすい言葉で表現すると，porよりsigのほうが腺構造は消失していきます．そしてcorkscrew patternともいわれる，縮れた血管1本1本の間隔も開大してバラバラの印象（疎な感じ）です．縮れた血管1本1本にも口径不同が目立ってきます．このような場合に，「未分化型癌を考えます．まあporよりもsigですかねー」という台詞（セリフ）でチャレンジしていただきたいです．まあ先ほど出てきた高校生の告白と同じですよ（笑）．

逆にいうと，porはまだ腺構造が少し残ってて，縮れた同じような異常血管が比較的いっぱいある感じ，とでもいいますかねー．

もうこうなると解説が科学的ではないのですが……．

そうそう，モテない内視鏡医を減らすために．この項で出てきたporってpor2のことですよ．

もちろん分かってますよね？（こういう書き方はよくないですね．知らない場合，知ったかぶりする内視鏡医を輩出してしまいます……）．

自分は若かりし頃，tub1 ⇒ tub2 ⇒ pap ⇒ por1 ⇒ por2 ⇒ sigの順番で組織学的に悪いと考えていました（おバカさんで，すいません）．

1の次に2が悪性度が高いイメージをもってしまうのはある程度仕方ありません．

われわれ内視鏡医が多くの場合，一般的に口にしているporとはpor2のことです．

por1は『胃癌取扱い規約』にも記載があるようにsolid type（充実型）であり，われわれが通常遭遇しているporとはpor2（非充実型）のことです．

未分化型癌だと分かっているときに図4のような腺の窩間部が開大している所見が提示されたら，「上皮は正常粘膜に覆われているかもしれませんが，印環細胞癌（sig）が腺頸部を進展してることが推測されますねー」ともっともらしく発言してください．あくまで未分化型癌だと分かっているときの読影ですよ．

なんだか，ここまで書くと逆にすっきりしました（笑）．他の先生方が執筆されている，エビデンスに基づいた他の項とは全く違います．あく

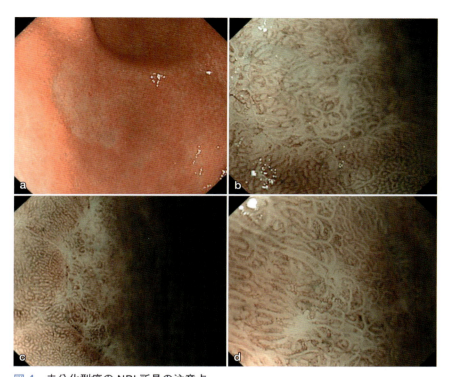

図4 未分化型癌のNBI所見の注意点
注意！ 未分化型癌はNBIで範囲診断はしてはいけません．4点生検を行ってください．

まで，胃のNBI拡大観察に拒絶反応を示したあなたに贈るために，自らの命を危険にさらして作成した項です．でも，結構当たるんですよね〜．

本当に呪われてしまう前に……．10秒以内に次の項に進んでください．この項を読んでしまっていることは誰にも知られないほうがいいです．特に部下に目撃されると部下にモテない上司になっちゃいますよ（笑）．

呪われPoint! NBI 拡大観察による胃癌組織型類推の裏技

- 白色調の粉っぽい所見（WOS）
  → 「腸型の病変で分化型腺癌です」（確かに当たる）
- 網の目状の血管像（fine network pattern）
  → 「分化型腺癌で，tub1 です」（たいてい当たる）
- 網の目状の血管像が少しイレギュラーな感じ（irregular mesh pattern）の異常血管像
  → 「分化型腺癌です．中分化管状腺癌で，tub2 の可能性も考えます」（当たるかは別にして，カッコイー !! ※ tub2 だと断定していません）
- つぶつぶの丸っこい腺構造（カエルの卵みたい）が存在し，そのつぶつぶの1個1個の中にチョロッとした血管が入っている所見
  → 「pap を含む組織学的乳頭状構造を考えます」（即座に，精一杯カッコつけて）
- 腺構造が消失し（por より sig のほうが腺構造は消失していく），corkscrew pattern ともいわれる，縮れた血管1本1本の間隔も開大してバラバラの印象（疎な感じ）．縮れた血管1本1本にも口径不同が目立つ所見
  → 「未分化型癌を考えます．por よりも sig でしょうか」（チャレンジしてみるやつ．高校生の告白のように）
- 腺の窩間部が開大してる所見（※あくまで未分化型癌だと分かっているとき限定）
  → 「上皮は正常粘膜に覆われているかもしれませんが，印環細胞癌（sig）が腺頸部を進展してることが推測されます」（もっともらしく発言しよう）

■ 文献

1) Kanemitsu T, Yao K, Nagahama T, et al. The vessels within epithelial circle (VEC) pattern as visualized by magnifying endoscopy with narrow-band imaging (ME-NBI) is a useful market for the diagnosis of papillary adenocarcinoma：a case-controlled study. Gastric Cancer 17（3）：469-477, 2014
2) 金光高雄，八尾健史，長濱 孝，他．拡大内視鏡による胃癌の組織型の診断―分化型癌．胃と腸 51（5）：615-620, 2016

Ⅰ 上部消化管 2. 胃

胃型腺腫

胃型の腺腫っていったい何？　拡大内視鏡研究会で偉い先生たちが"これは胃型の病変ですね！"というけれどなんで分かるの？

田沼・市原：「胃の腺腫」のお話をします．なんだあアデノーマかあ，死なないからいいじゃん，などといわずにおつきあいください．

　確かに胃の腺腫といえば，「白色調で顆粒状の平坦隆起」「いかにもおとなしそう」という印象があります．実際,細胞学的にも低異型度，低悪性度です．このおとなしそうな病変の粘液形質を調べると，そのほとんどが腸型（小腸型）である[1]とされています．したがって，実臨床において白色調で顆粒状の平坦隆起に遭遇したら,"これは腸型腺腫ですね"といっておけば，たいてい正解であるということになります．ただ腺腫というだけではなく,「腸型腺腫」というワードを発するだけで知的っぽく聞こえますね（笑）．しかし，モテるためには，もう一歩先を行かないといけません．その一歩先には「胃型腺腫」があります．そう，胃の腺腫には,「腸型」のほかに「胃型」というものがあり，こちらがなかなか一筋縄ではいかないのです．

　胃型腺腫は大小の管状腺管が密に増生する半球状〜結節状隆起性病変で胃体上部に発生しやすい[1]とされています．さらに「内視鏡的には4つのタイプ，すなわち①丈の高い絨毛状隆起，②比較的表面平滑でくびれを持つ隆起，③中央に陥凹を持つ丈の低い隆起（内反性増殖），④結節集簇様で大腸のLST-G型のような外観を呈する隆起，に類型化できる」[2]と報告されています（図1）．

モテ 文献 「胃と腸」

📖 九嶋亮治，松原亜季子，吉永繁高，他．胃型腺腫の臨床病理学的特徴―内視鏡像，組織発生，遺伝子変異と癌化．胃と腸 49 (13)：1838-1849, 2014
　URL https://webview.isho.jp/journal/detail/abs/10.11477/mf.1403200109

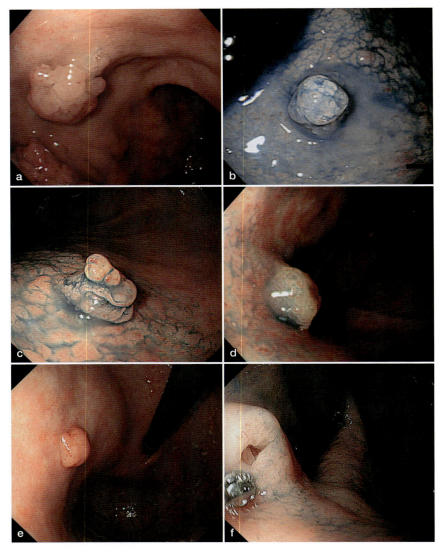

図1 胃型腺腫（幽門腺腺腫）の内視鏡所見

a：胃体下部前壁．絨毛状で丈の高い隆起を認め，同色調であった．
b：胃穹隆部大彎後壁．絨毛状で丈の高い隆起を認め，通常観察では同色調であった．
c：胃体中部前壁．境界明瞭な結節状隆起で基部は一部絨毛状，頂部はやや平滑で結節状を呈していた．通常観察では同色調，頂部はやや発赤調であった．
d：胃穹隆部後壁．絨毛状でやや丈の高い隆起を認め，通常観察では褪色～黄色調であった．
e：胃体中～上部後壁．立ち上がり，境界明瞭な同色調の隆起を認めた．
f：胃体上部後壁小彎．中心にスリット状の陥凹を認めた．周囲に比べやや絨毛状で，スリット内にも絨毛状の構造が認められた（内反性増殖＋）．通常観察では白色調であった． （続く）

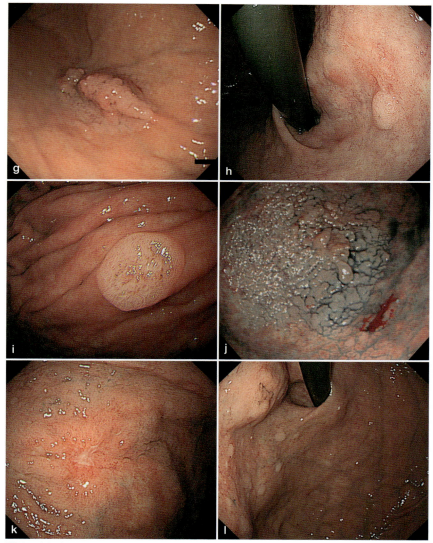

図1 （続き）

g：胃体上部大彎前壁．境界は明瞭で，全体的に結節，絨毛状で中央に丈の高い隆起があり，周囲に低い隆起を伴っていた．やや白色調．背景粘膜に萎縮はないと思われた．h：胃体上部小彎．白色調，一部発赤調で，表面粘膜の構造は絨毛状だが周囲の粘膜との違いは乏しい．i：胃体上部大彎．表面は絨毛状で白色調．中央ではやや粗大絨毛状になっていた．また中央にスリット状の陥凹を認めた（内反性増殖＋）．j：胃穹隆部大彎前壁．境界明瞭な結節集簇状病変，中央はやや丈が高く絨毛状を呈していた．通常観察では褪色調であった．k：胃体中部大彎．発赤調のびらんを伴う陥凹性病変．周囲に不整な隆起を伴っているが，表層は非腫瘍にみえた．l：胃体上部小彎後壁．30 mmの粘膜下腫瘍様隆起で，頂部に15 mm大の褪色調粘膜を認めた．中心にスリット状の陥凹を伴っており，内部はやや絨毛状であった．内反性増殖＋．

（続く）

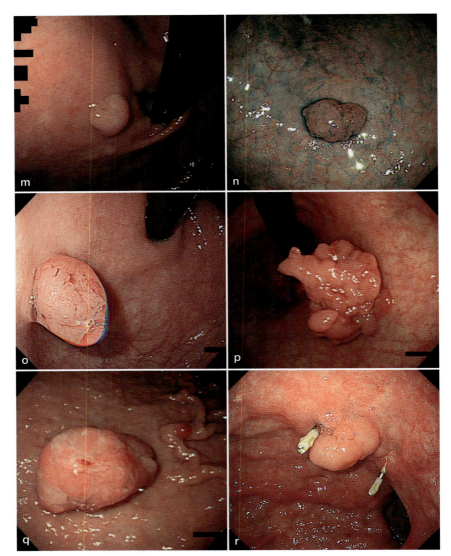

図1 胃型腺腫（幽門腺腺腫）の内視鏡所見（続き）

m：胃噴門直下，胃体上部小彎後壁．表面はやや褪色調で，比較的平滑な丈の低い隆起であった．
n：胃体中～下部小彎．境界明瞭で，表面にインジゴカルミン染色液が溝状に溜まっていた．通常観察では発赤調であった．
o：胃穹窿部前壁大彎．境界明瞭な隆起性病変で，発赤調，表面は絨毛状．
p：胃体中部小彎後壁．発赤調で絨毛状，イソギンチャク様の丈の高い隆起を認めた．
q：胃体中部大彎前壁．発赤調で表面は比較的平滑で，ややくびれがあった．
r：吻合部近傍の胃体上部前壁．褪色調でやや結節状，境界は明瞭で，表面は比較的平滑であった．

（続く）

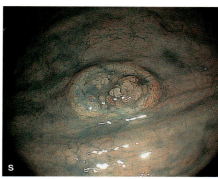 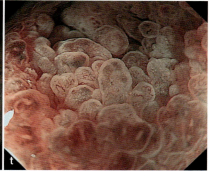

図1 （続き）

s, t：胃体中部大彎．粘膜下腫瘍様立ち上がりを有する隆起性病変．NBI 併用拡大観察では絨毛状・乳頭状の表面構造が示唆された．
〔九嶋亮治, 他．胃型腺腫の臨床病理学的特徴—内視鏡像，組織発生，遺伝子変異と癌化．胃と腸 49 (13)：1838-1849, 2014〕

　図1 をざっと眺めると実感できますが，胃型腺腫はほんとうに多彩な肉眼像を呈します．胃の隆起性病変を見て，"これ，胃型腺腫だと思うよ"なんていえたら，かっこいいですね．でも研修医に"先生，胃型腺腫って，というか胃型って，結局何を意味するんですか？"と聞かれたらどう答えればいいでしょう．うーん，胃型腺腫の特徴，一言でまとめるのは難しそうです．特徴をつかむためには，まず胃型腺腫の成り立ちについて思いをはせてみましょう．

　そもそも腫瘍は発生母地の形態・機能を模倣するとされており，胃固有上皮に類似するものが「胃型」，腸粘膜に類似するのが「腸型」と呼ばれます[3]．この話は，p.87 でも触れましたので，読み直してみてください．この項では，さらに小学校の理科で習った（？）消化管の基本を思い出してみます．

　胃は主に消化液や粘液などを「分泌する」臓器です．一方，腸は主に栄養を「吸収する」臓器です．となると，胃型は「分泌する」ような特徴を有していて，腸型は「吸収する」ような特徴を有しているということになります．そう考えると，形態的な違いにもなんとなく納得がいくような気がします．実際に「胃型腺腫（幽門腺腺腫）とは大

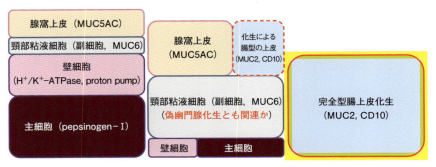

図2 腸型腺腫が対応する非腫瘍成分（黄太枠部）

小の粘液腺が狭い間質を介して密に増殖し，表層部はやや丈が高い腺窩上皮型の細胞が被覆する腫瘍」[2]とされています．すなわち，胃型腺腫とは，分泌する腺が表層上皮直下にわさわさと房状に増殖しているようなイメージです．だから腺が盛り上がるように増殖して半球状〜結節状隆起を形成するのです．

そうそう，もう1つ．イメージを補完するために，p.89の図を再利用します．

胃粘膜には化生も含めて，さまざまな細胞が出現します．このうち，癌が最表層にある細胞の性質を持つと，当然，最表層に顔を出します．付け加えますと，癌ではなく腺腫が最表層にある細胞の性質を持った場合も，やっぱり最表層に顔を出すのです．腸型腺腫は，完全型腸上皮化生（図2の黄太枠部）と同じような性質を持ちますので，表層性の平坦な隆起を形成します．

では，腫瘍細胞が，少し深部にある細胞の性質を持った場合はどうなるでしょうか？　例えば，頸部粘液細胞（図3の緑太枠部）……．

「胃型腺腫」では，まさにこの，最表層から1つ下にある頸部粘液細胞（偽幽門腺化生細胞とも似ている）の性質を持った細胞が増殖します．先ほど書いた，「表層上皮直下にわさわさと房状に増殖する」という言葉を思い出してください．そう，胃型・腸型の違いは，粘液の差だけではなくて，そもそも増殖部位が違うのです．

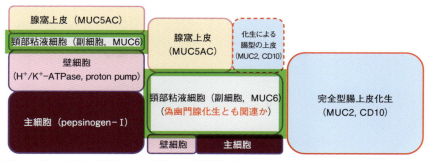

図3　緑太枠部の性質を持った腫瘍が胃型腺腫

　（ここで鋭い人であれば，"胃の腺窩上皮タイプの腺腫は存在しないのかな？"と疑問に思うでしょう．ええ，そうなんです．現在の分類上，腺窩上皮の性質をもつ腺腫というのは，少なくとも日本には存在しません．不思議ですよねえ）

　（さらに鋭い人ですと，"壁細胞や主細胞の性質を持つ腺腫は？"と疑問に思われるかもしれません．ええと，ここは，国によって考え方が違いましてね，モゴモゴ）

　そうそう，かつて，胃型腺腫は「幽門腺腺腫」と呼ばれていました．これは，腫瘍細胞が MUC6 陽性を示す幽門腺に類似していたためについた名前です．だったら幽門腺腺腫でいいじゃないか，というご意見はごもっともですが，ま，頸部粘液細胞とか副細胞にも敬意を表さないといけないんだ，ということでご容赦ください．

　そうそう，約 30％の胃型腺腫で高度異形成あるいは癌化が見られる[1]ともいわれています．もちろん癌の診断基準の問題もありますし，胃型腺腫自体がまれなので，まだまだ未知の部分が多いと思います．ただ，現状では内視鏡的切除を推奨する意見が多そうです．癌化の危険性が多少なりともあるならば，見過ごすわけにはいきませんね．

　さて，以上を踏まえて，胃型腺腫の実例をもう少し詳しく見てみましょう．

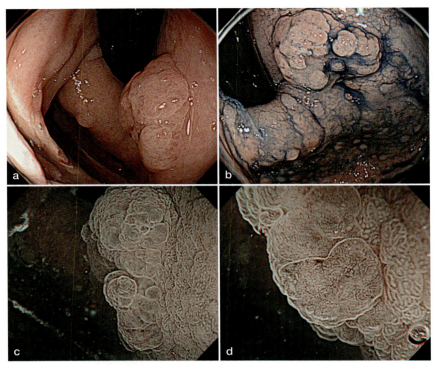

図4 【症例1】胃体上部前壁の半球状の発赤調隆起性病変
a：通常観察像.
b：インジゴカルミン撒布像.
c, d：NBI観察像.

■【症例1】

田沼：【症例1】は胃体上部前壁の半球状の発赤調隆起性病変です．モコモコとした絨毛様の軟らかい隆起に見えます（図4a, b）．NBI観察をすると顆粒状の構造と一部に融合した結節状の構造が見られます（図4c）．融合した結節状の構造を強拡大観察すると表面構造は不明瞭であり，提示症例のように内部に縮緬状の細かい血管が観察されることもあります（図4d）．

市原：では病理も見てみましょう．

　ルーペ像では，大柄な分葉を示す隆起です（図5a）．拡大率を上げると，それぞれの隆起内には，「腺管がパツンパツンに詰まっている」

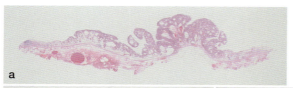
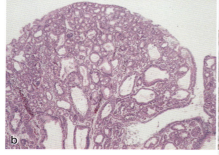
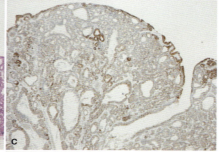
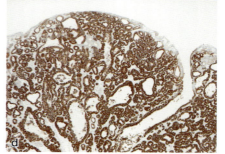

図5 【症例1】の病理組織像
a：ルーペ像．
b：HE染色，弱拡大像．腺管がパツンパツンに詰まっている．
c：MUC5AC免疫染色，弱拡大像．主に表層の伸ばされた上皮に陽性を認める．
d：MUC6免疫染色，弱拡大像．内部で増殖している腺管に強陽性を認めた．

ことが分かります（図5b）．普通，上皮の増殖があると，表面は腺開口部や乳頭状の構築などのせいでギザギザになることが多いのですが，胃型腺腫においては中身が詰まっているものの表面に皮が1枚覆っている感じ……風船の中に小さなゴムボールがみっちり詰まっている感じがします．

免疫染色を行うと，「表面の風船の皮」がMUC5AC陽性（図5c），「中身のゴムボール」がMUC6陽性（図5d）という原則が見てとれます．これが胃型腺腫の典型的な組織構築です．

胃型腺腫は，分泌する腺が表層上皮直下にわさわさと房状に増殖しているイメージでしたね．そのイメージを病理でも確認しましょう．

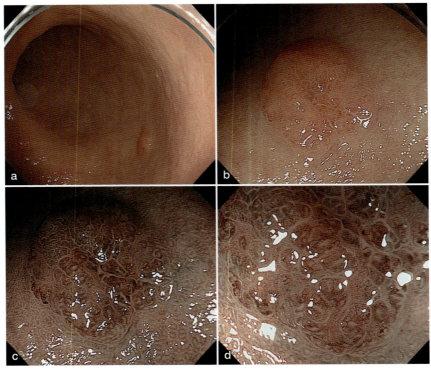

図6 【症例2】胃体下部大彎後壁の発赤調のドーム状隆起性病変
a, b：通常観察像.
c, d：NBI観察像.

■【症例2】

田沼：【症例2】では胃体下部大彎後壁に発赤調のドーム状隆起性病変を認めます（図6a, b）．NBI観察をすると，腫大したpit様構造や絨毛様構造が見られます（図6c）．強拡大観察すると，大小の顆粒状構造が見られ，その内部には【症例1】と同様に縮緬状の細かい血管が観察されます（図6d）．

市原：こちらも病理を見ておきましょう．

　　　ルーペ像だと【症例1】ほど激しく分葉はしていません（図7a）．なんだかつるんとした隆起です．けれども拡大すると結局【症例1】と同じように，表層には1層の上皮があり，その直下に腺管がわさわ

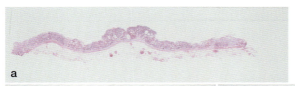
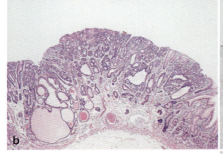
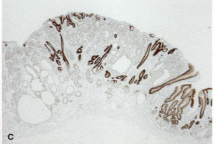
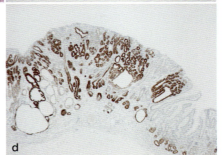

図7 【症例2】の病理組織像
a：ルーペ像．【症例1】ほどではないが，少しだけ分葉傾向のある，隆起性病変．
b：HE染色，弱拡大像．表層はつるんとしており，内部に腺管が増殖している．
c：MUC5AC免疫染色，弱拡大像．HE染色では分からなかった分葉傾向が垣間見える．
d：MUC6免疫染色，弱拡大像．増殖腺管は基本的にMUC6陽性を認める．

さと増殖していることが分かります（図7b）．

　HE染色では分葉がはっきりしないと申し上げましたが，免疫染色を行うと，MUC5AC陽性の表層上皮が定期的に粘膜の深部に落ち込んでいることが分かります（図7c）．なんだか正常粘膜のアレア間溝を模倣しているかのようです（個人の感想です）．そして，それ以外の部分では，MUC6陽性の腺管がわさわさと増殖しています（図7d）．

　どうでしょう，表層の上皮が引き伸ばされたり，つるんと隆起したり，モコモコと分葉したりする形状が病理からもイメージできませんか？

　そうそう，血管についても一言．

病理だと分かりにくいのですが，NBIで観察される縮緬状の細かな血管は，おそらくMUC5AC陽性被覆上皮の直下にある血管です．MUC6陽性ゴムボールによって風船の皮に押しつけられたような分布を示しているのだろうと推察します．しかし，このことをきっちり証明することは大変そうですね．

田沼：胃型腺腫は既報通り「大小の管状腺管が密に増生する半球状〜結節状隆起性病変」ということができそうです．また，NBI拡大観察を行うと，縮緬状の細かい血管が増生して見える，ということも特徴かもしれませんが，多くの症例を検討したわけではないので断定はできません．

■ 文献

1) 九嶋亮治，向所賢一，馬場正道，他．胃腺腫の病理診断—特に胃型（幽門腺型）腺腫について．胃と腸 38（10）：1377-1387, 2003
2) 九嶋亮治，松原亜季子，吉永繁高，他．胃型腺腫の臨床病理学的特徴—内視鏡像，組織発生，遺伝子変異と癌化．胃と腸 49（13）：1838-1849, 2014
3) 九嶋亮治．上皮性腫瘍に対する免疫組織化学染色—胃腫瘍の免疫染色．胃と腸 52（8）：997-1009, 2017

I 上部消化管　2. 胃

⑪ 胃神経内分泌腫瘍（カルチノイド腫瘍）

胃神経内分泌腫瘍（カルチノイド腫瘍）の治療ってESDなの？教えてよ！

　細かい内容は成書やガイドラインを参照してください．ここでは，純粋に胃体上部などに認めることがある，小さな胃粘膜下腫瘍（submucosal tumor；SMT）として発見されたカルチノイド腫瘍の治療法について考えたいと思います．

　私はこれまで全消化管で2,000例以上のESDを経験してきました．その中で胃カルチノイド腫瘍に対するESDをはたして何件こなしてきたのでしょうか？　私のデータベースと記憶と合わせて考えても30件に満たないようでした．そして，あまり深く考えることなくESDを行ってきました．

　前作『モテ本』p.178～185でも述べていますが，大半がA型胃炎を背景に胃底腺領域に発生したカルチノイドだったに違いありません（図1,2）．

　もちろん，私の経験もまだまだ浅いため，先日はじめてのパターンに遭遇しました．高ガストリン血症もなく，胃底腺粘膜に萎縮も認めない，完全に正常粘膜に孤発性に発生した，中年女性の10 mm弱の胃カルチノイドでした（図3）．

　内視鏡治療依頼でのご紹介で，何も考えずにいつも通りESDの日程を組んでいました．ESD前の術前内視鏡を自分自身で施行しながら，いつもとは違う違和感を覚えました．

　"いつもどうしてたっけ？　そういえばESDでいいんだっけ？"

　とても恥ずかしいことですが，これまで自分は何も考えずにESDを行ってきていました．ただし，胃カルチノイドを疑う病変を認めた場合には，常にA型胃炎なのか？他にも同じような小さなSMTが存在していないか？など，注意深く観察することを心がけてきましたし，自分の

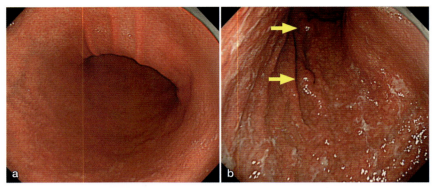

図1　A型胃炎を背景に胃底腺領域に発生した胃カルチノイド①
a：胃前庭部から胃体下部にかけての粘膜は萎縮のないきれいな粘膜である．
b：胃体部粘膜には白濁粘液がべっとりと付着し，萎縮と腸上皮化生を認める．胃体中部大彎には粘膜下腫瘍を認める（黄矢印）．ESDの結果，カルチノイドの診断に至った．
〔野中康一，他．上部消化管内視鏡診断マル秘ノート．p.181，医学書院，2016より転載〕

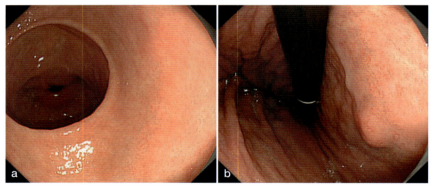

図2　A型胃炎を背景に胃底腺領域に発生した胃カルチノイド②

勉強会でも注意するように指導してきました．

　その甲斐あってかは分かりませんが，A型胃炎ではないことに違和感を覚えたのだと思います．

　まずは胃カルチノイド腫瘍について簡単にまとめた後に，この項のテーマである治療について考えましょう．

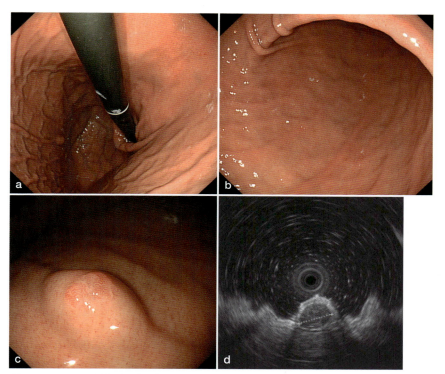

図3 *H. pylori* 陰性（未感染）胃に孤発性に発生した，中年女性の胃カルチノイド（10 mm 弱）

> **胃カルチノイド腫瘍とは……**
> - 『胃癌取扱い規約 第15版』で，神経内分泌腫瘍は低異型度腫瘍であるカルチノイド腫瘍と高異型度腫瘍である内分泌細胞癌に分類されている．
> - <u>WHO分類のNET（neuroendocrine tumor）のGrade 1, 2と『胃癌取扱い規約』のカルチノイド腫瘍が大まかには一致している</u>（厳密には，NET G2のKi-67指数が3〜20％または核分裂数が2〜20個/10 HPFと幅があるので，高値症例には内分泌癌が含まれる可能性がある）．
> - <u>厳密にはカルチノイドは上皮性腫瘍</u>であるが，粘膜深層から発生

表1　Rindi 分類

	Type I	Type II	Type III
頻度（%）	70〜80	5〜6	14〜25
数	多発	多発	単発
腫瘍サイズ（cm）	<1〜2	<1〜2	>2
背景	胃体部萎縮	MEN1*, Zollinger-Ellison 症候群	孤発性
血清ガストリン値	↑	↑	正常
胃内 pH	↑↑	↓↓	正常
転移陽性率（%）	2〜5	10〜30	50〜100
腫瘍関連死（%）	0	<10	25〜30

＊：多発性内分泌腫瘍症1型
〔Delle Fave G, et al. ENETS Consensus Guidelines Update for Gastroduodenal Neuroendocrine Neoplasms. Neuroendocrinology 103（2）：119-124, 2016 より一部改変して転載〕

し，増殖の主体が粘膜下層以下である．
・内視鏡所見は弾性硬の粘膜下腫瘍の形態である．
・背景粘膜は A 型胃炎（胃体部の萎縮が強くて，胃前庭部がきれい）のことが多い．

　さて，本題の胃カルチノイド腫瘍の治療方針について，解説したいと思います．まずは皆さん……，「Rindi 分類」（表1）[1,2)]をご存じでしょうか？

　私は，恥ずかしながら，上記症例〔*H. pylori* 陰性（未感染）の正常胃粘膜にカルチノイド腫瘍が発生した症例〕に出会うまで，なんとなくしか知りませんでした．これでは完全にモテませんね……．

　自分の恥をさらすことになるので，この項は執筆しなくてもよかったのですが，『モテ本』のコンセプトは若手内視鏡医を短時間で効率よく「モテる内視鏡医」に育てることです．誰でも知っていることをもっともらしく，偉そうに書いて印税で儲けようというコンセプトではありません．

　そこで，あえて自分のような恥ずかしい状況に陥らないように，みん

なで知識を共有したいと思います．「Rindi 分類」は，1993 年に Rindi ら[1]が胃の NEN（neuroendocrine neoplasms）を高ガストリン血症に反応して発生する Type Ⅰ，Ⅱとガストリンと無関係に孤発性に発生する Type Ⅲに分類したものです〔つい先日，市原先生とメールしていたら，近年注目されている新たな型（Ⅳ型）があるらしい．これは今後こっそり勉強して『○○本 3』でぜひモテたい（笑）〕．

そして，この分類によって治療方針が異なってくるのです．ということは，「Rindi 分類」は知っておかないとかっちょ悪い（モテない）でしょう．

詳細は参考文献を読んでしっかり勉強すべきです．ここでは，要点だけ解説したいと思います．

われわれが多くの場合遭遇していたと思われる Type Ⅰはこの際どうでもよくて，目を見開いてよくみていただきたいのは Type Ⅲです．

なんと，Type Ⅲは結構な頻度（14〜25％）ではないですか！ 自分が今まで見過ごしてこなかったか不安になります．Type Ⅲはガストリンが関与せずに孤発性に発生するものです．

さらに目を限界まで見開いていただきたいのは Type Ⅲの高い転移率（50〜100％）と腫瘍関連死（25〜30％）です．ここまでいくと，完全にドン引きします……．

改めて非常に不安になります……．この項はお正月に執筆していたのですが，初詣のお賽銭は 1,000 円入れました．

さてようやく，治療方針について論じたいと思います．まず，いえることは Rindi 分類の Type Ⅲは，現時点では間違いなく外科医に胃切除術＋リンパ節郭清をお願いすべきでしょう．実際，私が先日経験した Type Ⅲの症例は腹腔鏡のスペシャリストの桜本信一教授（埼玉医科大学国際医療センター 上部消化管外科）に治療をお願いしました．

治療方針についてまとめようと思いますが，なんだか① NCCN（National Comprehensive Cancer Network）のガイドライン（2016）[3]，② ENETS（European Neuroendocrine Tumor Society）のガイドライン（2016）[2]，本邦における③膵・消化管神経内分泌腫瘍（NET）診療ガ

イドライン（2015）[4]で微妙に違っているようです…….

われわれが住んでいるのは日本であり，診療するのも日本です．よって③を解説することにします．

「膵・消化管神経内分泌腫瘍（NET）診療ガイドライン」（2015）の治療方針
《Type Ⅰ，Ⅱ》
- 腫瘍径≦1 cm，かつ個数≦5 個，かつ MP 浸潤なし，かつリンパ節転移なし．

⇒経過観察または内視鏡的切除
- 腫瘍径1～2 cm，かつ個数≦5 個，かつ MP 浸潤なし，かつリンパ節転移なし．

⇒内視鏡的切除または胃切除術＋リンパ節郭清
- 腫瘍径＞2 cm または個数≧6 個，または MP 浸潤あり，またはリンパ節転移あり．

⇒胃切除術＋リンパ節郭清
《Type Ⅲ》
胃切除術＋リンパ節郭清

前述したガイドライン①～③のいずれにも，Type Ⅰの小さい病変に関しては経過観察ということも選択肢に入っていることも知っておくべきでしょう．

患者の年齢や基礎疾患も考慮したうえでの治療方針決定が必要です．珍しく真面目に締めたところで，この項を終わりにします．

■ 文献

1) Rindi G, Luinetti O, Cornaggia M, et al. Three subtypes of gastric argyrophil carcinoid and the gastric neuroendocrine carcinoma : a clinicopathologic study. Gastroenterology 104（4）: 994-1006, 1993
2) Delle Fave G, O'Toole D, Sundin A, et al. ENETS Consensus Guidelines Update for Gastroduodenal Neuroendocrine Neoplasms. Neuroendocrinology 103（2）: 119-124, 2016
3) NCCN Clinical Practice Guidelines in Oncology. Neuroendocrine Tumors Version 2.

2016
4) 日本神経内分泌腫瘍研究会（JNETS）膵・消化管神経内分泌腫瘍診療ガイドライン作成委員会（編）．膵・消化管神経内分泌腫瘍（NET）診療ガイドライン．金原出版, 2015
5) 川口 実, 高木 融, 鴇田博美, 他. 胃カルチノイドの治療. 胃と腸 35（11）:1405-1415, 2000
6) 林 義人, 井上拓也, 辻井正彦, 他. GE-NET の治療方針. 臨床外科 70（4）:438-442, 2015
7) 平澤俊明, 河内 洋, 市村 崇, 他. 神経内分泌腫瘍. 胃と腸 52（1）: 63-73, 2017

Ⅰ 上部消化管　2. 胃

⑫ 胃の生検で診断がつかない病変の考え方

"モテ"メンバーで実際に「症例読影会」をやってみて分かった！
生検で診断がつきにくい病変の考え方

生検で診断がつかない進行癌，そんなのあるの……？

　この本を手に取る年代の先生方には，生検しても診断がつかない進行癌の形や特徴をすぐ思い浮かべることができる方はまだ多くないでしょう．しかし，この類いの癌は長らく内視鏡に携わっている先輩先生方だと"あぁ……見たことあるよ……"と脳裏をよぎる症例があるのではないでしょうか？　ここではそんな症例を取り上げました．

　内視鏡検査に慣れ，病変を見つけ，生検し"ああ，ほらやっぱり癌だよ……，俺もしかして結構内視鏡分かってきているんじゃね？"とちょっと自信をつけ始めた皆さんをある日突然襲うのはこんな病変です．

　生検しても Group 1 や，Group 2 とコメントが戻ってきて"潰瘍の治った後がちょっと盛り上がっているだけかな～"とか"ああ，炎症の影響でそう見えただけか！　フォロー1年後でいいか！　Group 2だしね！"とかやってしまうと，時に後悔することになってしまいます．つまり，生検に依存する診断をしていると，この病変の場合は罠にはまるわけです．後で述べるように生検診断が難しいこのような癌の場合は，肉眼所見で癌を強く疑って，生検結果を見て対応していく必要があるわけです．

　"こうした腫瘍が存在していることを広めることで，救える患者を増やせるはずだ"と信じこの項を説明していきます．

■ 過日の「モテ会」（モテメンバーによる症例読影会）から

　さて，図1, 2をご覧ください．

　この症例は検診の胃X線検査で異常を指摘されていましたが病院には受診せず，検診から6か月後，タール便を主訴に前医を受診されたも

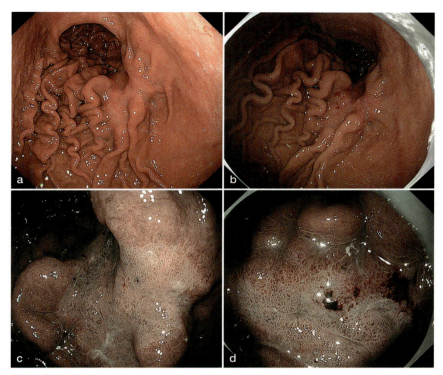

図1 「モテ会」の症例
a, b：通常観察像.
c, d：NBI観察像.

のです．潰瘍を指摘され，生検でGroup 2だったため，まずはPPIで治療されました．治療2か月後（検診から8か月後）に経過観察の内視鏡で"潰瘍が残存している，変な気がする"と当院へ紹介されています．

　さて，読影をしてみましょう！

⇒【Web特別企画「モテる！　第1回症例読影会（モテ会 in 定山渓）」実録レポ】
　URL https://gastro.igaku-shoin.co.jp/article/category/fukurotoji_2

「モテ会」の記事，読んでいただけましたよね？

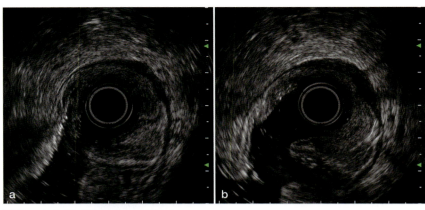

図2　EUS 像（専用機，12 MHz）

■この病変の癌を疑う所見を押さえておこう！

　癌を疑う根拠……．ちょっと難しいですよね．

　この症例は良性潰瘍には出てこない所見がいくつもありますが，悪性を示唆する所見を覚えていないと理論的に癌を疑えません．"なんか違和感が……"とか"なんか変なんだよなぁ〜"では，モテません．所見をまとめていきましょう．

❶ 病変の硬さ

　良性の潰瘍は硬さを増すことはありませんし，もちろん病変自体が分厚くなっていくことはありません．潰瘍の線維化と，癌浸潤に伴う間質反応は，それが起こる側方の範囲と深さ，すなわち厚みが異なるわけです．硬さについては『モテ本』p.217〜220 のコラムもぜひ参考にしてください．

　この症例の病変は空気量を変えても，中央部の厚みを増している部位の形態が変わらず，伸展不良です．これが悪性を疑う所見です．

❷ ひだの集中

　良性の潰瘍瘢痕に向かうひだの集中点は，基本1点です（再発性潰瘍の場合は例外です）．面状の領域にひだが集中していれば，癌を疑います．本例は「面状」に集中しています．

❸ ひだの先端の形状

　集中するひだの先端の急なやせ・先細りや途絶，中断している所見はいずれも「癌を疑う所見」です．一方，太まり（棍棒状の腫大），癒合（融合）も「癌を疑う所見」であり，かつ「癌が粘膜下層深部浸潤していることを疑う所見」です．本例はひだの太まりを呈していることから，癌を疑いかつ，粘膜下層深部浸潤を疑う所見といえます．

　なお，胃潰瘍瘢痕の場合のひだ集中はひだの先端はなだらかな先細りを来します．

　❷❸のひだの読影については，所見を再確認しましょう[1]．特にひだの先端の形状については，以下の**モテ文献**に詳しく掲載されています．

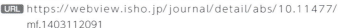「胃と腸」

📖 馬場保昌，杉山憲義，丸山雅一，他．陥凹性早期胃癌のX線所見と病理組織所見の比較．胃と腸 10（1）：37-49, 1975
　URL https://webview.isho.jp/journal/detail/abs/10.11477/mf.1403112091

　ひだの先端のシェーマとそのデータを見ておきましょう．

❹ 三輪・崎田の潰瘍の時相分類と矛盾しているか

　『モテ本』p.196〜214を参考に，潰瘍と癌，リンパ腫を鑑別していきましょう．この症例の病変は，潰瘍だとすれば粘膜面は上皮化している「瘢痕期」に相当するはずですが，厚みを増している点で矛盾しています．瘢痕期には浮腫性変化は消失するはずです．とすると厚みを増しているのは浮腫によるものではなく，何かが粘膜面の下，筋板の下に存在している，ということです．

　以上から，この症例の癌の所見をまとめると次のようになります．
- 病変が硬く，伸展不良であり，かつ厚みを増しています．
- ひだ集中があり，集中点が1点とはいいがたく，面状で領域性があります．
- ひだの先端に太まり，癒合（融合）の所見があります．
- 潰瘍だとすればこの病変は瘢痕期なのですが，にもかかわらず厚みが

あります．
- 覆われる上皮の形態も通常の潰瘍瘢痕の治癒後の上皮とは異なっています．

※『モテ本』p.201 の**モテ文献**「胃と腸」を参照してください．

■ 胃型の分化型癌に注意せよ！

　悪性を疑う所見がこれだけあるのに，この症例は，なぜ「Group 2」なのでしょうか．そこも重要ポイントです．生検での病理診断が難しい癌とは，どんな癌でしょうか？　それが「胃型の分化型癌」です．

　「胃と腸」などでもこの「胃型の分化型癌」について，痛い目に遭った症例がしばしば報告されています[2〜5]．これらは病変が増大し通過障害などを来した段階で，やっと生検診断されたものもあれば，粘膜の表面の癌が露出している部分が極めて少量であったことから，生検診断が難しく，組織採取目的で EMR を行い診断されたものもあります．

　『モテ本』p.210 で提示した症例（潰瘍との鑑別を要する進行癌③）は，生検を繰り返しても診断に至らず，Dual knife を用いた切開生検を行いましたが，それでも診断がつかず，EUS で癌を強く疑う構造であったため，オペになったという苦しいスキルス癌の症例でしたが，本症例においても実は**図2** の EUS 像が重要でした．胃壁の層構造はおおむね保たれつつ，各層が厚みを増していることが，スキルス様の浸潤を来した癌を強く示唆するわけです．あわせて，筋層の肥厚も確認できることから，切開生検などを行っても壁が厚いからそう簡単に穿孔などは起こらないだろう，ともいえました．

　今回の症例は，Dual knife で粘膜面を切開した後にボーリングバイオプシーを行いました．検体はすべて別瓶で提出し，筋板を越えた粘膜下層側に粘膜内に相当するような腺管を認めていたことが，術前に低異型度分化型癌を疑うきっかけになっています．なお，文献5) の症例も「粘膜固有層深層および粘膜下層に増生する，細胞・構造異型に乏しい癌腺管」の存在が，低異型度分化型癌の診断のきっかけになっており，今回の症例も同様の診断過程を経ているように思われました．

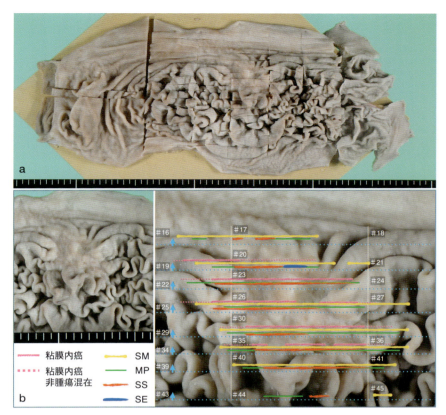

図3 「モテ会」症例の外科切除検体（小彎切開後）とマッピング
a：割入れ写真.
b：切除検体のマッピング図. M, Gre, Type3, 68×36 mm, tub1 ≫ tub2, pT4a,sci, INFc, Ly2（D2-40）, V2,（EvG）, pN1（2/82）, pPM0, pDM0, p StageⅢA.

さて，本例の外科切除検体（小彎切開後）の割入れ写真（図3a）と，マッピング図（図3b）を提示します．

プレパラート上は筋層の間に，胃型の分化型腺癌の腺管がこぼれ落ちるように浸潤し，漿膜面にまで露出している恐ろしい癌でした．対比し，内視鏡写真にマッピングを載せると粘膜面の露出部よりも粘膜下層側に広く病変が位置しており，さらに漿膜を突き破り，横行結腸間膜まで癌は浸潤していました（図4）．この病変の粘膜面に存在しているのが「胃

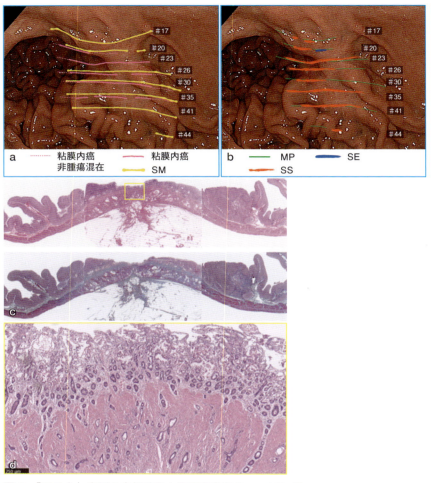

図4 「モテ会」症例の内視鏡像と病理組織像のマッピング
a, b：内視鏡像とのマッピング（aは, M, SMの範囲, bはMP以深の範囲）
c：病理組織像（ルーペ像）, d：c黄枠部の拡大像.

型の分化型腺癌」です．この類いの癌が「一見表面からはおとなしいように見えるのに，奥のほうでとんでもない深さまで浸潤している」という発育の仕方をし，表層の生検では診断が難しい，という癌であり，しばしば診断が困難なケースがあります．こうしたケースの術前診断では，粘膜筋板の下（粘膜下層）を検体として取ってきて，粘膜内と同様な腺

管が筋板の下にあったら"あれ，なんで下層に粘膜内みたいなものがあるんだろう？"と思うことが，病理診断のきっかけになり，癌を考えていきやすくなります．

> **モテ Point!** 下にがっちり浸潤している癌のように見えても，Group 1, 2 と病理診断が返ってくるとき
> - "胃型の癌がスキルス癌のような浸潤をしている症例かも"と考える．
> - 不用意にフォローアップの期間を空けない．
> - 診断がつかないときの次の一手は，「粘膜下層までの採取」なので，ボーリング生検，切開生検，EMR で病変の一部を切除（診断的に），EUS-FNA などが挙げられる．

これらをぜひ頭の片隅に置いておきましょう．

余談ですが会の最中に"低異型度なのに，こんなに浸潤していいんですか！ こんなによさそうな顔して！ 実はこんなに悪いことして！……まるでぼくみたいじゃないですか！（笑）"とある一人がコメントし，私たち全員の笑いをかっさらっていました．

果たしてそんな悪い子は誰だったんでしょうね～．「モテ」メンバーに会ったらぜひ聞いてみてください．

低異型度分化型癌—早期癌

この項では生検で診断がつきにくい早期胃癌の1つとして，病変の同定，そして病変の範囲診断とも難易度の高い，「低異型度分化型癌」を取り上げたいと思います．

まず，低異型度分化型癌の病理学的な組織診断基準は，
① N/C 比が 50% 以下を主体とする．
② 核は腫大紡錘形ないし卵円形で，高異型度の核に比べ小さく，基底膜側にあり，配列極性をよく保っていることが多い．
です[6]．

そして，低異型度分化型癌は，
①固有胃腺やその反応性変化との鑑別が困難な癌：胃型腺癌，低異型度
②腸上皮化生との鑑別が困難な癌：腸型腺癌，低異型度
③手つなぎ，横這い型
の3タイプに分けられ，いずれも病理学的には胃炎の変化との鑑別が問題となります[7]．

　本項を読んでいる方は，「初学者」と想定していますので，極めてざっくりと低異型度分化型癌を説明しますと，「ピロリ菌感染に伴う粘膜の変化や，炎症・反応性変化と，鑑別することが難しい癌」と理解したらよいのではないかと思います．病理でも難しいのですから，そりゃ内視鏡でも診断が難しいに決まっていますよね．

　※きちんと詳しく勉強したい人はここまで取り上げた**モテ文献**を読んでみましょう．

　ですから，そうした癌の臨床病理学的特徴をきちんと把握し，内視鏡検査をしないと，なかなかこのような病変の同定は難しいのです（図5）．その癌の典型的な所見は，
- 正色調〜褪色調．
- 丈の低い隆起や陥凹を呈する．
- 20 mm 以下．
- UL なし．
- area 構造を保持する．
- 色素撒布後，観察でも境界不明瞭になりやすい．

という点[8]であり，背景粘膜はC-3，O-1以上の萎縮を呈します[9]．こうした特徴を持つ癌を見つけられる観察をすべきですが，何に気をつけて検査したらよいのでしょうか？

　文献10)の検討によると，低異型度分化型癌は，その27.8%（32/115）が，指摘した検査の前の検査に振り返ってみると，病変の存在を指摘できました．

　そして，初回内視鏡検査時に病変指摘が難しかった理由を検討すると以下の3つ，

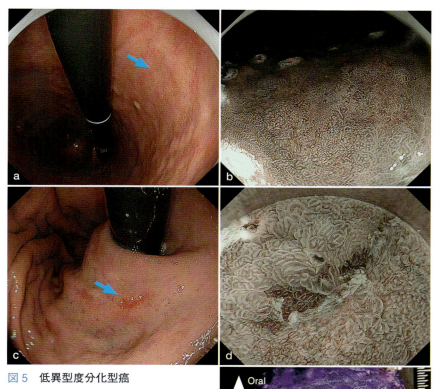

図5 低異型度分化型癌

a：胃体中部小彎の20 mm大のわずかに隆起したⅡa病変である．周囲と比べやや褪色調であった．

b：NBI拡大観察では背景に比べてbrownishな領域として認識され，内部の血管はcomplete mesh patternを呈し，ところどころpit様構造が散見される．分化型癌の所見であった．

c：噴門部前壁，8 mm大の発赤調の陥凹性病変である．周囲に地図状発赤を認めたがそれと比し赤みが強く，やや大型であったことから生検を行った．低異型度分化型癌であった．

d：NBI拡大観察では背景に比べてbrownishな領域として認識された．内部の血管密度は上昇しており，表面構造は背景に比べて小型であるが，大小不同や方向性不同，形状不均一などの所見は乏しい．

e：固定標本肉眼像（ピオクタニン染色後）．

（続く）

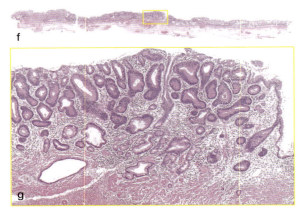

図5 低異型度分化型癌
（続き）
f：ルーペ像.
g：HE標本．fの黄枠部の拡大像.

❶ 写真には「バシッ」と写っているけど，癌と認識できていない（腸上皮化生や，胃炎の変化と思っている）もの．
❷ 粘液付着が強く，病変の一部しか見えていない．水洗したら指摘できたと思われるもの．
❸ 他病変（癌など）があり，そちらの観察に集中し，もう一病変が写っているのに気づいていない．

が挙げられました[10]．

　病変の特徴をきちんと理解したうえで，基本に忠実なスクリーニングと，丁寧な水洗・観察，そして「1つあったらもう1つあると思え！」という「柳の下の2匹目のドジョウを狙う」的なことを心にとどめ，油断しないで検査する必要があります．

　そんな症例について，実際の写真を見ていきましょう．

【症例1】80歳代，男性．胃型優位の低異型度分化型癌（図6）．褪色調で，光沢のある病変．中間帯領域に位置する，*Helicobacter pylori*（*H. pylori*）既感染例であった．

　貧血精査目的で上部消化管内視鏡検査（EGD）を施行したところ，胃体上部大彎に20 mm大の扁平な褪色域を認めた．境界は通常観察で一部不明瞭だが，AIW（酢酸，インジゴカルミン撒布，水洗）法を追加することで病変範囲は明瞭となっている．術前生検でtub1　low-gradeと診

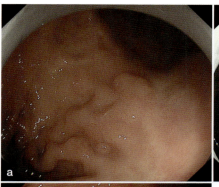
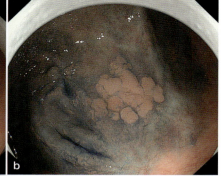

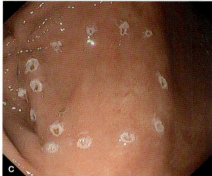

図6 【症例1】胃型優位の低異型度分化型癌

a：通常内視鏡像．胃体上部大彎の扁平褪色隆起．
b：AIW法．通常内視鏡と比べ，範囲はより明瞭．粗大化した胃小区模様として認識された．
c：ESD当日，マーキング後写真．病変はESD当日は不明瞭化しており，NBI拡大観察しながらマーキングとした．
d：病理構築図．U, Gre, Type 0-Ⅱa, 25×21 mm, tub1, pT1a, UL0, Ly0, V0, pHM0, pVM0
e：ルーペ像．f：HE標本（100倍）．g：HE標本（400倍）．紡錘形の核を持つ円柱状の異型上皮が管状・不規則分岐状で増殖している，低異型度分化型癌であった．

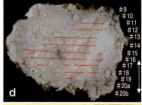
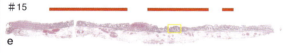

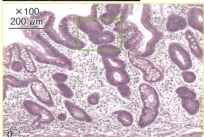
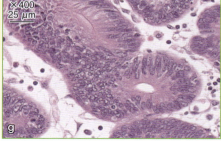

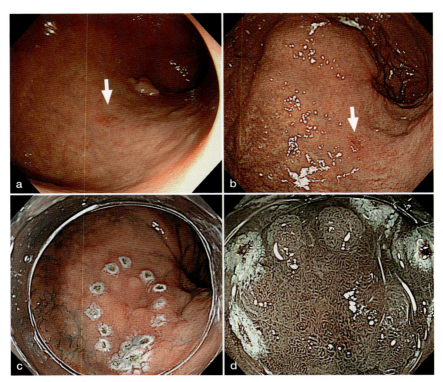

図7 【症例2】純粋胃型低異型度分化型癌の内視鏡的見逃し例
a：通常内視鏡像（他病変 ESD 前）．胃体上部後壁の隆起の治療前．病変の口側に発赤陥凹を指摘される（矢印）が，この時点では気づいていない．
b：通常内視鏡像（ESD 後）．隆起部は ESD 後であり潰瘍化している．この時点で口側の発赤陥凹を同定し，生検を行った．分化型癌であった．
c：ESD 時．マーキングとしたが，同色調病変であり，その範囲は非常に不明瞭であった．
d：NBI 観察像．brownish な領域として認識されるが，明らかな境界は指摘できなかった．

（続く）

断され，1か月後に ESD を行った．

　ESD 時は扁平隆起はさらに平坦化し，範囲は不明瞭となっていた．

　新鮮切除標本（酢酸下観察）では病変範囲は不明瞭であり認識は難しかった．

当院の病理診断：U, Gre, Type 0-Ⅱa, 25×21 mm, tub1, pT1a, UL0, Ly0, V0, pHM0, pVM0

　治療時に範囲不明瞭になっていた症例であった．

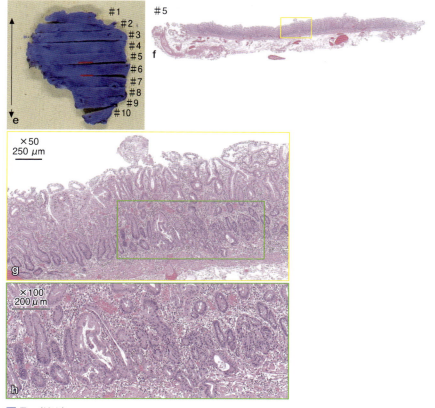

図7 （続き）
e：病理構築図．U, Post, Type 0-Ⅱc, 5×4 mm, tub1, pT1a, UL1, Ly0, V0, pHM0, pVM0
f：ルーペ像．g：HE標本（50倍）．h：HE標本（100倍）．細胞異型の軽い異型細胞が不規則分岐などの構造異型を伴い，不整な腺管構造をとって増殖していた．

【症例2】70歳代，男性．純粋胃型の低異型度分化型癌（図7）．発赤調で，光沢はなく，中間帯領域に位置する，*H. pylori* 現感染例であった．

　2か月前に胃体中部後壁の0-Ⅰ病変をESDにて一括切除とし，治癒切除であった（図7aの肛門側隆起）．経過観察目的の上部内視鏡で胃体上部後壁に10 mm大の発赤陥凹を認め生検を行ったところ，tub2〜tub1と診断されESDを施行した．病変範囲は非常に分かりにくかった．

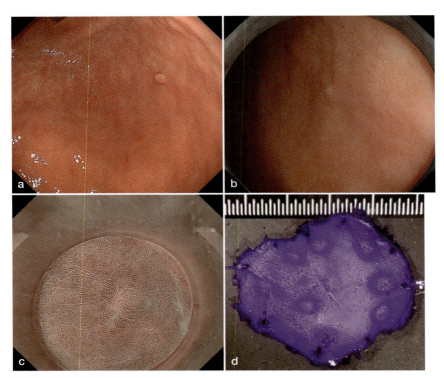

図8 胃型低異型度分化型癌
a：通常内視鏡像．近位前庭部後壁の小隆起．褪色調で明瞭な隆起として認識された．
b：通常内視鏡像（生検後，ESD 当日）．褪色調の隆起は丈が低くなっていた．
c：NBI 観察像（水浸下）．生検痕を中心に向かって右側にわずかに残存していた．
d：固定標本肉眼像（ピオクタニン染色後）．

（続く）

当院の病理診断：U, Post, Type 0-Ⅱc, 5×4 mm, tub1, pT1a, UL1, Ly0, V0, pHM0, pVM0

　ESD 前の写真を見返すと萎縮粘膜内に領域性のある発赤域を認めており，注意を払うべき所見であったと考えられた．

【症例3】 80歳代，女性．純粋胃型の低異型度分化型癌（図8）．褪色調で光沢ある病変である．F 線外部領域に位置し，*H. pylori* 既感染例であった．

　大動脈弁狭窄症の術前検査で EGD を施行したところ，近位前庭部後

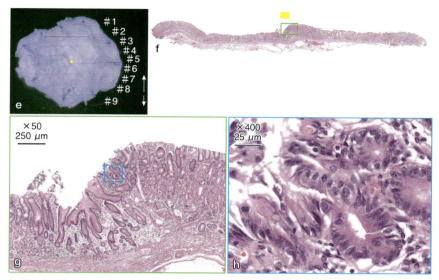

図8 （続き）
e：病理構築図：L, Post, Type 0-Ⅱa, 0.5 mm, tub1, pT1a, UL0, Ly0, V0, pHM0, pVM0.
f：ルーペ像．g：HE標本（50倍）．h：HE標本（400倍）．粘膜表層のごく一部に異型腺管の集簇を認めた．円柱状の異型細胞が小型管状，腺房様に増殖していた．

壁に単発の約4mm程の小隆起を認め，境界は明瞭であった．胃底腺ポリープの診断だったが，単発であり，生検を施行した．結果，「atypical glands, suspicious for adenocarcinoma of gastric type」であり，心臓手術後に内視鏡的切除を予定していた．

心臓術後9か月目にESDで病変切除を行ったが治療当日に病変は縮小・形態変化を認めていたもののわずかに残存していた．
当院の病理診断：L, Post, Type 0-Ⅱa, 0.5 mm, tub1, pT1a, UL0, Ly0, V0, pHM0, pVM0

生検により0-Ⅱa型隆起の形態が変化し，わずかに残存した症例であった．

例えば【症例2】は他病変があったことから，そちらの観察に集中していた結果，もう一病変に気づかなかったケースであり，【症例3】は術者は胃底腺ポリープだと最初思ったが「単発だから」ということで生検

を施行した，とのことでした．丁寧な水洗などの基本を徹底し，適切な観察条件で見ていくことと，普段見ている病変と違う，といった少しの「違和感」を大事にすることがいかに大切か，ということが分かります．

さらに，低異型度分化型癌はその病変の範囲診断が難しいケースや，生検を繰り返しても，前述のごとく病理学的な判断も難しいため，診断がつかないケースがあります．特に後者が対応に注意が必要です．このように生検診断が難しい胃癌があることを，知識として知っておかねばなりません[11,12]．すなわち，普段の日常臨床において，内視鏡診断をすっとばして，完全に病理に依存していくのではなく，内視鏡での診断をきちんとつけて生検し，病理結果と内視鏡診断を照らし合わせる姿勢が重要です．

"病理では癌ではなかったけど，内視鏡的に怪しいし，半年後くらいのフォローをお勧めしよう"とかいえるように内視鏡観察時の診断を，内視鏡医としてきちんとつけるように習慣づけていきましょう．そして，内視鏡下生検は「生検した場所」の問題（サンプリングエラー）もあります．生検した場所が病変からずれた！ ということがあるわけです．ですから，生検でGroup 1だから大丈夫！ という診断は時に危うい場合があります．きちんと普段から生検前，生検後，生検した場所の写真が分かるように写真に収めておくことが大切です．

低異型度分化型癌という病変の存在を心に留めておき，基本に忠実に観察し，内視鏡所見から診断し，病理との対比を続けていくことこそが，この癌と向き合う唯一の対策だと思います．

■ 文献

1) 吉村 平．陥凹を呈する病変（3）ひだ集中を主体とするもの．芳野純治，浜田 勉，川口 実（編）．内視鏡所見のよみ方と鑑別診断 上部消化管，第2版，p.200-215，医学書院，2007
2) 長浜隆司，八巻悟郎，大倉康男，他．組織異型が弱く2年7カ月経過観察を行った胃型分化型sm胃癌の1例．胃と腸 38（5）：723-732, 2003
3) 松永千佳，馬場保昌，牟田仁彦，他．粘膜下腫瘍様形態を呈した胃型の分化型胃癌（進行1型+Ⅱa型）の1例．胃と腸 34（4）：567-572, 1999
4) 藤澤貴史，阪本哲一，坂口一彦，他．2年間内視鏡的に経過観察した胃型分化型進行胃

癌の 1 例．Gastroenterol Endosc 44（9）：1692-1698, 2002
5) 荒尾真道，上堂文也，大森正泰，他．EMR で診断しえた 4 型を呈した低異型度分化型胃癌の 1 例．胃と腸 53（1）：108-115, 2018
6) 渡辺英伸，加藤法導，渕上忠彦，他．微小胃癌からみた胃癌の発育経過―病理形態学的解析．胃と腸 27（1）：59-67, 1992
7) 九嶋亮治，松原亜季子，谷口浩和，他．低異型度分化型胃癌の病理学的特徴―腺腫との鑑別を含めて．胃と腸 45（7）1086-1096, 2010
8) 今井健一郎，小野裕之，角嶋直美，他．低異型度分化型胃癌の内視鏡診断―通常内視鏡の立場から．胃と腸 45（7）：1131-1144, 2010
9) 梅垣英次，江頭由太郎，竹内 望，他．低異型度分化型胃癌の内視鏡診断―通常内視鏡の立場から．胃と腸 45（7）：1145-1157, 2010
10) 濱本英剛，村上雄紀，鈴木雄一郎，他．胃型形質の低異型度分化型胃癌の通常内視鏡診断―拾い上げ診断．胃と腸 53（1）：28-42, 2018
11) 大倉康男，中村恭一．低異型度管状腺癌の生検診断．胃と腸 45（7）：1172-1181, 2010
12) 伴 慎一．胃型形質の低異型度分化型胃癌の生検診断における問題点．胃と腸 53（1）：17-27, 2018

Ⅰ 上部消化管　2. 胃

⑬ 術前内視鏡診断と病理結果の乖離

術前内視鏡診断で UL1 と思ったのに ESD 後の病理結果が UL0 ってこと，経験しませんか？

田沼："これは UL1 だな"と思っていたけど，切除後の病理結果では「UL0」だったという経験はありませんか？　なぜこんなことが起こるのでしょうか．

　そもそも「内視鏡的に UL1」とはどういう所見を指すのでしょう．文献的には「ひだ集中を認めたもの，ひだ集中ははっきりしないが線状もしくは面状の白色局面を認めたもの」[1]，または「消化性潰瘍，粘膜の引きつれ，ひだの集中を認めるもの」[2]とされています．つまりは"今まさに潰瘍してます！"という白苔を伴う粘膜欠損や，"昔，潰瘍してました！"という傷跡（＝ひだ集中）が見られるものが「内視鏡的に UL1」とされるのです．

　では，「病理学的に UL1」とはどういうことでしょう？　文献的には，「2～3 mm 幅に切り出した ESD 標本上，粘膜筋板に明らかな断裂があり，切り出し切片 2 本以上に線維化が認められ，1 本でも線維化の幅が広いもの」[1]，「粘膜筋板の走行の乱れと粘膜下層の線維化」[2]とされています．つまり「粘膜筋板の断裂・乱れ」と「粘膜下層の線維化」が認められた場合に「病理学的に UL1」とされています．

　まとめると，組織学的な「粘膜筋板の断裂・乱れや粘膜下層の線維化」を裏づけるのが，内視鏡的な「白苔を伴う粘膜欠損やひだ集中」ということになります．

　"なーんだ，そういうことか"というのは簡単ですが，実際には迷う症例がたくさんあります．病理学的な UL1 を術前に正診できたのは 57.6％であった[1]と報告されています．"え？　半分ちょっとしか当たらないの??"と思われた方もいるかもしれません．実際に UL の診断は難しいことが多いのです．特に生検痕による変化を内視鏡的に UL1 と

判断してしまうことがしばしばあります．内視鏡的にUL1と診断したが病理でUL0とされた症例は，すべて生検の影響だったとする報告[1]もあります．先述の「切り出し切片2本以上に線維化が認められ，1本でも線維化の幅が広いもの」というのは生検痕と区別するための基準だったのです．しかし，実際にはそのへんの線引きも難しそうですよね……．

　そんなに判断が難しいのなら，どうしてそこまでしてULの有無を見分けなきゃいけないのでしょう？

　それは，ご存じのとおりESDの適応を決定するうえで，ULの有無を見分けることが非常に重要なポイントだからです．分化型癌の場合，UL0で深達度Mのものは大きさに関係なくESD適応になりますが，UL1であれば深達度Mでも3cm未満までと大きさに制限が加わります．未分化型癌の場合は，どんなに小さな病変でもUL1のものはすべてESD適応外となります．

　ESD適応外となる主な理由は「リンパ節転移の危険があるから」です．『胃癌治療ガイドライン 医師用 2018年1月改訂 第5版』[3]にも「リンパ節転移の危険性が1％未満と推定される病変を，外科胃切除と同等の成績が得られると考え『絶対適応病変』と定義した」と明記されています．

　では，なぜUL1ではリンパ節転移が起こりやすいのでしょうか．それは「粘膜筋板の破壊」に起因すると推測されます．粘膜筋板といえば粘膜層と粘膜下層を隔てる薄い筋肉の層ですが，これが破壊されて組織が欠損するものが潰瘍です．そして，たとえ組織が修復されていたとしても，その痕跡（線維化）は残ります（膝や肘にも転んですりむいた痕跡は残っていますよね？）．

　癌の浸潤を考えた場合，粘膜筋板が一種のバリアの役目を果たしていますから，そのバリアがなければ癌は容易に粘膜下層へもぐりこむことができるでしょう．また，もしもバリアが修復（線維化）されていても，一度はバリアが壊されていたわけですから，そこから逃げ出した癌細胞もいるかもしれないです．そうです．塀が壊れたすきに脱

獄した犯人がいるかもしれないのです．そう考えると，UL1 ではリンパ節転移を起こしやすいということも合点がいきますよね．

そういうことなら，やっぱり UL のありなしをしっかり診断しないといけません．でも，難しいのは前述のとおりです．

「細かいことは抜きにして，切れそうなら切っちゃえばいいじゃん！（ESD の腕には自信あるからね）」という意見もあるかもしれません．しかし，それでよいのでしょうか？『モテ本』読者ならきっと許さないでしょう！

それに，UL1 病変は粘膜下層の線維化により ESD の難易度が高く，不完全切除になったり術中穿孔が起こったりしやすい[4]とされています．卓越した技術を持っていても，難しいものはやはり難しいですし，その分，患者さんを危険にさらすことになります．そういったリスクを事前に判断できるかどうかで，治療方針や戦略に大きな差がでるのはいうまでもありません！

話がそれてきましたので，本題（内視鏡的 UL をいかに診断するか）に戻りたいと思います．内視鏡的に UL1 を診断するためには，ただ単に「粘膜欠損やひだ集中」を探すだけではなく，そういった組織学的な変化を推測しながら考える必要があります．先述の「生検痕を UL1 と見誤りやすい」ことを考えると，事前に生検されているかも大事な情報になるでしょう．そういった目で実際の症例を見ていきたいと思います．

■【症例 1】

田沼：胃前庭部小彎に発赤陥凹性病変があります（図 1a）．病変中心部は陥凹がはっきりしており，そこに向かってひだ集中があるように見えます．空気を入れてみると病変の伸びはよさそうに見えますが，それでもやはり中心部の陥凹は目立ちます（図 1b）．

酢酸＋インジゴカルミンを撒布すると，病変の範囲は明瞭になりました（図 1c）．病変の中心部はやはり相対的に陥凹しているように見えて硬さも感じられます．

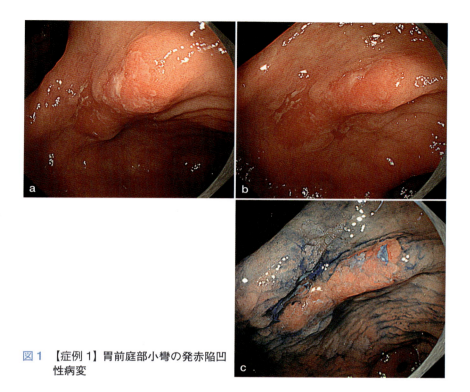

図1 【症例1】胃前庭部小彎の発赤陥凹性病変

　さて，この病変は UL1 と判定するでしょうか？

市原：病理では，UL0 でした．消化性潰瘍瘢痕なし．具体的には，「粘膜筋板の断裂・乱れがなく，粘膜下層における線維化もなかった」ということです．

　では，どうして病変内の凹凸が目立ったのでしょう？　答えはおそらくこれです（図2）．粘膜筋板から，「上方向に」線維筋性の組織が伸びています．あたかも直腸における粘膜脱症候群（mucosal prolapse syndrome；MPS）のようなこの変化が，粘膜内において「鉄骨」のような役割を果たし，隆起や陥凹をいつもより強調したのではないかと考えています（『モテ本』p.137～139 も参照してください）．粘膜筋板自体は断裂しておらず，粘膜下層に線維化もなかったので，空気量の変化により病変はよく伸びたのでしょうね．

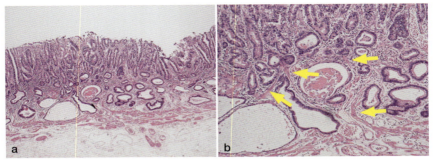

図2　【症例1】の病理組織像
a：病変部の弱拡大像．粘膜筋板は断裂しておらず，粘膜下層に線維化も見られない．
b：病変部の強拡大像．粘膜筋板から上方向に線維筋性組織が伸張している（矢印）．

　胃前庭部は特に蠕動による牽引力を受けやすい場所と考えられます．いきみによって牽引力を受ける直腸 MPS と似たような変化が起こっているため，本例の UL 診断が難しくなったのでしょう．

【症例2】

田沼：胃体下部後壁の発赤陥凹性病変があります（図3a）．陥凹面は深く白苔を伴っています．近接してみても陥凹面の構造は不明瞭で白苔に覆われています（図3b, c）．インジゴカルミンを撒布すると，陥凹面は深くインジゴカルミンにどっぷりと浸かってしまいました（図3d, e）．
　かなり深い陥凹で白苔も伴っています．いかにも"今，潰瘍してます！"という感じです．
　さて，この病変はUL1と判定するでしょうか？
市原：本例も実はUL0と判定されています．確かに粘膜筋板は保たれており，粘膜下層への線維化も見られません（図4a）．それなのにどうしてあんなに深い陥凹を来したのでしょう？
　さらによく見ると，粘膜筋板が保たれているにもかかわらず，実は癌が粘膜下層に浸潤しています．なあんだ，粘膜下層浸潤癌だから深い陥凹になったのかあ……．

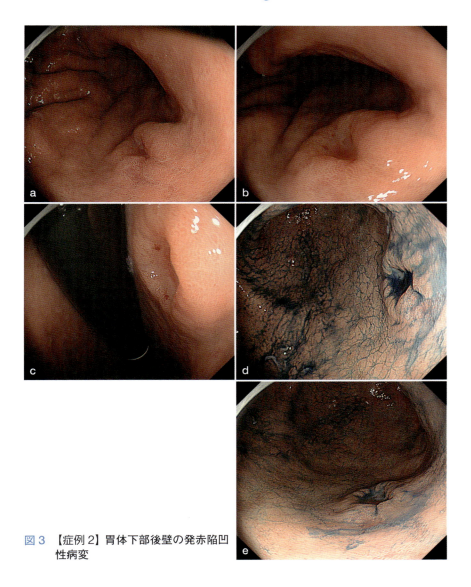

図3 【症例2】胃体下部後壁の発赤陥凹性病変

　……ちょっと待ってください．粘膜筋板が保たれているのですから，"粘膜下層浸潤のせいで深く陥凹した"というのはおかしいです．粘膜筋板という床が残っている以上，病変の陥凹はあくまで粘膜内成分の薄さによって作られているはずなのです．ううむ．

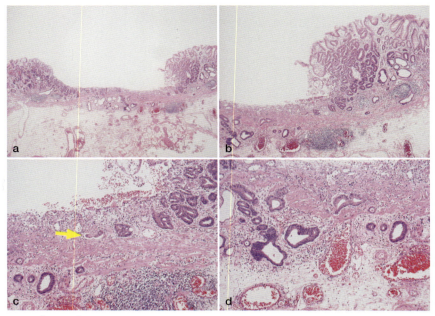

図4 【症例2】の病理組織像

a：病変部の弱拡大像．粘膜筋板は保たれており，粘膜下層に massive な線維化も見られない．
b：病変辺縁部の中拡大像．高分化型管状腺癌が主体だが，中心に向かうにつれて急速に陥凹している．
c：陥凹部の強拡大像．腺管のサイズが小型化し，表面にはびらんを認める．矢印はリンパ管侵襲を示す．
d：病変中心部の強拡大像．粘膜下層への浸潤を伴う．ただし浸潤は粘膜下層の浅層にとどまり浸潤部の線維化（desmoplastic reaction）も目立たない．

　そこで拡大率を上げます．すると，かなりトリッキーな病変だということが分かります．

　この病変は，辺縁部では高分化型管状腺癌の様相を来している（図4b）のですが，内部に向かうと急速に腺管のサイズが小さくなります（図4c）．つまり，分化度の低下が起こっているのです．明らかな低分化腺癌には至っていないのですが，この分化度の低下により，粘膜の厚みを支えることができずにぐっと陥凹し，びらんも合併しています．これが「深い陥凹」につながったものと考えられます．

　付け加えると，粘膜内においてリンパ管侵襲が見られます（図4c矢印）．本例はSMの浅層までの浸潤にとどまる病変（図4d）ですが，

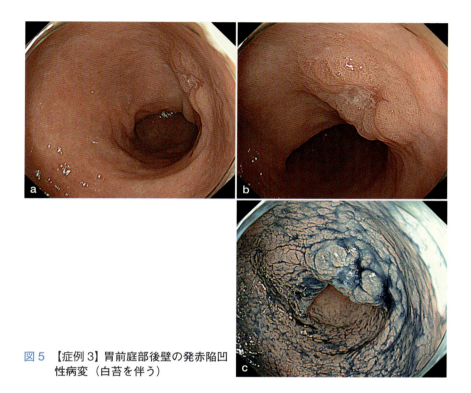

図5 【症例3】胃前庭部後壁の発赤陥凹性病変（白苔を伴う）

粘膜内でリンパ管侵襲が確認できるくらいなので，悪性度はかなり上がっているのではないか……と推察されます．

本例は比較的レアケースかとは思いますが，「粘膜のひきつれを伴わない深い陥凹は，ULだけでなく分化度の低下やSM浸潤なども考慮したほうがよい」という教訓例として覚えておく価値があると思われます．

■【症例3】

田沼：胃前庭部後壁の発赤陥凹性病変で白苔を伴っています（図5）．また，周辺の粘膜にも引きつれを認めるようです．硬そうな印象もあります．

さて，この病変はUL1と判定するでしょうか？

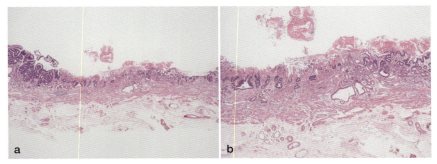

図6 【症例3】の病理組織像
a：病変部の弱拡大像．粘膜筋板は肥厚しているが断裂がなく，粘膜下層への線維化もない．
b：病変内に非腫瘍腺管が増生し，粘膜筋板内にトラップされている．

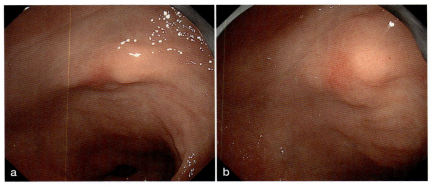

図7 【症例3】胃前庭部後壁の発赤陥凹性病変（生検前：白苔を伴わない）

市原：本例もまたまたUL0なのです．消化性潰瘍はありません．そして【症例1】と似た変化が観察されます．表層のびらんに加えて，粘膜内における「鉄骨」のような線維筋性組織の増生が見られます（図6a）．ただ，その度合いは【症例1】よりも強く，粘膜筋板内に非腫瘍腺管がトラップされるような像まで認められます（図6b）．病変内で粘膜筋板がかなり「いじられて」おり，非腫瘍腺管の再生も起こっているということです．なぜでしょうか？

田沼：この病変の2か月前の写真を示します（図7）．だいぶ印象が変

わったと思います．実はこのときに生検を施行しており，2か月後には様相がだいぶ変わってしまったという裏事情があります．

本例では，生検がびらんの形成や線維筋症，粘膜筋板の乱れに影響を与えた可能性があります．加えて【症例1】のように蠕動による牽引が影響したかもしれません．これらの複合的な影響によってあたかもULがあるように見えたのだと推測します．

■ 文献
1) 藤崎順子, 山本頼正, 山本智理子, 他. 内視鏡的 UL（＋）早期胃癌と病理学的 UL（＋）早期胃癌の臨床病理学的差異. 胃と腸 48（1）：73-81, 2013
2) 長井健悟, 竹内洋司, 松浦倫子, 他. 潰瘍合併早期胃癌の画像診断—潰瘍合併早期胃癌の内視鏡診断. 胃と腸 48（1）：39-47, 2013
3) 日本胃癌学会(編). 胃癌治療ガイドライン 医師用 2018年1月改訂 第5版. 金原出版, 2018
4) 川田 登, 小野裕之, 田中雅樹, 他. 潰瘍合併早期胃癌のESD—潰瘍合併早期胃癌ESDの治療成績. 胃と腸 48（1）：56-62, 2013

column 2　潰瘍瘢痕合併か否か，悩ましい症例たち．事件は現場で起きてるんだ!!

野中・市原：皆さん，野中・市原です．

前作『モテ本』p.101，UL1，0-Ⅱc 型（分化型）にある，

「分化型癌では粘膜下層浸潤後も線維化が少ないことから，ひだ集中＝潰瘍瘢痕の合併とします」，

『モテ本 2』p.198 にある，

内視鏡：「文献的には『ひだ集中を認めたもの，ひだ集中ははっきりしないが線状もしくは面状の白色局面を認めたもの』」[1]，

病理：「文献的には，『2～3 mm 幅に切り出した ESD 標本上，粘膜筋板に明らかな断裂があり，切り出し切片 2 本以上に線維化が認められ，1 本でも線維化の幅が広いもの』」[1]「『粘膜筋板の走行の乱れと粘膜下層の線維化』[2]とされています」「病理学的な UL1 を術前に正診できたのは 57.6％であった[1]と報告されています」（注：胃癌取扱い規約 第 15 版から UL1，UL0 と変更になってますので，第 14 版までの時代の文献との記載が異なりますのであしからず），という**モテ文献**をよく理解したうえで，私たちが提示する 2 例を見ていただきたいと思います．

モテ 文献 「胃と腸」

📖 藤崎順子，山本頼正，山本智理子，他．内視鏡的 UL（＋）早期胃癌と病理学的 UL（＋）早期胃癌の臨床病理学的差異．胃と腸 48（1）：73-81, 2013
URL https://webview.isho.jp/journal/detail/abs/10.11477/mf.1403113702

📖 長井健悟，竹内洋司，松浦倫子，他．潰瘍合併早期胃癌の画像診断—潰瘍合併早期胃癌の内視鏡診断．胃と腸 48（1）：39-47, 2013
URL https://webview.isho.jp/journal/detail/abs/10.11477/mf.1403113698

野中：私の考える潰瘍瘢痕合併と，私の勉強会に参加してくれている若手内視鏡医の意見がかなり異なった症例です．

こういう症例こそ，内視鏡医と病理のディスカッションが必要だと

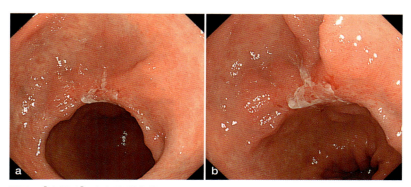

図1 【症例1】白色光観察像

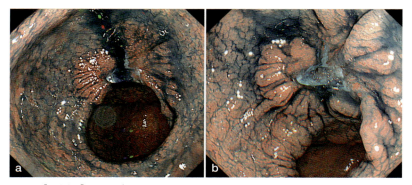

図2 【症例1】インジゴカルミン撒布像

思います.
　「朝まで生テレビ！」みたいな感じかな～（笑）.
　市原先生が大島 渚役で，私が田原総一朗役とでもしておきましょうか.

■ 【症例1】（図1～5）

野中：まず60歳代の男性です．前庭部小彎に45 mm程度の花弁状の浅い陥凹性病変を認めました（図1，2）．
　中心部では前医により生検が施行されています．
　脱気伸展で軟らかい病変でした．基本的には分化型で，ただの粘膜内病変ですよね．この病変，潰瘍瘢痕合併ありと診断すれば内視鏡治

療適応外病変となってしまいますし，なしと判断すれば ESD 適応病変ですよね[3]．術前診断がとても重要な症例です．

　表面に白苔がついていますが，これは皆さん関係ないですよね．結構多くの先生が，この白苔の付着で潰瘍と診断してしまうケースがあります．

　『モテ本』p.221 の潰瘍の定義を復習してみましょう．びらんは粘膜上皮の欠損で，粘膜筋板を越える欠損があれば潰瘍でしたよね．

　この病変は白苔を洗浄ではがすと，腺構造が視認できます．要するに筋板を越える欠損はありません．ということで，その見た目自体でいうところの潰瘍性病変ではありませんのであしからず．申し訳ないですが，ここまでは一応ある程度理解されているという前提で次に進ませてください．

　この病変，脱気するとひだが集中して見えるんですよね～．

　私の勉強会では私以外の先生は全員「潰瘍瘢痕による引きつれあり」と診断しました．

　ということは，内視鏡治療適応外病変ですよね……．

　つまり，私だけが，本当に潰瘍瘢痕合併症例なのか……？と悩んだことになります．

　どちらが正しいということは重要ではなく，どういう議論になったのかを恥を忍んで書かせていただきます．

　脱気すると，確かにひだが寄ってきているように見えます．ただし，ピンと張ると全く分からなくなり，軟らかいので中心はただの生検痕という可能性はないでしょうか……？

　大腸の LST-NG（PD）に似ている病変で，大腸 LST-NG（PD）だとひだは引きつれて見えるけど，特に線維化も強くなく，粘膜内病変が結構あるな～，みたいな．

　最終的には 1 v.s. 残り全員という構図になってしまいましたが，胃前庭部で ESD も容易であることから診断的に ESD を行わせていただきました（図 3）．もちろん，患者さんにはしっかりとインフォームドコンセントを行っております．

　図 3a は ESD の最中の中心部の粘膜下層の所見ですが，確かにわずかに白色混濁はありましたが，基本的には明らかな線維化は認めておりませんでした．

　ただ，図 3b の切除標本を見ると，なんか中心が白っぽくて瘢痕に

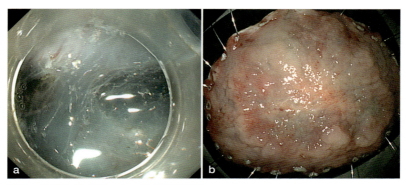

図3 【症例1】ESD中・後の切除標本

も見えますよね……．
　結局のところ，潰瘍瘢痕合併と考えてよいのか，合併なしなのか，生検の影響かよく分かりません．
　やはりこういう症例こそ，みんなで議論して共有すべきですよね．
　大島 渚監督お願いします．

市原：大島……市原でございます．では拝見しましょう（図4，5）．ちなみに，ぼくは内視鏡像を見て，"これだけ粘膜が面をもって削げて，境界明瞭な段差が楕円状にできていて，白苔部と病変部の高さにすごく差があるように見えていたら，UL1なんじゃないのかなあ……"と思ったクチです．
　顕微鏡を見てひっくり返りましたね．
　野中先生が，"ESD切除標本だとなんだか白っぽくて，線維性瘢痕があるようにも見えるなあ"とおっしゃっていましたよね．
　これはまさに大正解です．中心部付近では広範囲に「線維化」を来しています．
　ただ……，その線維化が，ULじゃないんです．
　"は？？？　消化性潰瘍じゃない，広範囲な線維化って何？？？？？？　意味分からん"と思うでしょう？
　この線維化，粘膜筋板より下には，ほとんどないんですよ．
　なんと，粘膜筋板のレベルと，それより「上」にあるのです．線維化が．そして，粘膜下層には線維化がほとんどない．粘膜筋板の断裂もないのです．したがって，潰瘍瘢痕（−）です（図4，5）．

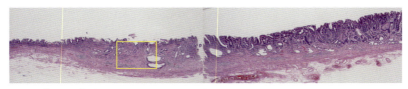

図4 【症例1】病理組織像（ルーペ像）
粘膜筋板が分厚い！ けれども, 粘膜筋板の下端ラインはとてもスムース……. 粘膜下層には線維化がない.
"粘膜筋板の下ではなくて, 上に線維化（？）がある" なんて, ずるい！

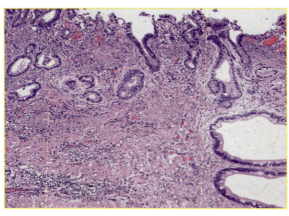

図5 【症例1】病理組織像（図4黄枠部の拡大像）
これは「鉄骨」です. 粘膜筋板より上方に線維筋性組織の増生がある.

　……そんなことあるのかよ！
　以上の所見が,『モテ本』からしばしば話題になっている「鉄骨サイン」（p.137～139）の応用編だと気づくのに, 2秒かかりました.
野中：たったの2秒か〜〜〜い.
市原：本病変は, 前庭部で蠕動を受けているためか（証明できてませんけど）, 粘膜の中に線維筋性組織の増生が目立っており, まるで直腸の粘膜脱症候群（mucosal prolapse syndrome；MPS）のような変化を示しているのです.
　このMPS-like changeにより, 病変部に微妙な硬さが出たり, 粘膜の軽度の引きつれが起こったりしたと考えられます. 消化性潰瘍でがっぽり粘膜筋板が脱落したのとは違いますので, 粘膜下層に線維化が起こっておらず（粘膜筋板の下端境界はとてもスムースです）,「送気してもなお残るほどの硬さ」は示していない, というわけです.

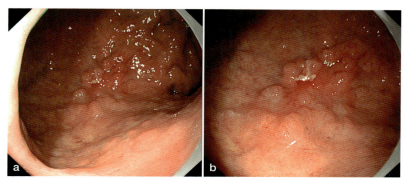

図6 【症例2】白色光観察像

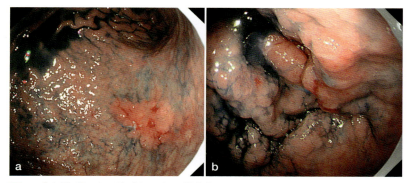

図7 【症例2】インジゴカルミン撒布像

　自分で「鉄骨サイン」を提唱しておいて，このトラップ（？）に気づかなかったのが悔しいです……．やっぱ論文化しないとダメかなあ．英語でいうときはやっぱり「steel-frame sign」かな（笑）．
　本例の診断は，38×33 mm, tub1, pT1a（M），Ly0, V0, UL0, pHM0, pVM0 で，ESD 適応病変症例であり，内視鏡的根治度 A で根治切除です[3]．おみそれしました．

■【症例2】（図6〜12）
野中：では，もう1つの症例をご覧ください．胃体上部大彎から穹隆部にかけての後壁に 40 mm 大の 0–Ⅱa+Ⅱc を認めました（図6，7）．前医の生検で tub1 の診断がついていた症例です．オペも念頭に当院

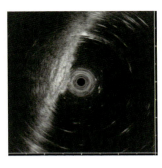

図8 【症例2】EUS像

の外科にご紹介いただきました．当院の将来モテたい内視鏡医たちが超音波内視鏡も含めた精査を施行しております．当日私は出張で不在でした．

まず，白苔が付着しておりますが，これは潰瘍ではないですよね（笑）．しつこいようですが，こういう場合はしっかり洗浄して白苔の下に腺構造が観察できるかを確認しましょう．

最初，"明日，ご相談したい症例があります"と出張先に連絡がありました．

翌日出勤し，みんなでカンファレンスを行いました．

中心部は少し発赤が強く，それほどの硬さは感じないが脱気するとひだが中心の一点に引きつれているようにも見える．脱気すればピンと伸展はするが……．

私は正直，まあSM浅層への浸潤は間違いないかな〜，と思っちゃいました．あとは30 mmを超えた病変で潰瘍瘢痕も合併が疑われるとなると，やはり内視鏡治療適応外病変かなと……．

上記を伝え，同意を得て外科にお戻ししようと思ったのですが，検査を施行した先生方より，

"超音波内視鏡の所見も見てください（図8）．超音波内視鏡上は粘膜下層浸潤を示唆する所見が全くありませんでした．明らかな潰瘍瘢痕を示唆するような所見もなかったですし，通常観察でも断定できるのでしょうか？"とコメントをいただきました．

"でも，野中先生にいわれると……．自信は……"みたいな．

みんな自分のやった検査に自信とプライドを持つんだ〜．

確かに，超音波内視鏡所見を見直すと，粘膜内癌で矛盾しないので，外科，患者さん本人ともよく相談したうえで，ESDの方針としま

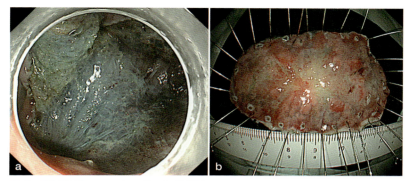

図9 【症例2】ESD 中・後の切除標本

した．
　ここで『モテ本』読者の皆さんにお見せしたいのは，ESD 後の切除標本の写真です（図9）．
　やっぱり瘢痕ありそうですよね……．
　粘膜下層の所見としては明らかな線維化は認めませんでしたが，白っぽい粘膜で引きつれも伴っており，やっぱり潰瘍瘢痕合併か～い．
　ESD が結構大変だったので疲れがどっとでてしまった瞬間でした．
　まとめると，
　野中はぱっと見，SM あるいは潰瘍瘢痕合併を疑う⇒施行医は EUS 上は粘膜内病変で潰瘍瘢痕は合併していないのではないかと考える⇒野中は粘膜下層剝離中の所見（図9a）からはやっぱりただの粘膜内病変と思う，⇒野中，切除標本（図9b）を見てがっくり，やっぱり潰瘍瘢痕合併か～い．
　もう，潰瘍瘢痕の合併，あるいは生検の影響との鑑別は難しすぎますね．
　ある程度分かるもんですかね……？
　大島 渚監督にしめてもらいましょう．
市原：市原ですが，もう大島でもいいです．拝見しましょう．
　まずこの方は，粘膜下層にすごくいっぱい脂肪があります．たまにこういう方はいらっしゃいます（図10）．
　粘膜下層に脂肪がたっぷり，という所見は，個人的には胃体部の前・後壁の ESD 検体で多く認める気がしますが，部位による差がどれだ

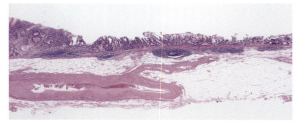

図 10 【症例 2】病理組織像①(ルーペ像)
粘膜下層に脂肪がいっぱい.癌の部分は非癌部より薄いところが多く,粘膜下層が少し黄ばんで透見する可能性があります.

けあるのかは正直よく知りません.

で,あえて攻めたことをいいます.怒られるかもしれません.怒られたら野中先生も一緒に謝ってください.……ウソです,一人で謝ります.

この症例,摘出後に「白っぽく」みえたのは,線維化のせいではなくて,「脂肪沈着が透けてみえるだけ」です.

図 10 のマクロ写真をよく見てください.粘膜の薄いところが「黄ばんだ感じで白い」でしょう? これは,線維化とは無関係な色調です.ESD 後の野中先生を脱力させた「白み」は,線維化によるものではないのです.実際,ESD のときには粘膜下層の線維化ははっきりしませんでしたもんね?

〔ちょっと脱線しますけど,病理医はマクロ所見で色調を見るときに,「黄色」をとても大事にします.黄色というのは,かなり情報を増やしてくれます.壊死は(リン脂質からできている細胞膜の残骸が蓄積するから)黄ばみますし,細胞質内に脂肪沈着のある肝細胞癌は黄色く見えます.脂質を含んだステロイドを産生する副腎皮質も黄色です.ただ,必ずしも脂肪だけが黄色く見えるわけではないのが難しいところです.カルチノイド(特に Type Ⅲ)が黄ばむ理由は,ぼくよく分からないんですよ……〕

さて,標本が白っぽく見えた理由はこれで解決.でもいつも線維化の有無を色調で判断できるわけではないです.

実際,「線維化が全くなかったのか?」というと…….結論からいうと,「ちょっとあります」.

あるんかーい,という声が聞こえそうです.でもちょっと待ってく

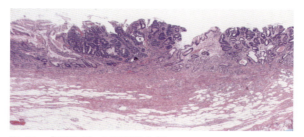

図 11 【症例2】病理組織像②
粘膜下層の浅い部分にのみ線維化があります（周囲に脂肪も目立つ）．粘膜筋板は残存しています．生検瘢痕と考えます．生検により癌が一部そげたのか，非腫瘍粘膜の再生がみられる部もありますね．

ださい．

　ぼくはこれ，生検瘢痕だと思います．消化性潰瘍ではありません．

　線維化の範囲が狭いですし，粘膜下層のごく浅いところに限局していますし，何より粘膜筋板の断裂がはっきりしない（図11）．

　術前内視鏡所見は病変性状をかなりきちんと反映していたと思います．線維化が全くないわけではないので，多少の引きつれは来していますけれども，送気でよく伸びたというのは「粘膜下層ががっつり線維化しているわけではなかったから」だと思います．EUS所見もしかりですね．

　診断は，34×33 mm, pT1a（M）, Ly0, V0, UL0（生検瘢痕はある），pHM0, pVM0．ESD適応病変で[3]，内視鏡的根治度Aですね．

　ところで……．

　ふり返って内視鏡像を見てみると，この病変，ちょっと色調が多彩で，しかも隆起や陥凹がそこかしこで「少しぼこぼこ」しています．このせいで，野中先生のおっしゃるとおり，「なんかSMの浅いところくらいには浸潤していてもおかしくないなあ」という印象を受けます．病変内に，やや不均質な感じで，厚みが少しあるように感じてしまう．でも，本例は結局M癌です．なぜこんなに，うっすらぼこぼこしているのかな．

　……これかなあ（図12）．

　なんだか病変深部にリンパ濾胞が多いんです．本例では，粘膜内に炎症とか浮腫の効果が加わっていたのかな，と思います．ホルマリン固定すると，脱水により炎症や浮腫の影響はだいぶ失われてしまうの

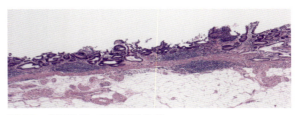

図12　【症例2】病理組織像③
何かリンパ濾胞が目立つんですよね．ホルマリン固定前には，炎症や浮腫が粘膜の厚さに影響を与えていたかもしれません．

で，プレパラート上ですと凹凸はさほど目立たない病変ですが，生体内にあるときはある程度浮腫などの効果が加わっていたのかなあと類推します．

浮腫の影響なんてマニアックな所見を，術前に予測できるかどうかはともかくとして……．

内視鏡で硬さや厚さを見るときには，「送気・脱気でどう変わるか」という情報が最強で，「ぱっと見の印象」は時に落とし穴を含む，といったまとめでいかがでしょう．

野中：市原先生，なんとも思わずに議論してましたが，先生がおっしゃるように，ただの白色ではなくて，

「黄ばんだ感じで白い」の白いですね．いわれたら，そうしか見えなくなってきました（笑）．

そこに，生検瘢痕も重なって，マクロ写真でがっつり白色調の瘢痕にみえたんですね～．

奥が深い……．

まあ，野中・市原でギャーギャー騒ぎましたけれども，『モテ本2』もボリューム過多になってしまいましたので，この項は特別付録でWeb閲覧でしょうかね～（笑）．

■文献

1) 藤崎順子，山本頼正，山本智理子，他．内視鏡的UL（＋）早期胃癌と病理学的UL（＋）早期胃癌の臨床病理学的差異．胃と腸 48（1）：73-81, 2013
2) 長井健悟，竹内洋司，松浦倫子，他．潰瘍合併早期胃癌の画像診断—潰瘍合併早期胃癌の内視鏡診断．胃と腸 48（1）：39-47, 2013
3) 日本胃癌学会（編）．胃癌治療ガイドライン 医師用 2018年1月改訂 第5版．金原出版，2018

I 上部消化管　2. 胃

 モテる！　症例発表で会場を沸かせるスライドの作り方

標本をグルっと回転させて，内視鏡写真と病理写真がピタっと一致して，病理写真がビヨーンと出てくるような，あのスライドの作り方を教えてください！

野中：われわれ若手内視鏡医の中で，拡大内視鏡研究会で常にきれいで尊敬すべき1対1対比のプレゼンを準備してくる内視鏡医といえば，一番に頭に浮かぶのは『モテ本』の共著者でもある濱本先生ですが，その次に気になる先生が出てきてしまいました．

濱本先生には悪いけど，浮気したくなってしまう……．

その先生について調べていくと，『教科書では教えてくれない！ 私の消化器内視鏡Tips』という書籍の中に「お金をあまりかけずに好きな場所できれいに標本写真を撮る方法　名和田義高（仙台厚生病院 消化器内科）」という記事が見つかりました．そこにはきれいな写真を撮り，1対1対比を行う方法について，非常に分かりやすく書いてありました．

この内容をぜひ『モテ本』読者で共有したい……．

カンファレンスや拡大内視鏡研究会で症例提示を上級医に指示されたものの，きちんとした指導を受けられず，途方に暮れた迷える子羊たちがきっと内視鏡室で泣いているはずです．

でも心配ありません．なぜなら実は，上級医自体（私も含めて）もきちんと指導できないのです．つまり，この名和田先生の項はモテる若手内視鏡医のみならず，モテる指導医も育ててくれる偉大な項なのです．

ぜひ指導医もこの項を熟読していただき，いかにも前から知っていたかのごとく，明日から若手内視鏡医の指導に当たってもらいたいと思います．私自身もそうするつもりです．

今回は実際の1例を提示し，カンファレンス・研究会のためにPowerPointでスライドを作成して，発表する手順を分かりやすく解説

いただきます．

　あの，標本をグルっと回転させて，内視鏡写真と病理写真がピタっと一致して，病理写真がビヨーンと出てくるような，あのスライドの作り方自体を教えていただけるのです！

　きっとこの項だけでもこっそり破って持ち帰りたくなるはずです．

　ただし，見つかれば捕まりますので，ぜひ本自体を購入して他の項もぜひご一読いただきたいと思います．損はしないはずです（笑）．

　では，さっそく名和田先生，カンファレンスや研究会でモテるスライドの作り方を教えてください．

名和田：症例提示のやり方は，人によって好みが違うと思います．個々の症例によっても変わります．今回の提示はあくまで1つのやり方として読んでいただけますと幸いです．

　内視鏡像と組織の対比・プレゼンテーションに必要なものは，きれいな内視鏡写真と割入れ標本写真です．それがなければ後からどんなに頑張ってもどうにもなりません．ですので，まずは準備段階の写真撮影時に私が気をつけていることを中心に説明し，最後にPowerPointの作り方を解説します．

　<u>大切なことは会場にいる人に，内視鏡での関心領域が確実にプレパラートに出ていることを証明し，そしてその部位の組織像を示すということです．</u>

　<u>内視鏡写真の撮影は精査時ではなくESD当日が本番です．</u>精査時と形態が変わっていることも多いからです．精査中に，どの向きでマクロ像を提示し，割入れするかを決めておきます．白色光観察のベストショットと同じ向きでマクロ像を提示し，横に割を入れて標本を提示することが多いです．今回の症例は穹窿部後壁の黄白色調の小さな隆起性病変です（**図1**）．

　次にマーキングです（**図2**）．ESD中に消えないマーキングを行うこと，ダブルマークを打つことが大事です．そしてマーキング後の写真は，白色光観察のベストショット（**図1b**）と同じ向きの写真も含め，いろいろな向きできれいに撮ります（**図2a**）．

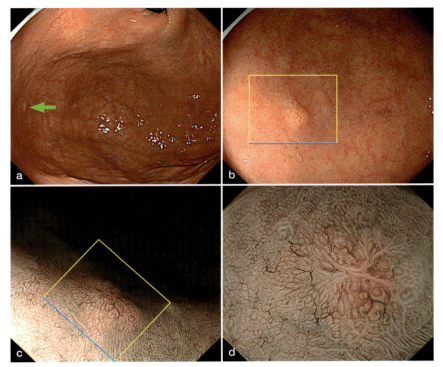

図1 内視鏡写真の撮影
a：白色光遠景像．病変は穹窿部後壁の矢印部分．
b：白色光近景像．
c：NBI 弱拡大像．b の四角部分．
d：NBI 強拡大像．c の四角部分．

　ダブルマークを打っていれば，ESD 標本を伸ばす際に向きで悩むことはありません．またマーキング写真と同じ形に見えるように，標本の縦横比を気にしながら作業します．
　割入れを行う前に，内視鏡写真を見直して，標本の適切な向き，拡大での関心領域を再度把握します．提示の際はマーキング後の内視鏡像の隣に標本全体像を載せるとイメージが伝わりやすいです．
　本症例は NBI 拡大像とマクロ像の向きが合う方向で割入れをしているので，マーキング後の内視鏡写真は回転させています（図 2a）．

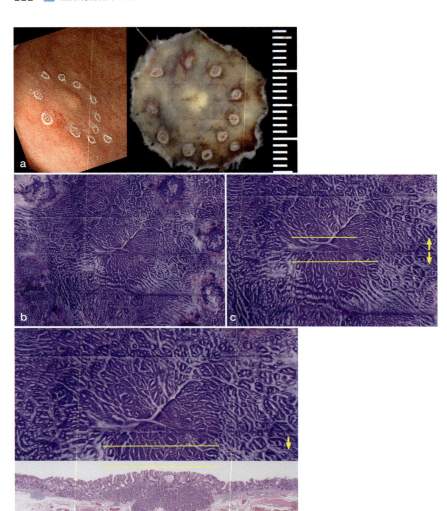

図2 マーキングとマッピング
a:マーキング後の内視鏡像と割入れ後マクロ像.
b:ピオクタニン染色後の病変部分.
c:マッピング.黄矢印方向に観音開きで標本作成した.黄線部分に胃底腺型胃癌を認めた.
d:マクロ像と組織像の対応.黄線が胃底腺型胃癌を認めた領域.

マクロ像をきれいに撮影するのは，人に伝えるという点で非常に大切です．『教科書では教えてくれない！ 私の消化器内視鏡 Tips』を執筆した当時はオリンパス社のコンパクトデジタルカメラ TG-3 を使っていましたが，2017 年度からはデジタル一眼カメラ（Nikon D5600）とマクロレンズ（Nikon AF-S DX Micro NIKKOR 40 mm f/2.8 G）を使っています．カメラとレンズをあわせて 10 万円未満ですが解像度が高いので，小さい病変は全体像を 1 枚撮るだけで，あとは引き延ばすことで対比可能なので楽です．

　マクロ像をきれいに撮るうえで大切なことは，ESD を出血なくスムーズに終わらせることです．拡大観察時に出血させないことも大切です．

　固定後の ESD 標本が茶色ければ，きれいなマクロ写真にはなりにくいです．鬱血のない白い標本を取ることが大切です．

　標本全体像はピオクタニン染色前のほうがきれいに見えることが多いです（図 2a）．

　割入れ後，染色前に標本全体像から関心領域まで一通り写真を撮ります．その後ピオクタニン染色し，病変部分を中心に撮影しています（図 2b）．前述のような茶色い標本では染色すると逆に汚くなるので，保険をかける意味で割入れ後に，染色前後で写真を撮影しています．

　図 2c の黄線領域に粘膜下層深部に達する胃底腺型胃癌を認めました．提示する際は，割線は点線などであえて修飾しなくても見えると思います（図 2c）．

　マッピングをどこまで正確にできるかは難しいところです．水平方向でマクロ像と組織像を合わせる方法は，①切片全体でマクロ像と組織像の横幅を合わせる方法，②マーキングの幅で合わせる方法（マーキングがその切片の両端にある場合），③病変境界の凹凸で合わせる方法があります．上下方向のずれを少なくするには，マクロ像と組織像を比較して一致する溝などで推測するしかありません．組織像を提示する際は，マクロ像の下に同じ大きさで並べると見やすいです（図 2d）．

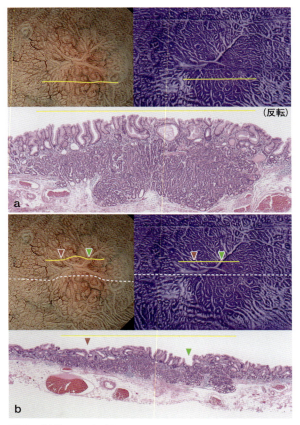

図3 対比のスライド
a：内視鏡像と組織像の対比．黄線部分が癌の領域．
b：アニメーションに必要なパーツを追加した反対切片．

　対比のスライドは，左上に内視鏡像，右上にマクロ像，下に組織像を並べます（図3a）．

　内視鏡像は想定割線が横になるように回転させます．できれば今回のように，回転させなくても内視鏡像とマクロ像の向きが一致しているときれいです．

　図3bを用いて実際のPowerPointのアニメーションの一例を説明します．図3bのPowerPointファイルがダウンロードできますので，

アニメーションウィンドウを見てください．
① マクロ像と内視鏡像に，対応する溝や模様に数か所目印を付ける．それを 1 種類ずつマクロ像と内視鏡像で同時に，ワイプで出現させる．
② 提示切片のマクロ像の割線を点線で，右から左へワイプでなぞる．
③ 内視鏡像の上に，右から左へ想定割線をワイプで出現させる．
④ 組織像を左から右へワイプで出現させる．癌の領域に黄線を示しておく．
⑤ マクロ像と内視鏡像に癌の黄線をワイプで左から右へ出現させる．
⑥ ①で使った目印を内視鏡像からフェードで消す．

　これはあくまで一例です．アニメーションの使い方は個人の好みです．プレゼンテーションする大事な症例でいきなりスライドを作成してもうまくできません．普段の症例から一例一例大切に写真を撮ることが大事です．

⇒図 3b の PowerPoint ファイルはこちらからダウンロードしてください！
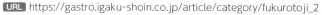
URL https://gastro.igaku-shoin.co.jp/article/category/fukurotoji_2

Ⅰ 上部消化管 ｜ 3. 十二指腸 ① 腺腫と癌

Ⅰ 上部消化管 ｜ 3. 十二指腸 ② ブルンネル腺腫

⇒これらの項目は Web でご覧ください．
URL https://gastro.igaku-shoin.co.jp/article/category/fukurotoji_2

column 3 失敗しない十二指腸上皮性腫瘍に対する内視鏡治療 ―必見！ 最新の内視鏡治療「EMRO（エムロ）」

　皆さん，お久しぶりです．『モテ本』コラムニスト兼，若手エンドスコピストの田島知明（埼玉医科大学国際医療センター 消化器内科）です．皆さんの記憶に新しい『モテ本』のトリ（p.236）のコラムを執筆して2年以上が経ちました．あのコラムに込めた私の思いは届いたでしょうか．

　ところでWebでご覧いただける「十二指腸腺腫と癌の内視鏡診断」という内視鏡医の中でもトピックであり，学会でも議論の的となる内容をユーモアのある斬新な切り口で解説したわが師である野中康一の執筆センスには私も頭が下がります．

　ただ……最後の最後に「アムロ」だ「オモロー」などと大スベりして，せっかくの大事な項に「大穴」を開けてしまっていました．しかも，その穴を自分で閉じずに弟子に"うまく閉じろ！"と投げてきたのです（笑）．

　巷では「○○ファースト」などという用語も飛び交っているこのご時世！「若手ファースト」の野中康一先生が若手内視鏡医のために，と私に出番を与えてくれたのでしょう．

　ここは忖度（そんたく），忖度！　四の五のいわず「御意！」です．

　では，ご期待に応えましょう！　今話題の最強の閉鎖デバイスであるover-the-scope clip（OTSC®：Ovesco Endoscopy AG, Germany）でこの項に開いた「大穴」を閉じて差し上げましょう！　だって"私，失敗しないので！"

　前置きはひとまずここまでにして，本題に入りましょう（笑）．

　十二指腸の腺腫と癌（ここでは表在性非乳頭部腫瘍を指す）の内視鏡診断は難しく，取扱い規約やガイドラインも定まっていないのが現状です（2018年8月現在）．したがって，この分野においては議論も尽きず「はたして治療すべきなのか？」という意見まであるようです．

　その背景には十二指腸における内視鏡治療においては，他の臓器と比較して「出血や術中穿孔・遅発性穿孔などの恐ろしい偶発症」の頻度が非常に高いということが挙げられます．そのため小さな病変や少々高齢の患者であると，無理はせず経過観察を行っているという実情もあるのです．

私は幸運にもここ2年ほどで約80例の十二指腸上皮性腫瘍の内視鏡治療に携わることができました．その中で5 mmの癌も，50 mmの低異型度腺腫も経験しました．正直，見た目では全く予想がつきません．

　だからといって"今のところあんまり悪くなさそうだし，まだ小さいから様子をみていきましょう"というなんとなく漠然とした説明だけで長期間経過観察をするのも，患者側の立場に立ってみたら少々つらい気がするのは私だけでしょうか．

　しかも経過観察中に「増大してきた」「生検したら以前より異型度が上がっていた」ということで最終的に治療を検討するのであれば，病変も小さく患者も若く治療しやすい環境が整っているうちに切除するという考え方もあっていいと思うのです．

　もちろん，実際には長年全く変化がない病変も存在するため，経過観察がいけないというわけではありません．患者背景や意向などを考慮したうえで確実に，かつ安全（これが最も重要！）に治療ができる環境や設備が整っていれば，"病変が成長する前に切除してしまう"という選択肢もありなのではないかなと思うのです．

　さて，多くの十二指腸内視鏡治療を行ってきた中で，術中穿孔が生じる原因として内視鏡操作の不安定性や壁の薄さなどがあることはいうまでもありませんが，「術前生検によって生じた粘膜下層の線維化」が内視鏡治療を困難にする大きな要因であることは身をもって感じました．

　実際，われわれに紹介をいただく病変のほとんどが生検されており，中には経過観察中に行った複数回の生検のために，見た目にも変形し瘢痕化している病変もありました．内視鏡診断技術を向上させ，扁平な隆起性病変や陥凹性病変においては不要な生検を減らしていくことが現状では求められていますが，これを実現するにはもう少々時間がかかりそうです．

　よく，こんな議論を耳にします．
A："内視鏡治療を考えるのであれば，生検をしないでもいいのでは．生検の正診率も高くないのだし"．
B："しかし患者に治療を勧めるうえで，生検である程度組織診断をつけてからでないと勧められませんし，患者も納得しませんよ"．

　どちらの意見もよく分かります．十二指腸における内視鏡治療の観点だけからいえば，扁平な病変においてはできれば生検しないほうがいいと思います．ただ，術前生検を行わずに正体不明のまま治療にもってい

くというスタイルが日本において多くの消化器内科（内視鏡）医に定着するには，まだ時間がかかるでしょう．

そこで，私は考えました．"生検しても大丈夫！ 線維化が起こっても大丈夫！ 安全に切除できる方法はないだろうか？ そんな方法があれば皆がハッピーになれるのに"と．

もともと，私は2年ほど前に十二指腸の内視鏡治療（EMRやESD）を始めたときから主にOTSC®を用いて切除後の潰瘍底を完全閉鎖し，胆汁・膵液の曝露による遅発性穿孔を予防してきました．OTSC®とは大きな穿孔部や瘻孔の閉鎖，止血困難な出血部位に対する強力な止血が可能なデバイスです．結果，非常に良好な成績を収めることができました[1]．その中で術中穿孔を生じた症例の多くは，粘膜下層に強い線維化を来していた病変でした．

ある日，私はひらめきました．"切除する前に腫瘍の根元にOTSC®を留置し，あらかじめ筋層より下の層を寄せておけば，non-liftingだろうが線維化だろうが穿孔することなく安全にEMRで切除できるのではないだろうか"と．

もちろんこの手法はOTSC®を装填した先端キャップに吸引できる10mm程度の病変に限られますが，無理してEMRを行って大穿孔を起こす危険もなければ，急にESDに切り替える必要もありません．

記念すべき第1例目．強い線維化でnon-liftingとなりESDを依頼された病変でした．

私の予想は的中しました．non-liftingであろうと関係なく，OTSC®を留置することで扁平な病変も亜有茎性病変のような形態となり，スネアリングもしやすい．しかもOTSC®によって穿孔を防いでいるため，十分組織を把持して切開モード（高周波）で一思いに切除したにもかかわらず，穴1つ開きませんでした．また，筋層にクリップがしっかり食い込んでいるため，出血しても熱による穿孔を恐れることなく焼灼止血ができました．術時間も短く，治療後3日で退院し，みんながハッピーになりました．

私は安全性に最も重点をおいた十二指腸上皮性腫瘍の治療法の1つとしてこの方法を考案し，エムロ（EMR with OTSC®；EMRO，図1）と命名し，報告しました[2]．その後，同じ上皮性腫瘍であるNET（neuroendocrine tumor）に対しても，この手法で穿孔することなく完全切除できることを経験しました．

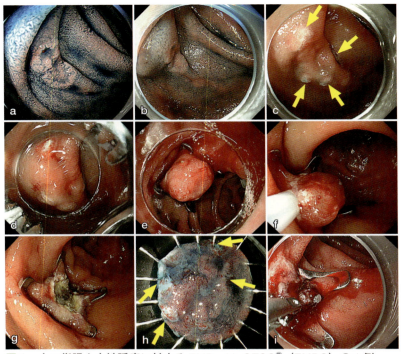

図1 十二指腸上皮性腫瘍に対する EMR with OTSC® (EMRO) の1例

a：十二指腸下行脚に 10 mm 大の平坦型上皮性腫瘍を認めた．中心部は生検されていた．
b：局注を行ったが，生検による線維化のため中心部は non-lifting となり，通常のスネアリングは困難であった．
c：スネアの先端で病変の辺縁に4点マーキング（黄矢印）を行った．
d：マーキングをすべて含んだ状態で OTSC® の先端アタッチメント内に病変を吸引した．
e：病変基部に OTSC® が留置され，病変部は偽ポリープ様となった（スネアリングしやすくなった）．
f：10 mm のスネアを用いて OTSC® 直上にスネアリングを行った．リスネアリングも不要であり，切開モード（高周波）で十分な切除ができた．
g：切除後．OTSC® を留置しているため理論上は術中・術後ともに穿孔はしない．
h：4点マーキング（黄矢印）を含み遺残なく一括切除した．病理診断は高分化型腺癌であった．
i：EMRO 翌日のセカンドルック内視鏡．中心に露出血管と湧出性出血を認めたため鉗子で焼灼止血を行った．OTSC® を留置しているため出血時も安全に焼灼止血が可能である．

"これは，もしかして……術前生検による線維化の影響を受けず十分な切除ができるうえに，理論上は術中・術後穿孔を回避できる有用な手技となるかもしれない"，そう思いました．

ただ，いいことばかりではありません．OTSC® を用いるこの手法に

はいくつかの欠点があることも承知しています．

　部位やサイズによっては治療が困難な病変があることと，最も議論される点はコスト面です．OTSC® は1セット定価 79,800 円です（2018年8月時点）．"普通に EMR か ESD で切除して，そのあと従来の止血クリップで閉じればいいじゃないの"という意見もあるでしょう．これに関しての反論は全くありません．なぜなら普通のクリップを用いて問題なく治療されている先生方がたくさんいらっしゃいますので．

　ここからは私の持論ですが，十二指腸だけはいったん穿孔してしまい，対処ができなければ患者に多大な苦痛と負担を与えてしまいます．穿孔部位や程度によっては緊急手術（場合によっては膵頭十二指腸切除）となります．患者負担にとどまらず手術にかかるコスト，さらには外科医，麻酔科……などさまざまな医療従事者の手を借りなくてはいけなくなります．

　仮にうまく切除ができ，通常の止血クリップで潰瘍底を閉鎖したとしても，その把持力は弱く，いつ脱落するか分かりません．そんな不安を抱えたままでは，治療した医師は夜も眠れないでしょう．さらに不安は続き，術後の食事を開始する時期も悩ましい．そのためにどんどん入院期間が延びてしまいます．

　これは考えすぎでしょうか．しかし，十二指腸内視鏡治療におけるリスク回避のためには，他の臓器以上にさまざまなことを想定しておく必要があります．

　もし OTSC® を用いることでこういった危険や不安から逃れることができるのであれば，79,800 円もそう高くはないのではないでしょうか，と考えたりもします．私は OTSC® はちょっと高価ではあるが，皆が落ち着いて眠ることができる「安眠グッズ」だと思っています．

　EMRO（エムロ）誕生までの秘話を述べてきたわけですが，あくまでこれは手法の1つとしての提案であり，他にも優れた切除法や偶発症予防策はあると思います．EMRO がそれらの手法と肩を並べられるようにこれからも日々努力をしていきたいと思います．

　最後に．自分の青春時代にいつも流れていた「アムロ（安室）」の曲，それを支えていたのは「コムロ（小室）」でした（自分がこのコラムを引き受け，完成した後に，コムロは引退しました……）．今でも壁にぶつかったときは彼らの曲に勇気づけられます．エンターテインメント界の一時代を築いた彼らには多大なる敬意を表したいです．アムロさん，紅

紅白歌合戦での「Hero」（ヒーロー）の熱唱，感動しました．これからは，私が「EMRO（エムロ）」で安全に治療を行っていきます！「EMRO（エムロ）」が一時代を築けるように私もがんばらなきゃいけませんね．

　ということで，この項に空いた穴もうまく閉じたところで，お後がよろしいようで．このコラム，オモロー（礼）！

■ 文献

1) Tashima T, Ohata K, Sakai E, et al. Efficacy of an over-the-scope clip for preventing adverse events after duodenal endoscopic submucosal dissection：a prospective interventional study. Endoscopy 50（5）：487-496, 2018
2) Tashima T, Nonaka K, Ryozawa S, et al. EMR with an over-the-scope clip for superficial nonampullary duodenal epithelial tumor with fibrosis. VideoGIE 3（3）：83-84, 2018

II
下部消化管

II 下部消化管　1. 大腸

1 モテる！下部消化管診断の基礎知識

ぜひ最低限の知識は持っておきましょう！

　まず，消化管は口から肛門までずっとつながっていますので，内視鏡医として診断をしていくうえでは，上部消化管も下部消化管も勉強して最低限の知識を持っておく必要があるわけです．もちろん，上部専門，下部専門でさらに詳しいことを診断し，検討されている先生方も多いですが，『モテ本』のコンセプトは専門に分かれる前の若手内視鏡医が基本的な症例を9割程度正しく診断し，モテる内視鏡医になってもらいたいというものです．

　前作の『モテ本』が2016年11月のJDDWで発売されて以来，多くの先生方から"次は下部が出るのか"とお問い合わせいただきました．

　私と一緒に勉強会で勉強してきた先生方からは，"上部のあの内容はなぜ載っていなかったのか？""勉強会でやっていた下部はなぜ載らなかったのか？"というご意見をたくさんいただきました．

　そこで，勉強会の資料と私の「マル秘ノート」をもう一度すべて見直し，下部消化管診断の基本知識として若手医師が知っておくべき最低限のエッセンスをまとめることにしました．

　専門性の高い内容や，現時点でフレキシブルな内容については，今回触れていません．あくまで「胃と腸」に記載してあり，私がモテたいと思いノートにまとめていた内容について，執筆させていただきました．

　しかし，執筆途中に気付きました．"何かが足りない…，モテパワーが足りない……"ということで，どうしてもダメ元であの御高名な先生を「スーパーモテバイザー」としてお迎えしたいという願望にかられました．わが上司の良沢昭銘教授のお口添えもいただき，「斎藤　豊先生」に本当にダメ元でお願いしてみたのです……．

　そしてなんと……，奇跡が起こりました！　ご快諾いただけたので

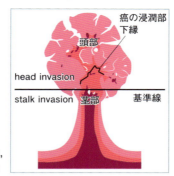

図1 head invasion, stalk invasion

す！　斎藤 豊先生には，後のパートでご登場いただきます（笑）．

まずは下部消化管診断における基礎知識について述べたいと思います．

『モテ本』p.2〜3の上部内視鏡の読影の基本をご参照ください．下部でも病変があった場合の読影ルーチンは同じです．

❶ どこに？
❷ どのくらいの（サイズ）？
❸ どういう形態の（詳細に）？

　＊隆起性病変の場合にはⅠp，Ⅰsp，Ⅰsなどの判断も必要です．特にSM癌である場合，Ⅰpの場合にはhead invasionのみなのか，stalk invasionがあるのかでリンパ節転移の頻度が異なると報告されていますので[1]，ⅠpなのかⅠspなのかは内視鏡治療前にしっかり判断しておきたいところです．

　＊『モテ本』は若手内視鏡医がいまさら聞けない内容をなくすための本であり，まさかとは思いますが，head invasionとstalk invasionについても念のため簡単にイラストで説明しておきます（図1）．

❹ 何がある（ex：ポリープ？　SMT？　など）？
❺ 鑑別は？　深達度診断は？

　胃と大きく異なる点は，ピロリ菌の感染の有無も含めた背景粘膜の読影がそれほど難しくない点です（もちろんIBD患者は別ですが）．

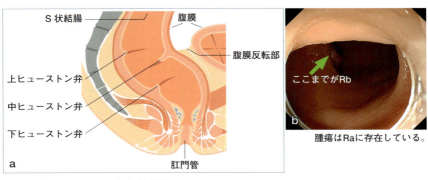

図2 直腸のイラストと内視鏡像

 まず,❶ どこに？ ですが,これはその部位を単に記載すればよいのですが,今さら聞けないけど意外と若い先生があやふやに覚えている点を2か所ほど指摘したいと思います.

 この病変は直腸のどこに存在しますか？と聞いてみると意外とRa（上部直腸），Rb（下部直腸），RS（直腸S状部）の意見が異なることに気付きました.もちろん,肛門に近ければRbでしょう.微妙な位置に存在している場合があやふやなのです.

 難しいことは書きません.図2のように直腸には3つのひだが存在します.肛門側から順に,下ヒューストン弁,中ヒューストン弁,上ヒューストン弁です.

 内視鏡的にいうとおしりから入って2つ目のひだ（中ヒューストン弁）までがRb,2つ目のひだから3つ目のひだまでがRa,3つ目のひだからS状結腸の屈曲部までがRSとなります（図2）.通常直腸は肛門縁から約15 cmまでです.

 もう一点,抜去・観察時に一番分かりやすく部位を認識できるのが脾彎曲です.短縮して挿入された後に,抜去していくと挿入長が40～50 cmの部位で,急に屈曲して液体が貯留した場所があるでしょ.そうそう,そこが脾彎曲です（図3）.

 次に,❷ どのくらいの（サイズ）？ ですが,『モテ本』p.4～10 でも

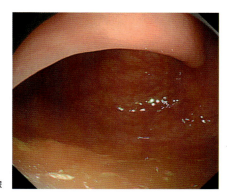

図3 脾彎曲の内視鏡像

提示した,「モテるための腫瘍サイズの推測法（計測法）」と同じです．詳しくは『モテ本』を参照していただきたいので割愛させていただきますが,内視鏡用のメジャー鉗子を用いた推測法,「ノントラウマティックチューブ（3 mm）」（オリンパス社）による推測法,生検鉗子による推測法,直腸病変であれば反転操作で内視鏡自体の径による推測法などがあります．

しかし，全病変に対して，このような方法でサイズ測定を行うわけにはいきません．やはり，ある程度経験を積んで，「頭の中の定規」を作製する必要があるでしょう．ただし，これには時間がかかります．

とりあえず，手っ取り早く「モテる！　頭の中の定規」を作成するために，6 mm，10 mm，15 mm，20 mm，30 mm，50 mm，90 mm の内視鏡像と固定標本像を提示しておきます（図4）．

目安として利用してみてください（貼り付けの方法で多少差が出ますので，生体内での状態とは異なります，あしからず）．

『大腸ポリープ診療ガイドライン2014』でも5 mm 以下か,6 mm 以上かで内視鏡的摘除の適応について議論しているわけですので6 mm という「頭の中の定規」は必要ですよね．それから,10 mm という「頭の中の定規」．これもSSA/P（sessile serrated adenoma/polyp）で10 mm 以上の病変を治療の適応とするという報告も多いので分かっていたほうが

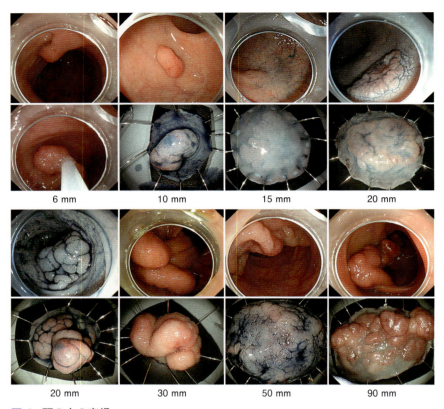

図4　頭の中の定規

今までの経験上「ひだ2つ分」の長さを超えるものは80 mm以上はあると考えたほうがよさそうである．

よさそうですね．

　さらに，2012年4月に大腸ESDが径2〜5 cmの早期大腸悪性腫瘍に対して保険適用されました．ということは，2 cmと5 cmという「頭の中の定規」も必要でしょう．経験上のイメージですが，腸管の半周を越えてくると4〜5 cm程度という感じですね．

　❸ どういう形態の（詳細に）？ ですが，肉眼型についての項目になりますが，これはややこしいです．『モテ本』なんぞで詳細に説明することは無理ですし，そのつもりもありません……．

あくまで，今さら他人に聞きにくいポイント，モテない肉眼型記載がないようにするための最低限のポイントを共有したいと思います．

『大腸ポリープ診療ガイドライン 2014』p.45 の「CQ 3-11　大腸癌の肉眼型分類は？」に"表在型大腸腫瘍の肉眼型は日本消化器内視鏡学会の早期胃癌分類に準じ，0-Ⅰ型（隆起型）と 0-Ⅱ型（表面型）に分類される"ときちんと記載されています．

　LST（laterally spreading tumor）は内視鏡分類による肉眼形態分類に含まず，「表層拡大型」という意味のニックネームとして取り扱います．また，腺腫性病変の場合も「大腸癌に準じる」と記載されています〔詳細は LST の項（p.254〜276）を参照してください〕．

　❹ 何がある？　や ❺ 鑑別は？　については，『モテ本 2』で論じることは量的にも質的にもできないので，成書と 10 年分の「胃と腸」を参照してください（笑）．

　❺ 深達度診断は？　に関しては，本書の次の項（p.242〜248）を参照してください．

　それでは，このくらいで「下部消化管診断の基礎知識」を終わりにしたいと思います．上部消化管診断と同じく，ぜひ下部消化管診断でも自分自身のルーチンを作り上げてください．

　どうでもよいですが，2016 年発行の『モテ本』p.3，ルーチンに言及した箇所で，時の人であったラグビーの五郎丸選手を取り上げました．前作の出版後，すぐに彼は活躍の場を求めて，フランスに渡りました．その後，彼はほとんど表舞台から姿を消しました（もちろん，『モテ本』の出版とは全く関係ありませんよ！）．

　今回の『モテ本 2』では違う有名スポーツ選手（イチロー，内村航平，石川　遼……）を取り扱おうと思っていました．どの選手も超一流ですが，どうしてもピークを越えた感じが否めませんでした．

　"『モテ本 2』を出版することが彼らの選手生命にかかわってしまうとまずい……"．今回は彼らに配慮したいと思います，っと思ったら，医学書院の担当者（ウォーリー）が先走って作っちゃってるやーん（笑）．

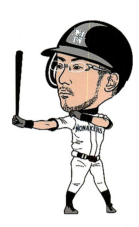

　この原稿の執筆時には，イチローはまだ移籍先が決まっておらず，日本復帰も噂されていました．メジャー契約が交わされることを心から祈るばかりです（註：2018年3月にシアトル・マリナーズと契約されました）．

■ 文献

1) 松田尚久，福澤誠克，浦岡俊夫，他．有茎性大腸 SM 癌のリンパ節転移の再発．武藤徹一郎（監修），杉原健一，藤盛孝博，五十嵐正広，他（編）．大腸疾患 NOW 2010．pp 82-89，日本メディカルセンター，2010

モテ文献「胃と腸」

- 「胃と腸」52巻5号（2017年増刊号）「図説『胃と腸』所見用語集2017」
  URL https://webview.isho.jp/journal/toc/05362180/52/5

- 「胃と腸」50巻5号（2015年増刊号）「早期消化管癌の深達度診断2015」
  URL https://webview.isho.jp/journal/toc/05362180/50/5

- 「胃と腸」48巻8号（2013年7月号）「非腫瘍性大腸ポリープのすべて」
  URL https://webview.isho.jp/journal/toc/05362180/48/8

- 「胃と腸」45巻6号（2010年5月号）「側方発育型大腸腫瘍（laterally spreading tumor；LST）―分類と意義」
  URL https://webview.isho.jp/journal/toc/05362180/45/6

- 「胃と腸」45巻5号（2010年増刊号）「早期大腸癌2010」
  URL https://webview.isho.jp/journal/toc/05362180/45/5

モテ文献「医学書院」

- 工藤進英（編著）．大腸 pit pattern 診断．医学書院，2005
- 国立がんセンター内視鏡部（編著），藤井隆広（責任編集），下田忠和（病理監修）．国立がんセンター 大腸内視鏡診断アトラス．医学書院，2004

II 下部消化管　1. 大腸

② 大腸SM癌診断のための最低限の基本事項

通常観察における大腸SM癌診断のための最低限の基本事項
—"モテる，モテない"の前に！

　本書『モテ本2』で最も書きたかったテーマの1つがこの項です．

　大腸の診断学はとても難しく，NBI/ピオクタニン拡大観察に関していえば，若手内視鏡医にとっては必須となってきましたが，やはりV_I軽度/高度不整の判断や，JNET分類などは専門家でないと難しい点もあります．

　しかしながら，通常観察による大腸癌のSM浸潤の診断学は，先人の先生方のおかげで完全に固まっているといっても過言ではなく，勉強せずに大腸内視鏡を行うべきではないと考えます．大腸SM癌においては，通常観察による深達度診断が基本中の基本です．

　本邦においては通常観察での大腸SM癌の診断能自体が約75％と報告されています．

　私自身も10年以上前から，通常観察でのSM癌の診断に関する「胃と腸」をすべて読み，縮小コピーをしてノートにまとめてきました．

　参考文献としては，

> **参考文献**
> 国立がんセンター内視鏡部（編著），藤井隆広（責任編集），下田忠和（病理監修）．国立がんセンター 大腸内視鏡診断アトラス．医学書院，2004

を愛読してきました．自分がまだ内視鏡医になりたてのとき，大腸の診断学を徹底的に学べる師匠を見つけられていませんでした．私の師匠は「胃と腸」と上記参考文献といっても過言ではありません．

　正直，破れるほど読み込み，どのページに何が書いてあるのかすべていえるほどでした．

　振り返ってみると，医学書院はいい本をいっぱい出してるんだなー．

というか「胃と腸」とあわせると，私の内視鏡の知識は8割くらいが医学書院からの洗脳なのかもしれません（笑）．

私の勉強会も下部消化管に関しては，「胃と腸」と，この参考書で成り立っていたのです．

日本消化器病学会の『大腸ポリープ診療ガイドライン2014』p.59に「CQ4-5 大腸SM高度浸潤癌に特徴的な内視鏡所見は何か？」という項目があります．そこでは，

- 隆起型

  緊満感，病変の崩れ，凹凸不整，潰瘍形成，台状挙上，壁の硬化
- 表面型

  陥凹境界明瞭，陥凹部の凹凸不整，陥凹内隆起，台状挙上，皺襞（ひだ）集中

などが特徴的な所見と記載されています．

「など」です．これだけではありません．覚えておくべき重要な所見を解説します．

言葉でいってもイメージが湧きにくいと思いますので，代表的な所見とイメージを提示します．

■ 緊満感

緊満感（expanded change）とは，相撲取りのぽこっとでたお腹のような所見です（図1）．

しかしながら，ハワイ出身の200 kgを超えた元大関小錦のぽよーんとしたお腹ではありません．一時期ビール瓶かカラオケのリモコンかで議論になっていた元横綱○○富士のぽっこりでた（実がつまったような）お腹です．

病変の表面が過伸展されて膨張性に発育したような所見です．緊満感は粘膜および粘膜下層に浸潤した癌量が多いことにより生じると考えられます．

この所見は分葉溝の消失という所見にもつながってくるでしょう．

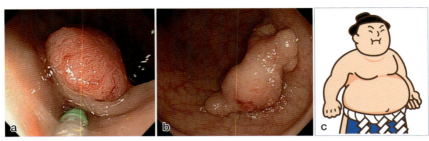

図1 緊満感（expanded change）

■ 皺襞（ひだ）集中

皺襞（ひだ）集中とひだのひきつれは？その違いは？？といいますと，私の愛読書や**モテ文献**

モテ文献「胃と腸」

佐野村誠，永田信二，川上 研，他．早期大腸癌の深達度診断—通常内視鏡診断．胃と腸 50（5）：664-675, 2015
URL https://webview.isho.jp/journal/detail/abs/10.11477/mf.1403200294

などによると，皺襞（ひだ）集中とは病変に向かって3本以上の皺襞が集中する所見とされています（図2）．

また，潰瘍瘢痕などで見られる1点に集中するものや，十分な空気量で腸管の管腔を伸展させた状態で消失するものは，皺襞（ひだ）集中とは判定しないとされています．

これは，私の勉強会でしばしばもっともらしく，カッコつけていってきたことです（私が考えたのではなく，実は成書に書いてあることでした）．結構モテました．

LSTの項（p.254～276）にも記載していますが，LST-NG（PD）ではひだのひきつれ・集中を認めることがありますので，それだけでSM深部浸潤癌の指標としてはいけません．

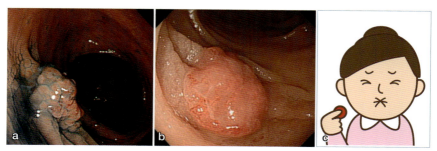

図2 皺襞（ひだ）集中・ひだのひきつれ

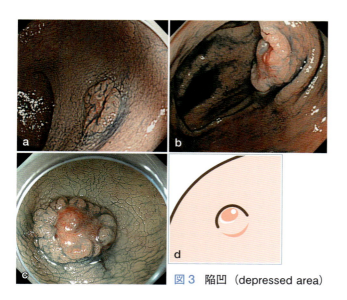

図3 陥凹（depressed area）

■ 陥凹内隆起

　陥凹を伴う癌では，陥凹の深さや陥凹面の性状が深達度を診断するうえで重要な指標です．特に境界明瞭で深い陥凹（depressed area）や陥凹内隆起などの所見はSM深部浸潤を示唆する重要な指標です（図3）．

　色素撒布後の観察で，陥凹辺縁を詳細に観察し，明らかな段差が確認でき，辺縁が正常pitならば，いわゆるNPG typeのSM深部浸潤癌を強く疑います〔PGとNPGの項（p.277～286）を参照してください〕．

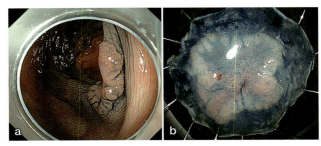

図4 「ただの」LST-NG（PD）粘膜内癌

とにかく，○○＋Ⅱcと肉眼型に記載するような病変は基本的にSM深部浸潤を疑うべし．

ここでの注意点といいますか，ちょっとワンランク上を目指すあなたへ!!

ということで，LST-NG（PD）の肉眼型は0-Ⅱa+Ⅱcということになりますが，この場合の陥凹は必ずしもSM深部浸潤を意味するものではないということを忘れてはいけません（深読み注意）．図4の症例は「ただの」粘膜内癌です．

■ 台状挙上，壁硬化所見

台状挙上所見は粘膜下層深部に浸潤した癌が，腫瘍や周囲粘膜を下から押し上げることで，腫瘍部とその周囲が台状に挙上して見える所見です（図5a）．脱気すると，面を持って挙上してくるので，腫瘍の厚みがあることが分かります（図5b）．

壁硬化所見とは，送気で十分に腸管を伸展させても腫瘍部とその周囲の伸展性が不良で，横から見ると病変部が直線的に見える所見です．

■ 凹凸不整

凹凸不整（irregularity）とは，勉強会で某有名マウスの口や耳のようなイメージとよく説明していました．実際の症例を提示すると図6のような感じです．

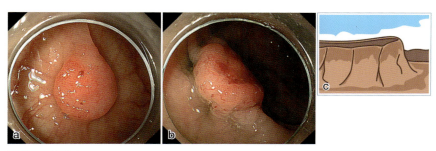

図5　台状挙上

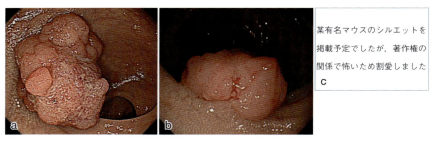

図6　凹凸不整（irregularity）

　分葉が消失して，ぱっつんぱっつんの緊満感を有した状態から，さらに，ぱっつんぱっつんになって，某有名マウスの耳がぴょんと出た感じ，とでもいいましょうか．

■ 白斑

　そして，よく誤解されているのは，白斑（図7）がSM癌の指標と思われていることです．

　白斑は大腸腫瘍の周囲正常粘膜に認められる白色点状の所見です．

　進行癌，隆起型，腫瘍径が大きいほど出現頻度が高いとは報告されていますが，腺腫性病変にもしばしば経験されます．図7の症例もただの粘膜内病変です．でも白斑があるとなんか悪そうに・深そうに見えますよね〜．

　したがって，大きいほど出現することが多いという傾向はあるのかも

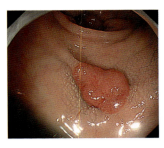

図7 「ただの」粘膜内病変における白斑

しれませんが，現時点では決して単独で深達度診断の指標にはしてはいけません．

> **モテPoint!** 白斑の注意点
> ● 白斑はSM癌の指標ではない．

モテ 文献「胃と腸」

山野泰穂．白斑（white spots）．胃と腸 47（5）：708，2012
URL https://webview.isho.jp/journal/detail/abs/10.11477/mf.1403113297

　早期大腸癌において，深達度診断の正診率が75％以上になれば，結構モテます．この項はぜひ理解して，提示した画像をイメージとして頭に残しておいてください．

II 下部消化管　1. 大腸

③ 大腸の陥凹型病変

決して「出べそメジャー（定規）」などと命名するつもりはありませんよ！

　吾輩は出べそである!! 夏目漱石の『吾輩は猫である』のようですが全く違います．

　俺のへそは出べそである！「俺のイタリ○ン」「俺のフレ○チ」など，有名店「俺の○○」シリーズのようですが，それとも違います．

　大腸の早期癌（0–Ⅱa+Ⅱc）の内視鏡所見を見ていて，単に私の出べそに似てるなーと思っただけです．

　数年前，「胃と腸」35巻12号（2000年11月号）の座談会「早期大腸癌肉眼分類—統一をめざして」を読んで，恐怖で鳥肌が立ったのを今でも覚えています．

　日本の診断基準を作成されていらっしゃる重鎮の先生方でも，0–Ⅱc，0–Ⅱc+Ⅱaの判断で白熱した議論となり，記載された文章からだけでさえ読者の自分にその場の緊迫感が伝わってくるのです……．

　それだけ，大腸の陥凹性病変を論じるのは難しいことなのです．

　そんな中，私のような若輩者が「陥凹」について論じることなどできるわけありません．

　そうだ！ 出べそだと思っていろいろな「出べそ」を並べてみて，"へ〜"と思うだけならいいんじゃないか？ そう考えました．

　私が現在の施設（埼玉医科大学国際医療センター）に赴任して1年ちょっとが過ぎた頃，大腸ESDの症例数も年間250件程度になったので，データベースに登録しようと思い，全症例の画像を当直の夜中に見直してみました．

　これは大変面白い！ この「出べそ」はただの粘膜内癌で，この「出べそ」はSM浸潤癌，この「出べそ」もSM浸潤癌だけど，浅い……．

　単に面白くなって，データベースへの登録ができなくなりました．

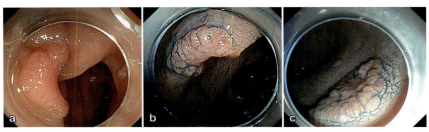

図1 「出べそ」をそれっぽく並べてみました
a, b：腺腫，c：粘膜内癌．

(続く)

　この「出べそ」（0-Ⅱa, 0-Ⅱa+Ⅱcなど）を，それっぽく並べてみたらどうなるんだろう？（図1）

　大変興味深い．

　当然，SM深部浸潤癌は，『大腸癌取扱い規約 第9版』p.34に「肉眼型にかかわらず粘膜筋板の走行が同定あるいは推定可能な症例は，病変の粘膜筋板下縁から測定する．粘膜筋板の走行が同定・推定できない部分は病変表層から測定する」と記載されているわけですが，この「同定・推定できる」で，また病理医間で議論が起こってしまうことがしばしばあるのです……．今回はこの点には踏み込まず，あくまで「出べそ」だと思って，この並んだ症例たち（出べそたち）を見ていただきたいと思います．

　決して，神に誓って！　これがSM浸潤の度合いを想定（妄想？）するための，「出べそメジャー（定規）」と命名するつもりはありません．

　単に当直の夜に「出べそ」を並べてみただけです．この「出べそメジャー（定規）」を見て，どう思うかは個人の判断に委ねたいと思います．

　繰り返していいますが，あくまで本書はこれから「モテたい」という内視鏡医向けの本なのです．内視鏡診断に精通した内視鏡医は決して手にとらないでください！

　このままではこの項は学術的なものではなく，私の単なる自己満足になってしまいそうです．そこで，少し私の「マル秘ノート」にある，勉強会の内容を記載してみたいと思います．

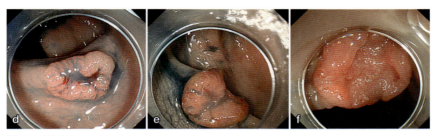

図1 (続き)
d:粘膜内癌(筋板までの浸潤),e:筋板から測定してSM 500 μm,f:SM massive.

■ 絶対陥凹

周辺正常粘膜の高さより低い陥凹で,一般的に0-Ⅱcまたは0-Ⅱc+Ⅱaと表記します.図2のような症例です.

■ 相対陥凹

周辺正常粘膜の高さより高い陥凹で,一般的に0-Ⅱa+Ⅱcと表記します.図3のような症例です.

大腸病変の陥凹は胃の場合と比較しても,陥凹の深さや陥凹面の性状が深達度を判断するうえで重要な指標となります.

例えば,図4のような胃前庭部の0-Ⅱa+Ⅱcの場合,陥凹(+Ⅱc)≒SM深部浸潤となりません.もちろん,これらの病変もただの粘膜内癌です.

ところが,大腸の場合は,0-Ⅱa+Ⅱcと記載があれば,極めて強くSM深部浸潤を疑っているわけです.今後,皆さんが肉眼型を表記する場合には,心に留めておいてください.

『大腸ポリープ診療ガイドライン2014』p.59の「CQ. 4-5 大腸SM高度浸潤癌に特徴的な内視鏡所見は何か?」には,陥凹境界が明瞭で陥凹が深いことや陥凹面が凹凸不整,陥凹内隆起などがSM高度浸潤の所見として記載してあります.

図5のように,辺縁隆起の部位に太い血管を認めている陥凹性病変は

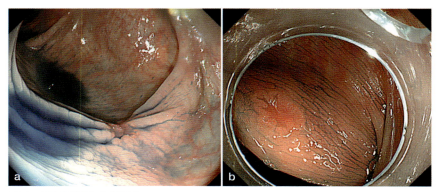

図2 絶対陥凹の内視鏡像

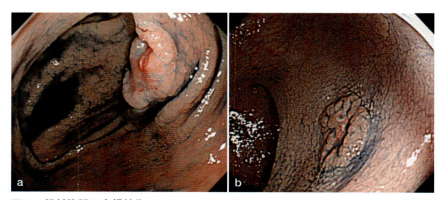

図3 相対陥凹の内視鏡像

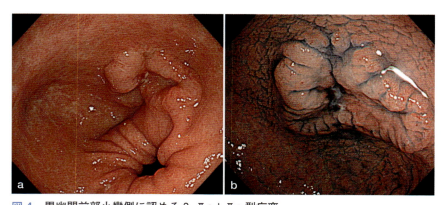

図4 胃幽門前部小彎側に認める 0–Ⅱa＋Ⅱc 型病変
〔野中康一,他:上部消化管内視鏡診断マル秘ノート.p.135,医学書院,2016 より転載〕

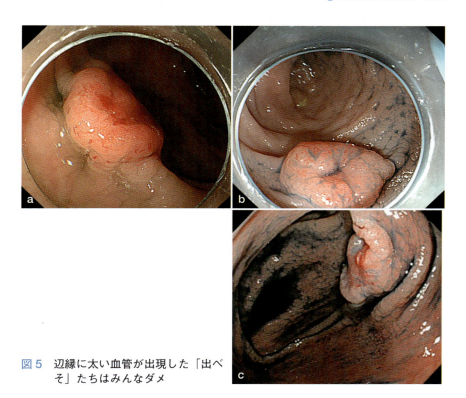

図5 辺縁に太い血管が出現した「出べそ」たちはみんなダメ

あかんやつ（深部浸潤）のようですねー．まああくまでも参考までにお願いします．

ということで，「俺の出べそ」の項を終了にしたいと思います．

今，5人くらいの方が，服をめくって自分のおへそを確認しましたよね〜（笑）．

> **Point!** 大腸陥凹型病変
> - 大腸陥凹型病変は，陥凹の深さや陥凹面の性状が深達度を判断するうえで重要な指標となる．
> - 大腸の場合は，0-Ⅱa＋Ⅱcと記載があれば，極めて強くSM深部浸潤を疑う．

II 下部消化管　1. 大腸

4 LST（laterally spreading tumor）

「スーパーモテバイザー」とLSTを語ろう！

野中：Yahoo! JAPANでLSTを検索すると，ウィキペディアのLSTのページには，
- 戦車揚陸艦-Landing Ship Tankの略
- 地方標準時-Local Standard Timeの略
- スケジューリングアルゴリズムの一種．Least Slack Timeの略．
- LST（ディスク）-光disc（ディスク）の一種 Layer Selection Typeの略．
- 側方発育型腫瘍（laterally spreading tumor）

というワードが列記されます．

　世の中では戦車揚陸艦のほうが重要なようです．

　ただ，私たち内視鏡医は違います．一番下が気になるはずです．

　埼玉医科大学国際医療センターでのある日，私の義理の父の横行結腸で見つかった30 mm大のLST（図1）に対してESDを行いました．

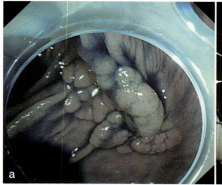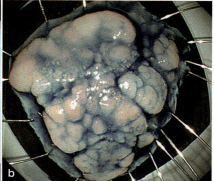

図1　義理の父のLST

ちょっと，いつもとは違う緊張感があり，手が震えました．

　信頼する右腕の田島知明医師（埼玉医科大学国際医療センター　消化器内科）にお願いしようかとも考えましたが，やはり自分が担当することにしました．

　線維化が強く，そこそこ大変でしたが，穿孔せずに終了しました．

　ESDの話はどうでもよくて，ここからが重要です．治療後，当院に研修に来ている先生方に問いかけてみました．"さっきの僕の義父の腫瘍の肉眼型（発育形態）はどう思った？"

　案の定，半々に分かれました．LST-NG（flat-elevated：F type）かLST-Gかで意見が真っ二つに分かれたのです．

　今までも私の中で，LST-Gの結節混在型（nodular mixed：M type）なのか顆粒均一型（homogeneous：H type）なのか分けにくい症例や，LST-GなのかLST-NG（F）なのか線引きが難しい症例と遭遇してきましたが，最終的にはいつも，あやふやにしてⅡaという記載をしたり，LST-Gという記載だけでそれ以上は踏み込まずに逃げ回ってきました．

　きっと私だけではないと思います．本書を手にした先生の8割以上の皆さんがそういう経験をお持ちではないでしょうか．

　そして，そういうあやふやな症例を学会や症例検討会に出せば，放送事故のようになってしまうということで，闇に葬ってしまった症例があるのではないでしょうか．

　まあ大げさか（笑）．"お前と同じにするな！"と思われた場合には申し訳ございません．

　あくまで，私は多くの若手内視鏡医とともに9割正しく診断できる「モテる内視鏡医」を目指したいだけなのです．ここは恥を忍んで，「今さら聞けないLST」ということで，みんなで私の「マル秘ノート」とバイブルである「胃と腸」から抜粋して復習したいと思います．

LSTの定義は？　0-Ⅱaとの違いは？　亜分類それぞれの典型的画像は？　どの亜分類にするか，悩んだ場合にはどうすればよいの

か？（見なかったことにするのか？） SSA/P（sessile serrated adenoma/polyp）はLSTとしてよいのか？

などです．

まずは，**モデ文献**として

モデ文献「胃と腸」

📖 鳴田賢次郎，田中信治．LST（laterally spreading tumor）：顆粒型，非顆粒型〔LST granular type（LST-G），LST non-granular type（LST-NG）〕．胃と腸 52（5）：746, 2017
URL https://webview.isho.jp/journal/detail/abs/10.11477/mf.1403201074

📖 工藤進英，須藤晃佑．側方発育型大腸腫瘍（laterally spreading tumor；LST）．胃と腸 47（5）：771-772, 2012
URL https://webview.isho.jp/journal/detail/abs/10.11477/mf.1403113351

📖 岡 志郎，田中信治，大庭さやか，他．3）側方発育型腫瘍（LST）とは．胃と腸 45（5）：619-623, 2010
URL https://webview.isho.jp/journal/detail/abs/10.11477/mf.1403101911

などをご参照ください．

LSTの定義

野中：LSTは工藤らによって以下のように定義・報告されています．

❶ 水平側方への発育進展を特徴とする径10 mm以上の表層拡大型大腸病変の総称である．
❷ 肉眼型分類を示す用語ではない．
❸ 顆粒型（LST-G）と非顆粒型（LST-NG）に亜分類される．
❹ LST-Gは顆粒均一型（Homo：homogeneous type）と結節混在型（Mix：nodular mixed type）に細分類される．
❺ LST-NGは平坦隆起型（F：flat-elevated type）と偽陥凹型（PD：pseudo-depressed type）に細分類される．

表1 肉眼型分類に当てはめた LST

	発育形態分類	肉眼型分類
LST-G	LST-G（H）	0-Ⅱa
	LST-G（M）	0-Ⅱa, 0-Ⅰs+Ⅱa, 0-Ⅱa+Ⅰs
LST-NG	LST-NG（F）	0-Ⅱa
	LST-NG（PD）	0-Ⅱa+Ⅱc, 0-Ⅱc+Ⅱa

　まずここで，1つ分かったでしょう．"横行結腸に9 mm の LST を認めます"というのはあり得ないのです．

　そんなの当たり前と思うことなかれ．実際，多くの若手医師の所見用紙を見直してみると，そのような記載がたくさんあることに気づくでしょう．

　純粋に疑問に思うのは"9 mm の……"と所見を記載してあることです．とてもよいことだと思いますが，大ざっぱに10 mm としてしまえば，こんなことにならなかったのに……．と思うのは私だけでしょうか．

　次に❷についてですが，LST は定義上肉眼型を示す用語ではないのです．すなわち，LST-G（H）の肉眼型は 0-Ⅱa と記載すべきなのです〔肉眼型記載例：0-Ⅱa［LST-G（H）］〕．

　2008年に京都で行われた「International workshop on nonpolypoid mucosal colorectal neoplasia」のコンセンサス会議でも LST は発育形態分類との用語として取り扱うことでコンセンサスが得られている[1]ので仕方ありません．

　分かりやすい一覧表を提示いたします（表1）．

0-Ⅰs と 0-Ⅱa の違いは 2.5 mm なの？

野中：ところで文献1）を参照すると，「Polypoid lesions are elevated more than 2.5 mm above the surrounding mucosa. Nonpolypoid lesions are flat, elevated less than 2.5 mm, or are depressed less than

2.5 mm」と記載してあります．

　ということは，0-Ⅰsと0-Ⅱaの違いは2.5 mmということなのでしょうか？

　これは知りませんでした（驚）．

　『モテ本』に記載するにはあまりに危険な内容です．やはり，これは実臨床で多くの若手医師があやふやにしているところでしょう．

　まずは，わがバイブル「胃と腸」先生に聞いてみました．

　「二宮悠樹，田中信治．大腸癌の肉眼型分類（classification of gross appearance for colorectal carcinoma）．胃と腸 52（5）：732-733, 2017」によると，「パリ分類では0-Ⅱa型は，病変の高さが閉じた生検鉗子の高さ（約2.5 mm）を超えないものを指し，それより高い病変は0-Ⅰs型に分類されること，0-Ⅰsp型は臨床的意義がないため省かれておりType 0-Ⅰsに含まれることが『大腸癌取扱い規約』と異なる」と記載してありました．

　私自身は「表在型大腸腫瘍プロジェクト研究班」での討論の結果が記載してある，「多田正大．早期大腸癌の肉眼分類 1）肉眼型分類の基本．胃と腸 45（5）：608-612, 2010」を読んでいたので，「Ⅰsとはドーム型の形態を呈する病変とし，Ⅱaとは広基性であり，全体像として観察すれば背丈が扁平な病変として漠然と定義することにした」「ⅠsとⅠspの違いについても，"くびれ"の有無によって区別することは理解されている．しかし"くびれ"の定義も明確ではなく，われわれが何気なく用いている表現である．これを明確に定義すべきか，あえて曖昧なままがよいのか，本研究班でも完全な意見の一致は得られなかった」と記載してあるとおり，大人の対応で曖昧な感じにしてきました……．

　けれども『モテ本』にあやふやなことは書けません．ここは，「スーパーモテバイザー」に現時点での考え方をお聞きするしかありません．

斎藤：パリ分類では食道・胃・大腸を統合して分類が作成されていますので，0-Ⅰsと0-Ⅱaの違いが2.5 mm（生検鉗子の高さ）となりましたが，これを適用すると大腸LSTのほとんどがⅠsとなってしまいま

す．ですので，私としては，「表在型大腸腫瘍プロジェクト研究班」での討論結果「Ⅰsはドーム型の形態，Ⅱaは広基性で全体像として観察すれば背丈が扁平な病変」に1票入れたいと思います．

大腸では，癌だけでなく腺腫も，0-Ⅱaや0-Ⅱcと書いてもいいの？

野中：もう1点便乗してスーパーモテバイザーに教えていただきたいことがあります．

早期胃癌の場合，丈の高さが2mm程度の隆起性病変であれば肉眼型は「0-Ⅱa」と記載します．しかしながら，その病変が腺腫であった場合には「Ⅱa様病変」と記載しなくてはいけません．0-Ⅱaは早期胃癌の肉眼分類であるので腺腫は当てはまらないからです．これは私が論文を投稿するとき，常に査読で指摘されるのでいつも注意している点です．

今回，自分の「マル秘ノート」を読み返し，『モテ本2』を執筆している段階で，気になって夜も眠れなくなってしまいました．現在，私は不眠症で毎日睡眠導入剤を内服して休んでいます．

上記の論文でいくとflat elevated lesionであれば0-Ⅱaとなるわけですが，これは病理学的に癌であっても腺腫であっても大腸では0-Ⅱaと記載すべきなのでしょうか？

市原：病理の市原です．この件についてはかねてより私も気になっており，夜も眠れず早朝覚醒しております．最近は4時半に目が覚めて，そこから二度寝して遅刻しそうになります．

野中先生のおっしゃるとおりで，「癌じゃないものに癌の肉眼形態分類をするな！」という歴史があるのです．厳密性は大切ですからね．

でも，それだと臨床医の皆さんはとても不便です．内視鏡所見で癌の可能性があるなぁと考えた病変を，カルテ上「0-Ⅱa」と記載して，ESDして，後日病理で「high grade adenoma止まりでした」という報告書が出た瞬間から「0-Ⅱa like lesion」と書き直さなければいけな

い,なんて……．治療数の多い大腸で毎回こんなことをやっていたら，面倒くさいです．

　面倒くさい，というと語弊がありますね．現場に無用の混乱を抱かせないよう，偉い先生方のしっかりした議論がありまして，その議論の結果が『大腸ポリープ診療ガイドライン2014』p.45の「CQ 3-11 大腸癌の肉眼型分類は？」にきちんと記載されています．
　「腺腫性病変の場合も大腸癌に準じる」．
　CQ 3-11の，最後にチョロッと一文が追加されているのです．分かりますよ！ もめると分かっていて，この一文をあえて追加してくださったんですね！ おかげで扱いがとてもラクになります．
　腺腫を想定している場合も，0-Ⅱaや0-Ⅱcと書いても大丈夫です．

「非腫瘍性病変」の場合はどうなの？

市原：ところで，今気づいたのですが，「腺腫性病変の場合も大腸癌に準じる」と書かれていますが,「非腫瘍性病変」はどうなんでしょうか？ 例えば，鋸歯状病変の一部，6mm大の過形成性ポリープを「0-Ⅰs」と書いてはいけない,ということでいいんでしょうか？ やはり「Ⅰs様」と書くべきなんでしょうか．「おひとりさま」って感じがしてよいですね．

斎藤：おっと痛いところを突いてきますね．決まりはないかと思いますが，SSA/Pや過形成性ポリープ，炎症性ポリープも，肉眼型はつけたいですよね？

　『大腸癌取扱い規約 第9版』肉眼型分類の項で，注2に「表在型の肉眼型の判定は内視鏡所見を優先し，組織発生や腫瘍，非腫瘍の違いを考慮せずに，病変の形を全体像として捉える」とあります．

　したがってSSA/Pを含めた非腫瘍性病変（SSA/Pに関しては腫瘍とするか非腫瘍とするかで議論もありますが）に関しても同様に記載してよいと考えます（個人的意見です）．

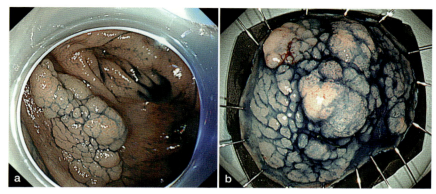

図2 LST-G（M）

LST-G（H），LST-G（M）の違いはなんなの？

野中：次に❸〜❺のLSTの細分類について考えたいと思います．

　LST-G（H），LST-G（M）の違いは何でしょうか？　図2に示す症例のように集簇した顆粒よりも，明らかに大きな結節が混在しているものは全員一致でLST-G（M）と判断できるでしょう．問題は微妙なラインの症例（図3, 4）です．

　そもそも結節と顆粒のサイズの定義は決まっているのでしょうか？　わがバイブル「胃と腸」で大腸LSTに関するものをすべて調べてみましたが，よく分かりませんでした……．

　あえていうと，

　「味岡洋一，渡辺英伸．結節集簇様大腸病変─私の意見．胃と腸 27（4）：428, 1992」

　「田中信治，斎藤 豊，河野弘志，他．【座談会】LST細分類の意義と課題．胃と腸 49（12）：1765-1782, 2014」

　の中で径3〜5 mmの結節3個以上の集簇からなる病変がLST-G（H）とされていました．

　ガイドラインや診断基準を作成されているハイボリュームセンターで一般的にそのようにされているので，われわれ若手医師は当然参考

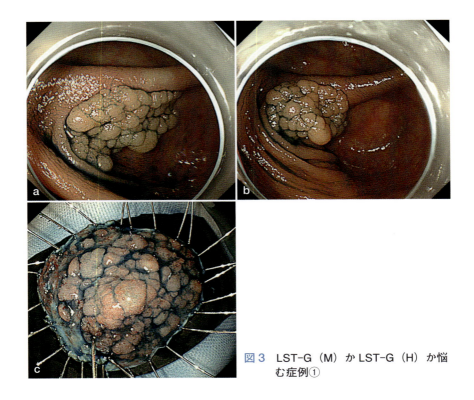

図3 LST-G（M）か LST-G（H）か悩む症例①

にすべきでしょう．

それでは，6 mm のものがあれば LST-G（M）ということでよいのでしょうか？

すべての顆粒についてトラウマティックチューブを用いて計測する必要があるのでしょうか？

現実的には"均一な顆粒の中に不均一に大きな顆粒（結節）を認めるものを LST-G（M）としている"という回答におさめたいと思います．主観が入ってしまうのは否めません．

私自身はモテたいので上記の定義を用いて所見を記載しています．

ちなみに，上記内容を学んだとして，図3，4の症例の細分類は結局どうすればよいでしょうか？

図3について，個人的には最初に見た内視鏡所見（図3a）から考

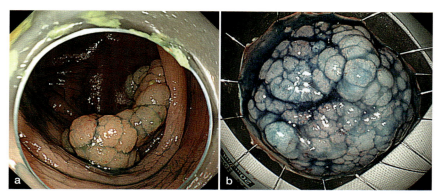

図4 LST-G（M）かLST-G（H）か悩む症例②

えて，ただのLST-G（H）かなと思っていました．ちょっと腫瘍の向きが変わって（図3b），"あれっ"，中央の顆粒が少し大きい！　不均一に大きい！　切除後に貼りつけた標本（図3c）を見ても，やはり中央の顆粒（結節）は不均一に大きいですね．診断をLST-G（M）に変更したい……．

　図4について，この症例も，切除前（図4a）はなんとなくただのLST-G（H）と考えてはいました．ただし，切除後の標本（図4b）を見ると……．微妙に気になります．あー，もう分からない．スーパーモテバイザーに確認するしかない．

斎藤：「3～5 mmの結節3個以上の集簇からなる病変がLST-G（H）」，この定義は私も知りませんでした（内緒にしてください），失礼しました．

　ただ当施設では，LST-Gの粗大結節の定義を1 cm以上としています．当施設からの論文で1 cm以上の粗大結節が有意にSM深部浸潤と相関したためです．

参考文献

Saito Y, Fujii T, Kondo H, et al. Endoscopic treatment for laterally spreading tumors in the colon. Endoscopy 33（8）：682-686, 2001

ですので，1 cm 以上の結節があった場合を LST-G（M）と定義することで治療方針にも直結する分類となるわけです．

図3 の症例を貼りつけると真ん中の結節は1 cm はあるのでは？

ただ，内視鏡画像ではそうは見えませんので，内視鏡診断は私も LST-G（H）としたいと思います．

> **ココが モテ Point! LST-G の粗大結節の定義**
>
> - 粗大結節の定義は，はっきりとは規定されていない．SM浸潤率を考慮すると1 cm 以上を粗大結節ととり LST-G（M）と診断することで治療に直結する診断学となる！

図4 の症例は LST-G（M）でよいでしょう．明らかに隆起してますし，図4a の結節は融合傾向で1 cm 以上あります．

野中：話は一番最初に戻りますが，結局私の義理の父のLSTは細分類すると何になるのでしょうか？

LST-G（H）と LST-NG（F）で意見が分かれたのですが，上記**モテ文献**などを参考にすると両者の鑑別は顆粒集簇ととるのか，平坦な面上の溝ととるのかが鑑別点のようです．だから，それをどっちにするか判断が難しい症例が存在するんでしょ（怒怒）．

それはごもっとも．これには主観が入ると思います．でも物事には100％ということはないんですよ．

『モテ本』でもいいましたが，胃腺腫と高分化型腺癌の線引きだって病理医間で差があったじゃないですか．そういうものだと思ってイライラしないで！

大事なことは，9割程度の症例について，世の中の内視鏡医と同じ意見で診断できることですよ．それで十分モテます．1割の線引きの難しい症例はあきらめましょう（こんなこといったら怒られますが……）．

ところで義理の父の病変は，私は平坦な病変に溝があるという診断で LST-NG（F）と診断しました．「スーパーモテバイザー」の斎藤先

生に，これでよいか確認してみたいと思います（違ってたらごめんなさい）．

斎藤：まずは，LST-G と LST-NG の判断に迷う症例がある！　これは事実です．われわれにもあります．

　図1の症例，私はLST-G（H）とします．田中信治先生（広島大学大学院医歯薬保健学研究科内視鏡医学）によれば，LST-G（H）とLST-NGの決定的な違いは，結節が集簇しているのか，ただの溝なのか，そこが鑑別点とのことです．本症例は確かに結節が集簇しているのか，ただの溝なのか悩ましいところですが……．

野中：このLST-GとLST-NG（F）の鑑別が個人的には一番難しい気がするんですよねー．

　例えば，次の図5〜9の症例はLSTの細分類でいうと何でしょうか？

　まずは，自分自身がどういう亜分類にしたかを記載します（これ，インチキじゃないです．斎藤 豊先生にこの原稿と症例をお渡しする前に記載しました．ですので，このあと斎藤先生にかなり厳しく診断が間違っているとお叱りをいただいた文章が続くかもしれません……）．

■ 図5の症例

野中：図5について，この症例の切除前（図5a, b）はLST-Gと自分自身思っていました．5mm前後の結節があるようにも見えるので，LST-G（H），LST-G（M）か悩むな……．外すとモテないので，所見用紙にはLST-Gと記載して，ぼんやりごまかしておこう．しかし切除後（図5c），余計にわけが分からなくなりました……．辺縁がLST-NG（F）で真ん中がLST-G（M）？

　この症例は，もう存在しなかったことにしよう．そう誓ったのです．いや，逃げちゃダメだ！　実臨床で本当に若手内視鏡医が困ってしまう症例を議論してこその『モテ本』だ．野中康一自身がモテる，モテないは重要ではない！　恥を忍んで，あえて提示したい．

　斎藤 豊先生，この症例はLSTの亜分類でいくとどれになるので

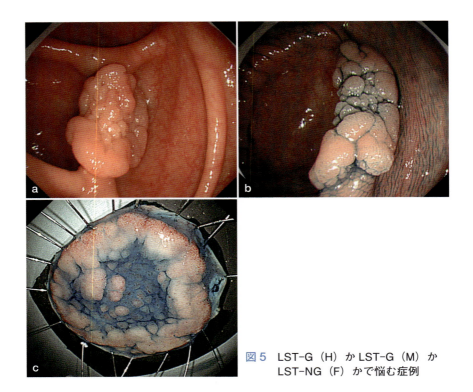

図5 LST-G (H) か LST-G (M) か LST-NG (F) かで悩む症例

しょうか？

斎藤：図5の症例はLST-G (M) でよいでしょう．1cm以上の粗大結節もありますよね．肉眼型はあくまで臨床的な（管腔内）内視鏡診断なので，貼りつけた切除検体は無視してください．内視鏡像で診断すれば迷わずLST-G (M) でしょう？

Ｉｐの診断も一緒です．SM浸潤距離の測定方法がＩｐではmodified Haggit 分類で，head invasion かどうかが問題になります．したがって肉眼形態診断は非常に重要ですが，貼りつけた検体あるいは病理診断ではＩｐかNon-Ｉｐかの診断はできません．

■図6，7の症例

野中：図6について，この症例はどうなんでしょう？

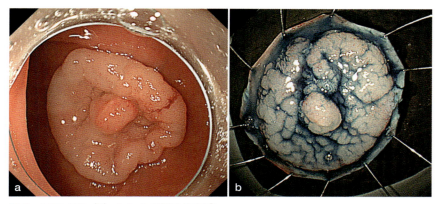

図6　LST-NG（F）としたが悩む症例①

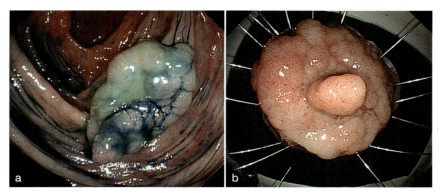

図7　LST-NG（F）としたが悩む症例②

　野中自身は切除後のインジゴカルミン撒布後の画像（図6b）で，顆粒集簇ではなく平坦な面上の溝があると判断して LST-NG（F）としました．でも……．斎藤先生，なんだか"出べそ"みたいな結節が中心にあるんですよ（涙）．こういう場合はどうしたらいいんでしょうか．図7 の症例も同じような形をしてるんです．

　こういうのを意外と若手内視鏡医は，あやふやにしてしまっています．先日，悩みすぎて LST-NG（D：debeso の D）と記載してる人がいました．すいません，嘘です．これは盛りすぎました……．

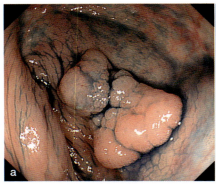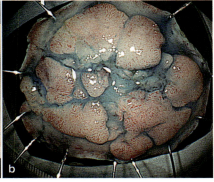

図8　LST-NG（F）としたが悩む症例③

斎藤：図6の症例は野中先生の診断どおりLST-NG（F）でよいでしょう．さすがです！　溝ですよね．

　ただ治療前の色素撒布像がないのが残念！　やはり色素で，表面の凹凸をしっかり見極める必要があります．

　また確かに中心に結節がありますね．複合型です．なのでわれわれは，0-Ⅱa+Ⅰs（LST-NG F）と記載しています．あくまでLSTは発育進展分類なので，最初にパリ分類を記載し，その次に（　）でLST分類を附記すれば問題ありません．

　図7の症例は0-Ⅰs+Ⅱa（LST-G M）としますかね．ま〜見るからにNGではないでしょ？

■図8の症例
野中：図8の症例はシンプルに平坦な面上の溝ととって，LST-NG（F）としましたが，大丈夫ですよね？
斎藤：図8の症例は大丈夫です．LST-NG（F）に1票！

■図9の症例
野中：図9の症例は私の勉強会でも意見が大きく分かれました．
　かなり多くの若手内視鏡医が，顆粒集簇ととったようでLST-G（H）

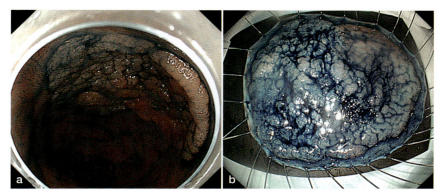

図9 LST-G（H）か LST-NG（F）で悩む症例

と診断しました．

　ちなみに，野中自身は平坦な面上の溝と診断して LST-NG（F）としました．

　結局答えが分からず，嘘を教えるわけにもいかないので，世間話に切り替えて煙に巻いて勉強会を終了しました．

斎藤：図9の症例は割れそうです．私も以前は 0-Ⅱa（LST-G H）としていましたが，「胃と腸」の座談会で田中先生と議論してからは，場合によっては 0-Ⅱa（LST-NG F）とするかもしれません．おそらく中間なのだと思います．

　が，これはどちらかというとやはり 0-Ⅱa（LST-G H）ですかね．ただ治療方針は ESD でよいでしょう．切除検体で，右のほうは NG の要素がありますし，左のほうは G に近いのではないでしょうか？

野中：最後に LST-NG（PD）の内視鏡診断のポイントについて簡単に説明します．

- 陥凹様所見を呈する（図10〜12）．
  * LST-NG（PD）の陥凹自体は深達度に寄与しない（つまり深読み注意!!）
  ただし，SM 浸潤自体の頻度は高く，その場合にも multifocal に

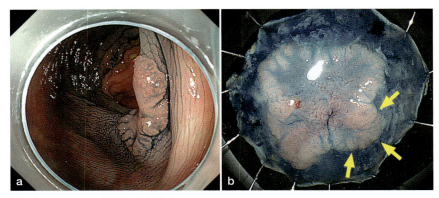

図10　LST-NG（PD）の症例①

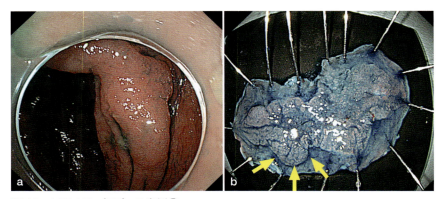

図11　LST-NG（PD）の症例②

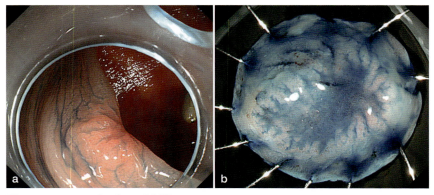

図12　LST-NG（PD）の症例③

浸潤する場合があるので注意が必要.
- 偽足様所見を呈する（図10, 11の矢印）.
- ひだのひきつれを伴う場合がある.
- 陥凹面では拡大観察でⅢs型 pit や小型ⅢL型 pit が密在している.

細分類は，ややこしいので面倒くさいですね．所見は，LST-G, LST-NG までの記載で今後も逃げ回ろうと思ったあなた!!! それでは患者さんに絶対に「モテない（信頼されない）」ですよ．

なぜなら，細分類された4つのパターンで担癌率もSM浸潤率も全く違うんですよ．

治療方針の決定も患者へのインフォームドコンセントもきちんとできませんよね．

モテ Point! LST の亜分類と腫瘍径からみた SM 浸潤率

表2 LST の亜分類と腫瘍径からみた SM 浸潤率

	size (mm)				total
	10〜19	20〜29	30〜39	40〜	
granular type					
LST-G (H)	0/197 (0%)	1/138 (0.7%)	1/74 (1.4%)	2/92 (2.2%)	4/501 (0.8%)
LST-G (M)	5/44 (11.4%)	16/96 (16.7%)	15/72 (20.8%)	31/135 (23.0%)	67/347 (19.3%)
non-granular type					
LST-NG (F)	26/441 (5.9%)	28/208 (13.5%)	10/65 (15.4%)	13/41 (31.7%)	77/755 (10.2%)
LT-NG (PD)	28/94 (29.8%)	38/83 (45.8%)	17/25 (68.0%)	4/7 (57.1%)	87/209 (41.6%)

LST-G (H): homogeneous type, LST-G (M): nodular mixed type, LST-NG (F): flat-elevated type, LST-NG (PD): pseudo-depressed type.
〔和田祥城, 他. 大腸 LST の NBI 拡大観察. 胃と腸 49（12）：1694, 2014 より転載〕

- LST-G (H)：腫瘍径が大きくなっても SM 癌はほとんどない．
- LST-G (M)：LST-G (H) と比較すると SM 癌率が高く，特に粗大結節の部位で多い．
- LST-NG (F)：腫瘍径が大きくなるに従い，SM 癌率が増加する．

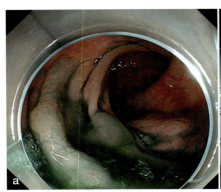 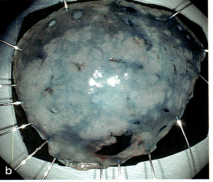

図 13　SSA/P

- LST-NG（PD）：こいつは最も悪い奴らしい！　腫瘍径が小さいうちから SM 浸潤し，このデータによると 20 mm 未満でも約 30％，30 mm 以上では 50％以上が SM 癌らしい．気をつけろ!! multifocal に SM 浸潤をすることもあることと，詳細な拡大観察を行っても SM 浸潤部を診断できないことがあることも，やっかいですよね～．

SSA/P は IIa（LST）と記載してもよいのですか？

野中：最後の最後で，野中自身がどうしても疑問に思い，もう今さらだれにも聞けない状況になってしまったことを，「スーパーモテバイザー」の斎藤 豊先生に教えていただきたいです．

　"SSA/P は IIa（LST）と記載してもよいのですか？"（図 13）

　これを誰かに教えていただきたくて，むずむずしていました．おそらく今回は人生で最後のチャンスと思っています．

　この疑問に賛同してくださる先生も，おそらく 38 人くらいはいらっしゃるのではないでしょうか？

　38 人にいかなる意味があるのでしょうか？　……ありません，ただ，スタバ（念のための註：スターバックスコーヒーの通称）で原稿を書きながらふと思いついた面白そうな数を書いただけです．私の年

齢でもありません（笑）．

　わがバイブル「胃と腸」を読んでも，多くの場面でSSA/PがLSTの内容で書かれています．

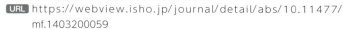

田中信治，斎藤 豊，河野弘志，他．【座談会】LST細分類の意義と課題．胃と腸 49（12）：1765-1782, 2014
URL https://webview.isho.jp/journal/detail/abs/10.11477/mf.1403200059

　LSTはその発育形態を分類したものです．そもそもSSA/Pなる腫瘍は側方に拡がっていく腫瘍なのでしょうか？

　もし側方に進展するものでないとしたら……．考えるだけでも恐ろしい……．

　完全に自分が答えられる範疇を超えています．

　病理医としてのコメントを市原先生に，内視鏡的なご指導を「スーパーモテバイザー」の斎藤 豊先生にいただきたいと思います．

市原：病理について，市原です．

　いやですよ，このコメント．先ほどコメントさせていただいた"腺腫はⅡaと記載していいのか？"の部分で，SSA/Pの話を書こうとしてやめたくらいですからね．"これ，なんて書いても怒られるやつだ……"って思いました．だから書かないでそっとしておいたのに，結局書かされることになるなんて．

　「完全に自分が答えられる範疇を超えています」のところでスタバのコーヒーを吹きました．ぼくがこれを書くと，たぶん22人くらいに怒られます．22人にいかなる意味があるか？　……早期胃癌研究会ですれ違ったときにぼくにお説教してくださる病理医の数がだいたい22人です．うそです，5人くらいです．

　1つ確認しておきたいのは，少なくとも日本消化器病学会では「SSA/Pは腫瘍である」という立場をとっているということです．

　ただ，『大腸ポリープ診療ガイドライン2014』[2]を読むと，本文中に

は決して「SSA/P は腫瘍である」とは書いていないんですよ．だから皆さん混乱するんですね．多くの臨床医や病理医は SSA/P は腫瘍だと信じておられると思いますが，だったら WHO blue book の名称に「sessile serrated adenoma/polyp」とこれ見よがしに「polyp」が付記されている理由が分からなくなります．

　遺伝子変異があれば腫瘍，というのはちょっと厳密性を欠くのです．Peutz-Jeghers type polyp にも遺伝子変異はあります．非腫瘍性病変であっても遺伝子変異を有する以上，*BRAF* 変異があるから腫瘍だ，というのはある意味極論なのです．まして，CpG アイランドのメチル化があるから腫瘍だ，とか，マイクロサテライト不安定性（microsatellite instability ; MSI）があるから腫瘍だ，ともいえたものではありません．

けど……まあ……腫瘍として扱っていますよね．実臨床では．

　結局ガイドラインでは SSA/P を腫瘍と考えているのでしょうか．それとも，難しい問題だからといってぼかしているのでしょうか．

　答えは意外なところにみつかります．

　皆さんがするっと読み飛ばしがちな，冒頭の部分で，SSA/P を腫瘍のくくりに入れてしまっているのです！　具体的には，ガイドライン p.xvi にある図，「大腸ポリープ診断フローチャート」の左下，「腫瘍」のところ！

　ということで，まず，SSA/P は皆さんがお考えのように腫瘍です．

　諸説ありますけどそれがガイドラインの意向です．そう決めることで，先ほどのガイドライン「CQ 3-11 大腸癌の肉眼型分類は？」の文章をきちんと読み直してみましょう．

「表在型大腸腫瘍の肉眼型は日本消化器内視鏡学会の早期胃癌分類に準じ……」

「表在型大腸腫瘍の……」

「……腫瘍……」

　ほら，<u>0-Ⅱa とかⅡc とかの肉眼分類の対象は，癌じゃなくて「腫瘍」と書かれています</u>．

SSA/P も腫瘍なのですから，ひとまず「0-IIa」と記載して大丈夫でしょう．

こんな七面倒くさい検証をするはめになるなら，ガイドラインの末尾に「腺腫性病変も癌に準じる」だけじゃなくて，「腫瘍であればすべて癌と同様に記載する」と書いてくだされればよかったのに．

あ，野中先生のご質問は，まだ続いていますね．

0-IIa（LST）と記載することは可能か．LSTと書いてよいのか，にもお答えしなければいけませんね．

うーむ．LSTの定義が「最大径10 mm以上の，表層拡大型大腸腫瘍」ですから，ま，いいのではないですかね．

最初に工藤先生たちによって定義がなされた後，「LSTは辺縁部で正常腺管の上に乗り上げる二階建て構造をとる」とか「乗り上げた部分では非腫瘍腺管が表面に開口するからpit patternが腫瘍と非腫瘍それぞれ入り交じる」とか，いっぱい報告されて，LSTの「イメージ」が臨床医の皆さんの間で少しずつ定着していきましたよね．

そのイメージを厳密に追いかけていくと，SSA/Pの発育進展は，普通のLSTとはちょっと違うんです．表層拡大型の管状腺腫とSSA/Pでは，まるで違うんですよ．増殖帯の位置が違いますし，腫瘍腺管ごとに加わっている変化も違います．SSA/Pが表層を進展していったところで，二階建てになるわけがないんです（通常の管状腺腫が増殖は二階部分ですが，SSA/Pが増殖するのは一階部分です）．

だからイメージ上は，SSA/PをLSTに入れると「ん？」となるんですけれども……．

定義上は，「表層を拡大すればいい」ということですから，いいんじゃないですかね．なぜ投げやりになっているかお分かりですか？

勉強してもしても，皆さんがこの問題を絶妙に避けていくのが分かるので，いまいち核心に迫れないからです．もっと偉い先生の話を聞きたい．

どなたかいらっしゃいませんか？　スタバのお客様の中に大腸領域の偉い先生はいらっしゃいませんか？

斎藤:スタバにもいませんし,偉い先生というわけでもありませんが,ご指名ですので,一言.

　非腫瘍性病変のところでも記載しましたが,『大腸癌取扱い規約 第9版』肉眼型分類の項で,注2に「表在型の肉眼型の判定は内視鏡所見を優先し,組織発生や腫瘍,非腫瘍の違いを考慮せずに,病変の形を全体像として捉える」とあります.

　現時点で,非腫瘍や,SSA/Pに関する肉眼分類はありませんので,SSA/Pを含めた非腫瘍性病変（SSA/Pに関しては腫瘍とするか非腫瘍とするかで議論もありますが）に関しても腫瘍と同様にⅡa（LST F）と素直に記載してよいと考えます（個人的意見です）.

　LSTという発育形態分類の議論,奥が深かったですね.肉眼分類は,それを聞いただけで病変をいかに頭の中でリアルにイメージできるかが重要です.

　pit診断ももちろん重要ですが,白色光だけでなく,IEEを適切に使用して,病変のcharacterizationに,肉眼分類と発育進展分類でどこまで迫れるかがポイントとなります.

　本書を読んだ後,皆さん,あまり悩まないで済むようになると思います.皆が悩む症例は,われわれも悩んでいます.

■ 文献

1) Kudo SE, Lambert R, Allen JI, et al. Nonpolypoid neoplastic lesions of the colorectal mucosa. Gastrointest. Endosc 68（4 Suppl）：S3-47, 2008
2) 日本消化器病学会（編）.大腸ポリープ診療ガイドライン2014.南江堂,2014

Ⅱ 下部消化管　1. 大腸

5　PG と NPG

PG と NPG の見分け方を教えてよ！

野中：ある日の私の勉強会で，これは NPG type の癌でしょ！　といったとき，参加者の半数以上が目をそらしたのを今でも覚えています．

　要するに，若手内視鏡医の半数以上が PG，NPG という用語自体を知らないのです．

　おそらく，彼らは勉強会後にググった（念のための註：Google で検索することの動詞の過去形）に違いないでしょう．ただし，そう簡単には Google 先生も教えてくれなかったはずです．

　実際 Google で NPG を検索してみると，ウィキペディアの NPG のページには，

- ネイチャー出版グループ（Nature Publishing Group）
- 核計画グループ（Nuclear Planning Group）- 北大西洋条約機構内の委員会の一つ
- ネオペンチルグリコール（Neopentyl glycol）

というワードが列記されます．

　ネイチャー出版グループも気になりますが，とりあえず「胃と腸」と私の「マル秘ノート」に何が記載されているか調べ直してみました．

　結果，この項はそんなに面白くも，モテそうにも執筆できませんでした……．あまりに筆が進まないので（パソコンで打っていますが），この項自体を企画書から抹消しようとも考えましたが，大腸内視鏡を行う以上，PG（polypoid growth）や NPG（non-polypoid growth）が若手内視鏡医が最低限知っておくべき用語であることは間違いないので，このまま書くことにしました．

　単純に，知らない若手内視鏡医がいなくなるように，という思いで執筆しますので，少ないページでご容赦ください．

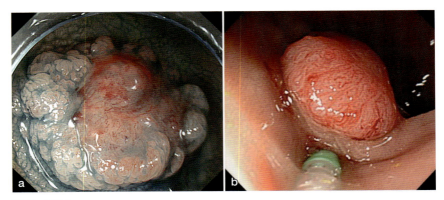

図1　PG type

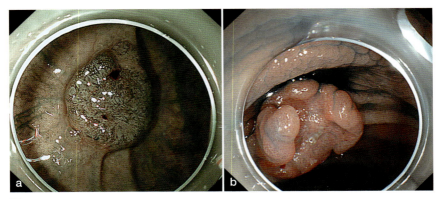

図2　NPG type

　PGとNPGは，早期大腸癌における割面形態による，癌の浸潤様式の分類です．そのように『大腸ポリープ診療ガイドライン2014』p.38に記載されています．
- PG type：癌の粘膜部が辺縁正常粘膜より丈が高くなっているもの（図1）．
- NPG type：癌粘膜分の厚さが辺縁粘膜（多くの場合は過形成性粘膜）と同等かあるいは薄くなっているもの（図2）．また，潰瘍形成をきたし粘膜内病変が消失したもの．

> **モテPoint!** **PGとNPGの特徴**
> - PGは腺腫を伴った病変が多いが，NPGでは腺腫を伴った病変は認めない．
> - NPGはPGと比較して，M癌でもSM癌でもより小さい病変が多い．
> - NPGはPGよりSM浸潤率および，SM浸潤度が高い病変が多く，*de novo* carcinoma 由来が推定される．

　このくらい知っておけば十分でしょうか．

　ここで大事なのは内視鏡所見であって，こういうものがNPG typeか～，と目で見て理解していただければ，少しでも意味があると考えています．

　同じSM深部浸潤癌でも，粘膜内隆起性発育からなるPG typeの癌と，粘膜内隆起性発育を呈さないNPG typeの癌があるわけです．NPG typeの癌は図2のように立ち上がりが非腫瘍粘膜で覆われており，隆起自体が粘膜下層以深に浸潤した癌量を主体とするもので，図1のPG typeのSM深部浸潤癌とは大きな差があります．

　この項とは全く関係ありませんが……．早期大腸癌の0-Ⅰsなどの肉眼型については，LSTの項（p.254～276）でも詳細に記載してありますので，そちらを参考にしていただきたいと思いますが，通常，胃癌であれば0-Ⅱa，腺腫であればⅡa様と結構厳密に記載が求められます．「胃と腸」10年分を見直しましたが，ほぼ間違いなく厳密に分けられている印象があります．

　今回『モテ本2』の執筆にあたり，大腸癌の肉眼型に関する「胃と腸」10年分と数冊の成書を見直しましたが，同じ一冊の中でも早期大腸癌の肉眼型の記載で0-Ⅱaと記載があったりⅡaと記載があったり，幅が広いことが分かりました．

　なんだろう，この私のもやもやした気持ちは……．このフワッとした気持ちを抱いて夜も眠れなくなっているのは私だけでしょうか……（涙）．

気になって眠れなくなるのは，大腸の成書の中でも著者が異なり，項目が違うだけで0-Ⅱaと記載してあったり，ただのⅡaと記載してあったりと，一定でないからです．

　一人の同じ項目の中であってさえ，「0（ゼロ）」がついていたり，ついていなかったりしていることがありました．それがどうということはありませんが，どうも大腸ではフレキシブルに対応されてきたようです．

　この理由を求めて，求めて，探してようやく一つの可能性（答え？）にたどり着きました．

『大腸癌取扱い規約 第8版』を見ても分かるように，

　0型（表在型）の亜分類
　　　Ⅰ：隆起型
　　　　Ⅰp：有茎性
　　　　Ⅰsp：亜有茎性
　　　　Ⅰs：無茎性

のように記載があります．

　そんな中，少しすっきりする事件（改定）が起こりました．

2018年7月に『大腸癌取扱い規約 第9版』が発行されたのです．早速，内部をチェックしてみたところ，

　0型（表在型）の亜分類
　　　0-Ⅰ：隆起型
　　　　0-Ⅰp：有茎性
　　　　0-Ⅰsp：亜有茎性
　　　　0-Ⅰs：無茎性

と記載が変わっているではないですか．

　皆さんいってる意味が分かりました（笑）???

　2018年7月までは，0（ゼロ）つけたり，つけなかったりでなんとなくフワッとしてましたが，最新版の『大腸癌取扱い規約 第9版』では，0（ゼロ）が記載されてます．ここは，きちんとよろしくお願いしますね〜（笑）．

ちなみに,『胃癌取扱い規約 第15版』では,
0型（表在型）の亜分類
　0-Ⅰ型 隆起型：明らかな腫瘍状の隆起が認められるもの
　0-Ⅱ型 表面型：隆起や陥凹が軽微なもの，あるいはほとんど認められないもの
　……

と0（ゼロ）が記載してあります．今回の第9版で大腸癌についても食道・胃と同じように「0-」が記載されたのです．

もうここまで繰り返すと，理解してもらえましたよね（笑）．

今後は大腸の早期癌の所見用紙は0-なんとかですよね．

もう一点，**モテ Point！**，いやっ，モヤポイントの謎を解き明かしたいと思います．

では，大腸腺腫の場合には，胃のときのようにⅡa様ではなく，Ⅱaでよいのでしょうか？　ということですね??

分かりやすく述べましょう！　私が，胃腺腫を論文で投稿した場合，Ⅱaと記載して論文を書くと，ほぼ100％，「Ⅱaは早期胃癌の分類である．胃腺腫を論じているわけであるから，Ⅱa様隆起性病変（あるいは褪色調扁平隆起性病変）と記載を訂正しなさい（怒・怒・怒）」と査読が返ってくるのです．

大腸の論文・原稿をみると，大腸腺腫の記載なのに「Ⅱa」と記載してあることにモヤっとするわけです（笑）．

はたしてこの文章も伝わったでしょうか???　心配です……．

このモヤっとした感じを少しでもスッキリできるように，次の文章で理解してください！

大腸ではⅡa様とはせずに腺腫であっても0-Ⅱaと記載して問題ないということが『大腸ポリープ診療ガイドライン 2014』p.45の「CQ 3-11 大腸癌の肉眼型分類は？」を用いてLSTの項で市原先生により解説されています．新しい規約（第9版，2018年7月発売）でも，そう記載してありますね〜．

> **参考文献**
> 多田正大．肉眼型分類の基本．胃と腸 45（5）：608-612, 2010

の中でも例えば，「『大腸癌取扱い規約 第6版』では癌腫以外の腫瘍の場合は"様"をつけて，Ⅰp様，Ⅱa＋Ⅱc様などとして標記していました．しかし病理組織所見が確定した後，臨床診断の呼称が変更されることは面倒であるので，癌か非癌かを問わず"様"抜きの名称を用いることとした」と記載されています．

もっと面白いことに，2018年7月改定の『大腸癌取扱い規約 第9版』をよ〜く見てみますと，「注3：腺腫と癌を肉眼所見から鑑別することが難しいことから，腺腫性病変の肉眼型分類にも表在癌の亜分類を準用する」と記載されていました．

皆さん，「準用」って漢字が重要ですよ（笑）．

広辞苑によると，「ある事項に関する法規を，類似する他の事項に必要な修正を加えて適用すること」ということです．分かりましたよね（笑）．

「0（ゼロ）」がついていたり，ついていなかったり，Ⅱa様だったり，Ⅱaだったり，やはり内視鏡診断・所見の記載は難解であり，奥が深いですね．でも，奥が深いからもっと勉強したいし，もっとモテたいと思うのでないでしょうか．

あと数年したら，AIが診断して，所見用紙も作成してくれるようになっちゃうんですかね（笑）．そうなったら，今議論してるような細かいことは，誰も気にしなくなっちゃうんですかね〜（涙）．

そうそう，先日のある学会で日本消化器内視鏡学会の田尻理事長が私に次のお言葉をくださいました．

ちなみに『モテ本』が多くの内視鏡医に手に取っていただけた最大の理由は……，田尻久雄理事長に書評を書いていただけたからです．

「野中先生，先生の本は売れてるけど……．もうしばらくしたらAIの時代になっちゃうかもしれないからね．数年後にはモテなくなっちゃうかもな．早めにAIの取り扱い説明書（機械のセッティング，AI

のための写真の撮り方，故障時の取り扱い，リース会社の選び方など）の本を書いたほうがいいな」．

　早速，来年あたりから取り掛かろう!!!

　タイトルは……．『モテる！　AI 教本』で決まりだな（笑）．

　そのときは，また田尻久雄先生に書評をお願いしたいと思います．

　話を本筋に戻して，まとめましょう．

> 大腸早期癌の所見記載は 0- なんとかである！　だって，最新版の『大腸癌取扱い規約 第 9 版』にそのように記載してあるのですから．
> 　大腸腺腫は癌ではないが，Ⅱa でもよいようです（Ⅱa 様では決してない，準用して 0-Ⅱa はあり）．

　どうもそこは大腸では少しフレキシブルに対応されていたようです．ですので，『モテ本 2』の下部の項の中でも自分もフレキシブルに Ⅱa と 0-Ⅱa を記載しています．気にされずに読んでいただきたいと思います．

　いわなきゃ気づかない先生方もいらっしゃるのかもしれませんが，あえて自分の感想と誤記ではないという言い訳のために記載してしまいました．

　もしかしたら，私みたいになんだかよく分かっていない若造が触れるべきではない内容だったかもしれません……．

　もしそうなら，医学書院の出版前会議で削除されてしまうでしょう．むしろそれならそれで，跡形もなく抹消しておいていただきたいと思います．

　本当に，面白く執筆できませんでした……．『モテ本』筆頭著者としてはあまりに情けないところです．

　わが友であり，病理学的指導医でもある市原　真先生なら，ここから PG と NPG に関する内容で膨らませてくれるのでしょうか？

　さすがに厳しいと思いますが，病理学的コメントだけいただきたい

と思います（あればですが……）．

市原：市原でございます．

　試しに当院の研修医（まだ内視鏡を持ち始めたばかり）に聞いてみました．"PGとNPGって言葉，習いました？"と．答えは"いえ，初耳です"．初耳というのはちょっと驚きましたけれど，そうかぁ，この概念，若い人の間ではあまり知られていないのかもなあ，と実感した次第です．

　では，実際，PGとNPGを見極める意味はない時代なのでしょうか．PGとNPGの差に着目することは，「面白くない」のでしょうか？

　形態学的な分類方法のうち，"あっ，それ聞いたことある"くらいに知名度があるものというのは，何かしらの面白さが隠れているものです．だって，昔の内視鏡医や病理医たちが，この分類面白いんじゃね？と舌なめずりをしたからこそ，今に名称が残っているのですからね．

　ということで，PG，NPG分類にもおそらく何か面白いことがあるはずだ，と頭をひねります．

　PGとNPGの面白さは……そうですねえ，PGとNPGを読み分けると，癌の初期像に思いをはせることができる……ってところでしょうか．

　PGというのは隆起の立ち上がりから癌なんですけれども，これはつまり「粘膜内では隆起したがるタイプ」と考えます．

　つまり，「本質はポリープ」だということです．adenomaからスタートして次第に癌になるような，adenoma-carcinoma sequenceでの発癌を来すタイプは基本的にPG typeです．

　これに対し，NPGというのは辺縁では非腫瘍粘膜との高さの差があまりありません．

　これは「本質は0-Ⅱbもしくは0-Ⅱc」だということを意味します．野中先生が執筆されたように，*de novo* carcinoma（adenomaを介さない，はじめから癌である）が予想されるのです（そういえば，SSA/P由来だとNPGになる気もしますね．SSA/P由来癌は *de novo* とはちょっと違うよなあ）．

さて，大腸癌は深達度が増していくとだんだん周囲の形状が修飾されます．ですから，PG，NPGというのはあくまで早期癌に使われることが多い分類であり，進行癌になると，もはや周堤部分がPGなのかNPGなのかは分かりにくいことも多いです．けれども，丹念に観察すると，意外と周堤部分に「PGの名残り」が残っていたりします．ぼくはかつてこの「進行癌がPG由来かNPG由来か」というのをちまちま検討してみたことがあります．

　"何の役に立つんだよ（笑）"と笑われたりもしたのですが……．実は結構面白かったのです．

　ある年に当院で外科手術が施行された進行大腸癌のうち，*KRAS*変異解析を行った48例の肉眼形態を調べてみましたら，
- 辺縁にPG patternが残っていた大腸癌は48例中9例で，
- そのうち7例（77.8％）が*KRAS*変異型．
- 辺縁にNPG patternが残っていた腫瘍は48例中29例で，
- そのうち11例（37.9％）が*KRAS*変異型．

　いやね，早期癌ですと，PGとNPGでは*KRAS*の変異に差があるということは従来からいわれていたんですよ[1]．けれど，このreviewの中では，"進行大腸癌になるとPGとかNPGなんて分かんなくなるぜ"と書かれているんです．癌が発育するにつれて，粘膜内癌の成分なんてどんどんわけが分からなくなっちゃいますから．

　しかし，改めてまじめにマクロやミクロを見てみると，どこかには「PGだった痕跡」「NPGだった痕跡」があるものです．わずかに残っている腫瘍の立ち上がりの性状を探して，*KRAS*変異率とつきあわせてみたら，きちんとPGの痕跡を残す進行大腸癌は高確率で*KRAS*変異型であることを示せました．示せましたけど特に新規性はなかったので，「第60回北海道農村医学会」というおそらく皆さんが聞いたことのない学会で発表しておきました．ぼくはJAの病院に勤めているので，内輪の学会があるのです．それにしても農村医学会って（笑）．

　ということで，PGとNPGを読み分けると，癌の初期像に思いをはせることができます．この初期像というのは，ポリープか0-Ⅱcかと

いう肉眼形態だけの話ではなくて，遺伝子変異まである程度予測することができるのです．

これってちょっと面白くないですか？

……まあ面白くはないかもしれませんけど，進行癌もよく見てみると，以外と癌の初期像の痕跡を残しているんだなあというのは，ぼくら形態診断屋にとっては福音じゃないのかな，と思ったりもするのです．

モテ 文献「胃と腸」

📖 池上雅博．PG，NPG（polypoid growth, non polypoid growth）．胃と腸 47（5）：822, 2012
URL https://webview.isho.jp/journal/detail/abs/10.11477/mf.1403113393

📖 池上雅博．PG，NPG 分類からみた早期大腸癌の発育様式．胃と腸 45（5）：715-719, 2010
URL https://webview.isho.jp/journal/detail/abs/10.11477/mf.1403101924

■ 文献

1） 藤井隆広，加藤茂治．大腸癌の発生には K-ras 点突然変異がどのようにかかわっているか．医学のあゆみ 187（7）：674-675, 1998

Ⅱ 下部消化管　1. 大腸

pit pattern 分類

V₁ 軽度不整，高度不整について教えてよ！

野中：pit pattern 分類，これは本当にすごい！

　大腸において，非腫瘍・腫瘍の鑑別，腺腫・癌の鑑別，癌の深達度診断に至るまで，かなり高い正診率が得られます．そして，この分類は日本人内視鏡医である工藤進英先生らによって作成されたものです．まさに「神の領域」としかいいようがありません．

　どんなに画像強調観察が進歩しても，ピオクタニン染色による pit pattern 診断の重要性は変わらないのです．また，ESD の技術がどんなに進歩しても，pit pattern 診断などを用いて正しい深達度診断ができなければ，内視鏡治療の適応を正しく判断することはできません．

　そう考えると，『モテ本2』で pit pattern について軽々しく論じるべきではないのではないかと思います．確実に罰が当たります……．罰が当たらなかったとしても，おそらくクレームが寄せられるでしょう．

　しかし，"それなら，この項はなしにしよう"というわけにもいきません．多少なりとも，この項のタイトルに惹かれた若手内視鏡医がいるはずだからです．

　pit pattern 分類に関する詳細は，工藤先生をはじめとした諸先輩方の成書をきちんと読むべきです．私も本がボロボロになるまで何度も何度も読みました．

モテ 文献

📖 工藤進英（編著）．大腸 pit pattern 診断．医学書院，2005

＊ちなみに，同書の表紙裏に 2009 年 3 月 5 日，なんと工藤進英先生ご自身にサインをいただきました．「野中康一先生『幻の癌』ピットパ

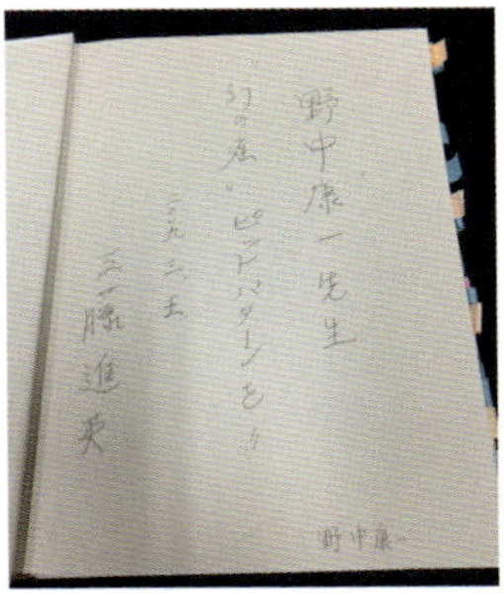

図1　私の「お宝本」

ターンを!!」とのコメントつきの，私の「お宝本」です（図1）．

興奮して脱線してしまいました……．

ここでは，私をはじめとした「モテたい若手内視鏡医」が，今後よく理解しておくべきV_I軽度不整と高度不整の線引きについて，みんなで復習し，同じ判断（線引き）を9割の皆さんができるようになることを目標にしたいと思います．

いまだに学会や研究会で，V_I軽度不整か高度不整か白熱した議論が繰り広げられている場面に遭遇します．ということは……，もしかしたら……，pit pattern の専門家でさえも，その日の体調や気分，状況によって線引きが違うことがあるのではないでしょうか？

まあ，それをここで議論するのはやめましょう（笑）．

さて，まずわれわれが知っておかなければならないのは，V_I型 pit についてです．

2004年4月の「箱根 pit pattern シンポジウム」によって，以下のコンセンサスが得られました[1]．

V型 pit とは，
① 不整腺管構造をV_Iとする．
② 明らかな無構造領域を有するものをV_Nとする．
③ sm 癌の指標としての invasive pattern，高度不整腺管群，scratch sign は付記してもよい．

"もうすでに，知らない用語がたくさん出てきて，分からーん"という方は，次の**モテ文献**を読んでまずは基礎知識をつけてください．

モテ文献 「胃と腸」

📖 工藤進英，小林泰俊，樫田博史，他．大腸腫瘍の拡大観察—VI型 pit pattern の分析および診断に関するコンセンサス—工藤班研究成果を踏まえて．胃と腸 41（13）：1751-1761, 2006
URL https://webview.isho.jp/journal/detail/abs/10.11477/mf.1403100815

📖 山野泰穂．pit pattern 診断．胃と腸 47（5）：863-864, 2012
URL https://webview.isho.jp/journal/detail/abs/10.11477/mf.1403113431

その後，VI型を呈する病変は粘膜内癌からSM深部浸潤癌まで広く認められるという問題が生じ，VI型 pit が軽度不整と高度不整に分類されました．

現在では，<u>VI高度不整はSM深部浸潤癌の指標の1つとして考えてよい</u>とされています．

『大腸ポリープ診療ガイドライン2014』[2]p.46の「CQ3-12 大腸 pit pattern 分類とは？」にも，「<u>VI高度不整およびVN型 pit pattern は基本的に外科手術が選択される</u>」と記載されています．

具体的には，VI高度不整は，

モテPoint! VI高度不整の定義

- 既存の pit pattern が破壊，荒廃したもの．具体的には
  ・pit の内腔狭小．
  ・pit の辺縁不整．
  ・pit の輪郭不明瞭．
  ・SA（stromal area）の染色性の低下・消失．
  ・scratch sign.
  のいずれかが認められるもの．

とされています[1]．

言葉で説明しても難しいので，写真とイラストで確認してください．もちろん「胃と腸」から転載します．それにしても，わがバイブル「胃と腸」や，イラストで分かりやすく解説してくださっている工藤進英先生は「神」ですね！

モテ文献

📖 工藤進英，小林泰俊，樫田博史，他．大腸腫瘍の拡大観察—V_I型 pit pattern の分析および診断に関するコンセンサス—工藤班研究成果を踏まえて．胃と腸 41（13）：1751-1761, 2006

📖 工藤進英．大腸がんの診断と治療．人間ドック 25（1）：9-20, 2010

　これらの**モテ文献**の写真とイラストのうち，内腔狭小（図 2a, b）[1]と辺縁不整（図 2c, d）[1]，輪郭不明瞭を脳裏に焼き付けておいてください．

　では，これらの用語を理解していただいたとして，次に提示する所見は，V_I軽度不整，高度不整，のどちらでしょうか？

　用語と定義を理解することが重要なのは当たり前ですが，それが実際の画像のイメージと一致していなければ，結局解決しません．

　提示した所見の，例えば図 3 の pit pattern は何でしょうか？

　不整腺管構造（異常分岐）を認めたためV_I軽度不整としました．今まで，おおよそこのくらいの pit は軽度不整としていた気がします．でもどうでしょう？

　でも一部ギザギザした腺管に見えないこともないですが……．内腔狭小もあるような気もするし．

　工藤先生の提示されているシェーマと画像のようにV_I高度不整の範疇に入るような気もしませんか？　もうだんだん分からなくなってきました（涙）．

斎藤：本症例は，V_I高度不整としてよいかと私は思いますが，確かにV_I軽度不整と診断する内視鏡医がいてもおかしくはありません．

　①内腔狭小，②辺縁不整，③輪郭不明瞭，④SA の染色性の低下・消失の 4 徴がありますがそれぞれの程度が若干弱いため，軽度と診断

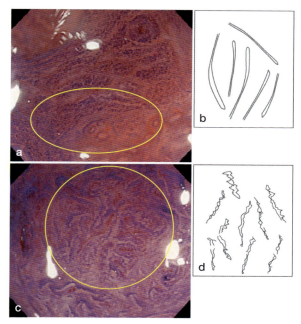

図2 V_I 高度不整
a, b：内腔狭小.
c, d：辺縁不整.
〔工藤進英,他.大腸腫瘍の拡大観察—V_I 型 pit pattern の分析および診断に関するコンセンサス—工藤班研究成果を踏まえて.胃と腸 41(13)：1753,2006 より転載〕

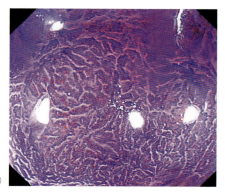

図3 pit pattern 診断で悩む所見①

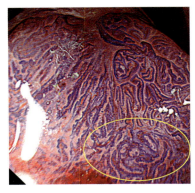

図4 pit pattern 診断で悩む所見②

する医師もいるわけです．「箱根 pit pattern シンポジウム」で高度と軽度の定義がされましたが，その線引きについては詳細な目合わせがされていないのが現状です．

そもそも「V_I高度不整は SM 深部浸潤癌の指標の 1 つである」ことは間違いありませんが，「V_I高度不整およびV_N型 pit pattern は基本的に外科手術が選択される」は，厳密にいうと正しくありません．皆さん知っているかと思いますが（知らない？），invasive pattern という指標をわれわれの施設では用いています．V_I高度不整 pit が存在し，なおかつ領域性（NPG-type で 3 mm，PG-type で 6 mm 以上）があって初めて invasive pattern と診断し，SM 高度浸潤の指標としています．当初 invasive pattern はなかなか認知してもらえませんでしたが，今や，領域性が SM 高度浸潤癌の指標に重要であることは，NBI で JNET 分類を診断する際にも常識になりつつあります．ぜひV_I型 pit を診断する際には，V_Iの不整の程度だけでなく領域性にも着目してください．

ココがモテPoint! V_I型 pit 診断のポイント

- V_I高度不整と領域性の合わせ技1本で SM 高度浸潤は診断する！
- 領域性は PG/NPG 分類で異なる（NPG-type で 3 mm，PG-type で 6 mm 以上）．

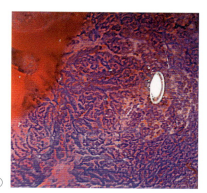

図5 pit pattern 診断で悩む所見③

野中：では，図4の pit pattern はどうでしょうか？

　最初は，異常分岐があるだけなので，V_I軽度不整ではないかと思いました．しかし，黄円部のpitを観察すると，"ギザギザ"してるんですよねー．

　ギザギザ≒辺縁不整と考えると，V_I高度不整に診断を変更すべき？とも思います．ただ，領域も狭いし，この程度だとV_I軽度でいいのでしょうか？　私は最終的にはV_I軽度不整としました．

　斎藤先生，いかがでしょうか？

斎藤：先ほどの図3でも説明しましたが，V_I高度不整の pit pattern を診断する際，PG か NPG かをまず判断する必要があります．それで領域性の基準が変わってくるからです．

　図4の黄円部分だけなら領域として3mmもありませんし，また拡大で段差を持った demarcation line として捉えられる明確な領域性もないので「領域性はなし」となります．

　①内腔狭小，②辺縁不整，③輪郭不明瞭，④SA の染色性の低下・消失の4徴のうち，①ははっきりとは捉えられませんが，②はあり，③④もあり，私ならV_I高度不整と迷わず診断します．あとは領域性も加味して invasive pattern かどうかの判定を行います．

野中：次の図5の pit pattern は内腔狭小，辺縁不整，輪郭不明瞭を全部認めるので純粋にV_I高度不整としてよろしいでしょうか？

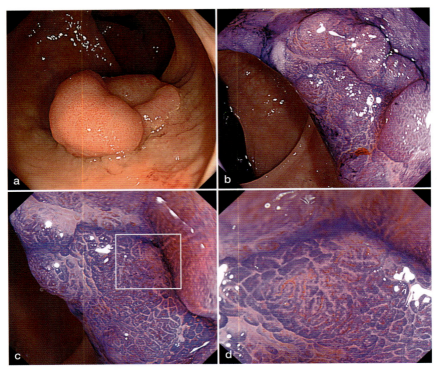

図6 pit pattern 診断で悩む所見④

斎藤：図5はもうV_Nに近い荒廃した pit pattern であり，V_I高度不整というよりはV_N型と診断したほうがよいと思います．たとえV_I高度不整だとしても，限りなくV_Nに近いものです．

野中：もう1例提示します．

　　先日，私の外来診察中に下部内視鏡検査をしていた小林正典医師（埼玉医科大学国際医療センター消化器内科）から電話がありました．

　　"野中先生，内視鏡写真（図6）を見てください．直腸の病変でオペらしいのですが，ESD はどうですかね？　中心で一部V_I高度不整と診断したのですが，領域も狭いし，全体としては粘膜内病変主体だと思うんですよねー．いきなりオペでいいですか？"

　　朝から多くの新患患者さんがいらっしゃる金曜日の外来中に，いつ

ものように元気いっぱいで電話してくる彼はいささかやっかいな男（医師）なのです．

　ちなみに，ご専門は胆膵で，仕事への熱意がハンパない方です．消化管診断にも極めて精通しており，いつもかなり詳細にレポートを記載しているのを目にします．

　電話越しに会話をしながら，内視鏡画像を開いてみました……．

　もう一度いいますが，小林医師は胆膵がご専門です．

　pit patternの拡大観察の写真が極めて鮮明に，たくさん撮ってありました．忙しくイライラしていましたが，なぜだか患者さんを横にして，画面を見ながら笑ってしまいました．不思議な男（医師）です（笑）．そして，1週間後にESDの方針としました．

　斎藤先生，この拡大所見はいかがでしょうか？

　図6cの白枠のフルズーム像が図6dです．pit patternは内腔狭小，ギザギザしている（≒辺縁不整）の2つの所見を認めており，V_I高度不整ではないかと小林医師が診断しておりますが，間違いないでしょうか（私自身も同じ診断をいたしました）？　切除後の結果は，残念ながら，SM深部浸潤を認めていました……．

斎藤：図6の症例はまずPG-typeですね．肉眼型（発育進展形式）は0-Ⅱa+Ⅱc（LST-NG）とします．右側からのひだのひきつれは所見としてとっておきましょう．

　陥凹局面はPGにしては比較的しっかりしています．拡大観察は陥凹面を中心に行います．確かに小林先生が注目している白枠部分のpit（図6d）はV_I高度不整と診断してよいと思います．ただdemarcation lineとして追えませんし，領域性もかなり狭い（少なくとも3 mm/6 mmもない）ので，invasive patternとはとれません．

　ただし，LST-NGに関するpit pattern診断の精度は特異度に関してはかなり高いですが，感度は71％となります（表1）[3〜5]．したがってpitでinvasive patternを認めなくてもSM高度浸潤していることはあるのです．一方，陥凹の感度は92％と高く，特異度は73％そこそこです．非顆粒内隆起に関して特異度は96％と高いのですが感度は20％と

表1 LST-NG, LST-G に対する pit pattern 診断の感度と特異度

		pit	陥凹	非顆粒内隆起
LST-NG		感度 71% 特異度 98%	感度 92% 特異度 73%	感度 20% 特異度 96%
LST-G		感度 52% 特異度 98%	感度 32% 特異度 99%	感度 87% 特異度 26%

〔Yamada M, et al. Endoscopic predictors of deep submucosal invasion in colorectal laterally spreading tumors. Endoscopy 48(5):456-464, 2016 より一部改変して転載〕

かなり低い値です.

したがって，pit でⅥ（invasive pattern）あるいは非顆粒内隆起を認めた場合は SM 高度浸潤癌の可能性がありますが，invasive pattern や非顆粒内隆起を認めない SM 高度浸潤癌も存在することをしっかり認識しておく必要があります.

> **ココがモテ Point!** LST-NG, LST-G に関する pit pattern 診断のポイント
>
> - pit pattern の特異度は 98％と高いが, 感度は LST-NG で約 70％, LST-G で約 50％程度.
> - invasive pattern と確信を持って診断できればまず SM 高度浸潤癌であるが，non-invasive pattern でも SM の可能性はある.

図 6 の症例に関しては，LST-NG にしては境界明瞭な陥凹局面があること，また陥凹内が若干，非顆粒内隆起様を呈していること，エアーを入れた状態（?）でもひだのひきつれが認められることから，pit で non-invasive pattern であっても Ⅵ高度不整もわずかながらあり，SM の可能性を考慮して，一括切除が必要なことはいうまでもありません.

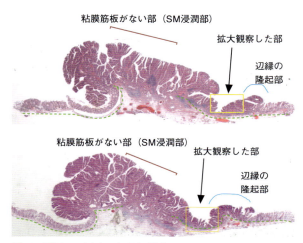

図7 図6の症例の病理組織像

市原：市原です．本病変は結果的にSM深部浸潤相当の病変でした．ただ，実は，「白枠の不整が強かった部分」がSM浸潤部ではなかったのです．

SM浸潤部は図7の「粘膜筋板のない部分」です．病変の中心部でがっつり粘膜筋板が落ちています（図7の赤線）．ここがSM浸潤部．病変のほぼ真ん中付近です．

一方で，図6cの白枠部位の中は，実は粘膜内にとどまっているのです（図7の黄枠）．辺縁隆起のすぐそばですので，対比もしやすいです．

それぞれ，ちょっと拡大してみましょうか．まずはSM浸潤部から……．

図8aはSM浸潤部の表層部です．腺管は密ですが，比較的縦にまっすぐ並んでいて，開口部の形状はさほど多彩ではないです（とはいっても腺腫に比べたら明らかに不同性が強いんですけれどね）．

この部でSMに浸潤しています（図8b）．普通，粘膜筋板を破ってSMに浸潤すると，腺管がスックと立っていた「床」が落ちるので，腺管の頭の部分はもっと乱れるんですけれども．今回は，図8aのよう

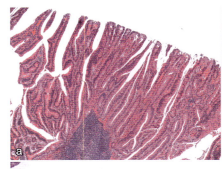
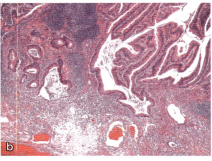
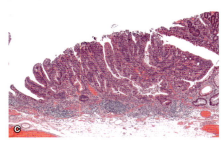

図8　図6dのSM浸潤部の弱拡大・中拡大像

に，あまり乱れていません……．

　これがM癌．癌は態度が悪いのでリーゼントのチンピラです（図9）．リーゼントの先があっちに向いたりこっちに向いたりしています．しかし粘膜内にとどまっているとき，すなわち粘膜筋板（床）が保たれているときは，こいつらはきちんと床の上に立っています．

　SMに浸潤するとどうなるでしょうか？　普通は床がぶち壊れます．お笑いテレビで，スタジオの床が抜けて下のプールにダチョウ倶楽部（古い？）が落っこちるようなシーンがあるじゃないですか．あれです．リーゼントのダチョウ倶楽部を想像しましょう．ザッパーン（図10）．

　床がガラガラ壊れると，ダチョウの3人は立っていられなくなる（腺管の形状が非常に不整になる）ため，リーゼントが好き勝手な方向を向いてしまいます．さらに，浸潤の程度が増すに連れて，SM（床下）における浸潤部線維化（desmoplastic reaction；DR）が表層に露出し

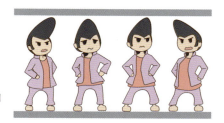

図9 チンピラのリーゼントは右に左に，不規則に向いている（M癌の腺開口部が不規則になるイメージ）

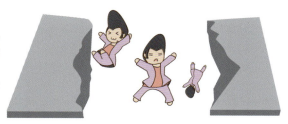

図10 床が崩れるとチンピラが落下し，リーゼントは表層に露出しない（SM癌でV_N型pitが出現するイメージ）

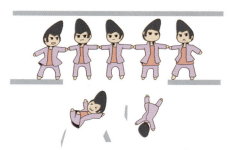

図11 本症例．床は落ちているのだが，表面でチンピラがぷるぷるがんばっているので，リーゼントが表面に残っている

ます．これがV_N型pitと相関します．

　ところが，今回の症例では……（図11）．

　床は落ちてるんですが，表面から見ると，ダチョウ倶楽部が「何食わぬ顔」でまっすぐ立っているようにみえます．ただし，たぶん無理をして周りの芸人たちと支え合っているんでしょうかね，腺管の足はプラプラしています（図8aとbがそれぞれ頭と足です）．

　これだと，pit patternはさほど崩れませんし，DRも表面に露出してきません．本例はまさにこれで，浸潤部の表層があまり乱れていない（SM浸潤部のpit patternにあまり高度の変化が出てこない）症例

でした．

　それはともかくとして，内視鏡のフルズーム画像（図6d），狭い範囲でやや不整が強かった部分も気になりますよね．ここも見てみましょう．

　病理では図8cに相当します．

　なんだか，腺管の形がぐちゃぐちゃです．粘膜内にとどまっている部にもかかわらず，構造異型が強いです．図8aよりも不整が強いくらいですよね．

　「SM深部浸潤した部分だからといって，必ずしも表面構造が一番強く乱れるわけではない」というのはトリッキーです．お笑い芸人のくっきーとかガンバレルーヤがいても床が落ちるのはダチョウ倶楽部……この例えはちょっと分かりにくかったですかね…….

　V_I高度不整だとSM癌の可能性が高いというのは，「リーゼントの向きが乱れまくっているときは，床が壊れてチンピラがうまく立てていないことが多いから」という理屈になります．特に大腸では浸潤と表面の乱れは高確率で相関します．しかし，時に本例のように，表面の乱れの強さが浸潤と相関しないケースもあります．pit patternはめちゃくちゃ強力なのですが，「床がどうなっているか」を読むには限界もあるのだということを頭の片隅に入れておきましょう．こういうケースでは通常観察に戻ることが重要なのですが，それでも難しいときはほんとに難しいですよね…….

野中：市原先生が"野中先生が想定したシナリオではない病理結果を追加しましたので，どうするかは野中先生が決めてくださーい．大人の対応もできます（笑）"とメールしてきました．

　この項を書き始めて1か月くらいが経過したある日，岐阜の講演から品川に戻り，ホテルで次の講演の準備をしていたときのことです．メールを開けるのが怖くて10分くらいフリーズしていました．

　ドキドキしながら，ファイルを開けました．まず，ファイルが重い…….嫌な予感がする…….

　"市原先生のばかー（涙）（涙）"

完全に，この項のシナリオが崩れ落ちた……．涙が頬を伝った（花粉症の点眼後）．

予定では，白枠で囲んだ部位（図 6d）がSM深部浸潤でしたよ．やっぱりVI高度不整でいいんじゃないですかねー，ちゃんちゃん．みたいな．

でも白枠の部分（VI高度かを議論したかった部位）は粘膜内癌じゃないですかーー．そして，隆起のVI軽度の部位のほうがSM深部浸潤じゃないですかーーー．

って，よく考えたら市原先生は何も悪くなかったです……．勝手にシナリオを描いて妄想していた私が悪かったのです．

市原先生への怒りが薄れる中，市原先生の病理コメントを読み続けました．

しだいに笑いがこみあげてきました．なぜだかはよくわかりませんが（笑）．

あまりに妄想していたシナリオと違ったからでしょうか？　それともダチョウ倶楽部のせいでしょうか？（笑）．

しばらく，ボーっとしてしまいました．

"嘘はよくない．病理結果を知った後に診断をドヤ顔でするような内視鏡医には絶対にならないと心に誓って生きてきました．病理結果とは違っていても，内視鏡医として術前にどのように診断したかが重要であって，私の若手勉強会では恥ずかしがらずに自分の意見をいっていこうと若手内視鏡医に指導してきたのに……．ここで，ちょっと本が売れたいという下心で自分の信念を変えてしまえば，きっとモテない内視鏡医になってしまう……"．

そこで，こんなメールを返信しました．

"市原先生，病理結果はどうあれ，白枠の所見を私は内視鏡医としてVI高度不整と診断しました．多くのモテたい内視鏡医にも所見を見せましたが，大半の内視鏡医が賛同しました．下部ご専門の多数の知人にも聞きましたが，意見はまちまちでした．それも含めて，恥をかいたとしても，このままの原稿，病理結果でスーパーモテバイザーに原

稿を回してご指導いただきたいです．だって，病理結果が粘膜内癌だと分かったからV₁軽度に変更しますっていったらおかしいですもんねー．内視鏡医がこの所見（白枠）をV₁高度とは絶対にとらないのか，あるいはとってもいいのか内視鏡所見自体の意見を聞きたいです".

　本項のpitの所見は世間ですでに結構モテているpit patternに精通した内視鏡医でも，そこそこ意見が分かれるようであり，少し怖くなってきました……．

　もともと，『モテ本2』の下部の項は基本だけの内容にして，誰も意見が割れないような症例だけ載せてやんわりとランディングさせる予定でした．しかし，実際若手内視鏡医が知りたいのはそんなことではないのではなく，今さら大きな声で誰にも聞けないような内容を知りたいはずですよね．

　この『モテ本』では，このように意見が分かれる症例も含めた問題提起をしたということでいいのではないかという気もします．胃腺腫と癌でさえ，病理医間によってかなり線引きが異なるのです．十二指腸腺腫と癌においても同じです．

　しかし，やはりある程度は9割程度の内視鏡医が引くであろう線引きと同じようにしておいたほうが世界平和のためでしょう．

　今回『モテ本2』にスーパーモテバイザーとして登場し，われわれ若手内視鏡医のためにご解説くださった斎藤 豊先生から自施設の典型的な症例を4例最後に提示してくださるというありがたいご提案までいただきました．

　この際甘えたいと思います（笑）．

　では皆さん，典型症例を頭に焼きつけて，今日はぐっすりお休みください．そして，明日から大腸の拡大観察をしまくってください．

■ スーパーモテバイザー（斎藤 豊先生）からの 4 症例

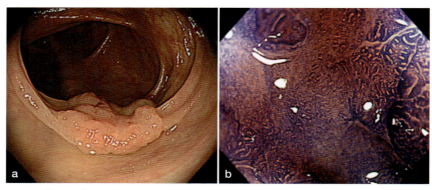

図 12　【症例 1】　V_I 軽度不整典型
a：下行結腸に存在する 25 mm 大の 0-Ⅱa+Ⅱc（LST-NG PD）であった．ひだのひきつれを認めた．
b：中心の偽陥凹（PD）部のクリスタルバイオレット染色後 pit pattern．ⅢL 型，Ⅲs 型 pit が不規則に配列しV_I軽度不整（non-invasive）と診断．ESD にて一括切除を施行した．
組織結果は，高分化管状腺癌．癌は粘膜内に限局し治癒切除が得られた．

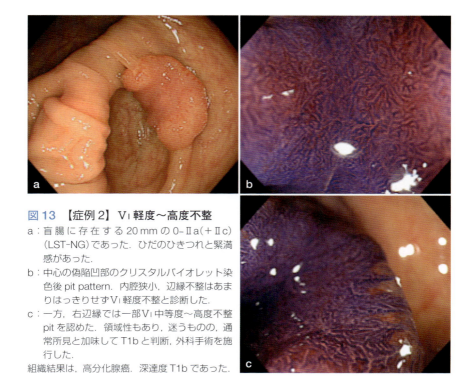

図 13　【症例 2】　V_I 軽度〜高度不整
a：盲腸に存在する 20 mm の 0-Ⅱa（+Ⅱc）（LST-NG）であった．ひだのひきつれと緊満感があった．
b：中心の偽陥凹部のクリスタルバイオレット染色後 pit pattern．内腔狭小，辺縁不整はあまりはっきりせずV_I軽度不整と診断した．
c：一方，右辺縁では一部V_I中等度〜高度不整 pit を認めた．領域性もあり，迷うものの，通常所見と加味して T1b と判断，外科手術を施行した．
組織結果は，高分化腺癌．深達度 T1b であった．

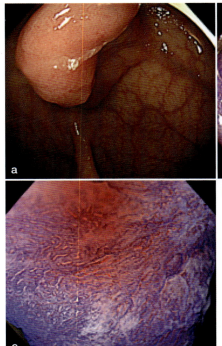

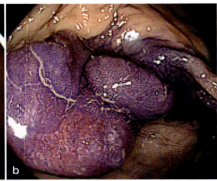

図14 【症例3】V_I高度〜中等度不整（境界例）

a：直腸S状結腸に存在する0-Ⅰs+Ⅱa（LST-NG）であった．Ⅰs部の発赤した部位が一部陥凹を呈していた．
b：結節および陥凹部のクリスタルバイオレット染色像．
c：陥凹部のクリスタルバイオレット染色後 pit pattern．染色性が低下しているが，内腔狭小，辺縁不整はそれほどはっきりしない．また陥凹局面に関して腫瘍辺縁部での境界が追えないため領域性に乏しく最終的にV_I（non-invasive）と判断し診断的ESDを施行した．組織結果は，高分化管状腺癌．深達度T1a（875μm）もリンパ管侵襲陽性で追加手術となった．

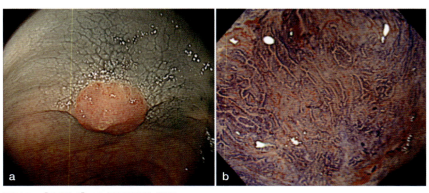

図15 【症例4】V_I高度不整典型

a：S状結腸に10mm大のひだのひきつれを伴う0-Ⅱa+Ⅱc病変を認めた．発赤が強く緊満感を伴う．陥凹内隆起を認めた．
b：中心陥凹内隆起のクリスタルバイオレット染色後 pit pattern．内腔狭小，辺縁不整が認められ典型的なV_I高度不整（invasive pattern）と診断できた．
組織結果は，高〜中分化管状腺癌．T1b, Ly1, V0, BD1であった．

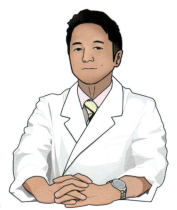

「スーパーモテバイザー」斎藤 豊先生

■ 文献

1) 工藤進英,小林泰俊,樫田博史,他.大腸腫瘍の拡大観察—V_I型 pit pattern の分析および診断に関するコンセンサス—工藤班研究成果を踏まえて.胃と腸 41(13):1751-1761, 2006
2) 日本消化器病学会(編).大腸ポリープ診療ガイドライン 2014.南江堂,2014
3) 斎藤 豊,坂本 琢,福永周生,他.治療法選択からみた側方発育型大腸腫瘍(LST)の分類と意義—ESD の立場から.胃と腸 45(6):1001-1010, 2010
4) 斎藤 豊(編).失敗しない大腸 ESD 治療困難例のスキル&テクニック.医学と看護社,2016
5) Yamada M, Saito Y, Sakamoto T, et al. Endoscopic predictors of deep submucosal invasion in colorectal laterally spreading tumors. Endoscopy 48(5):456-464, 2016

column 4　点墨されてしまった病変の ESD 切除 HE 標本はどうなってるの？　黒いの？

野中：点墨，英語でいうと tattoo です（ちなみに，日本消化器病学会の「消化器病学用語集」では，点墨法：Indian ink-injection method，日本大腸肛門病学会の「大腸肛門病学用語集」では，点墨法：tattooing でした）．

　SM 深部浸潤を疑う病変を認めた場合，病変の対側に点墨して検査を終了しますよね．

> **参考文献**
> 渡邉聡明，秋吉高志．いまさら聞けない内視鏡医が知りたい大腸外科 98 の疑問―Q&A．日本メディカルセンター，2011

には，同心円上に 2 か所，180°ずらして点墨するようにという記載があります．

　当院の内科外科合同カンファレンスでも，同じことが求められ，自分自身もそれに従って点墨を行っています．

　ちなみに，この参考文献は医学書院の発行ではありません．おそらく怒られてこの部分はカットされ，読者の皆さんに読まれることはないと思います……．しかし，内視鏡医にとって，今さら聞きにくい内容がきちんと書いてあるので個人的に愛読しています（笑）．まあカットなので誰にも知られることないでしょうが……．

　でも，点墨できない場合もありますよね（笑）．普通に考えて半周性の LST の場合，同心円上に 2 か所も点墨できません．それも"180°ずらして"とか無理ですからね（笑）．まあ，大人なんですから，皆さん，そこらへんは臨機応変にやってください．

　経験がある方はお分かりでしょうが，病変に点墨されてしまった症例の ESD 難易度は極めて高いですよね．単に生検で線維化を起こしてしまった症例よりも何倍も難しいです．

　だって，粘膜下層も筋層も全部真っ黒なんですよ．どこを剥離してよいのか全く分かりません．通常，局注液にインジゴカルミンを入れて局注すれば，白色の筋層と青色の粘膜下層を判断できます．ところが点墨されている場合には，これが全くできないのです．粘膜下層も

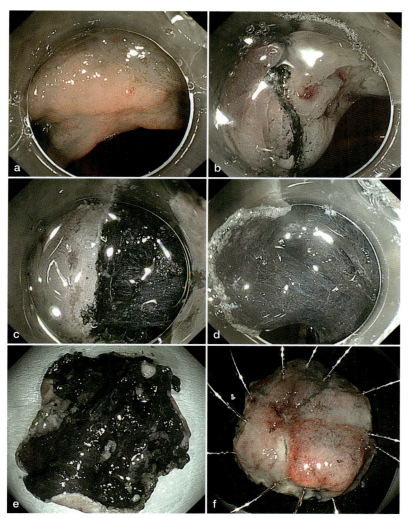

図1　病変に点墨されてしまった症例

　筋層もすべて真っ黒です（図1）．
　ほぼ勘で剝離しているといっても過言ではないでしょう．さらには線維化が起こっているのか lifting もあまりよくないですね．今まで，運よく穿孔せずに完遂してきましたが，いつかはそういうことが起

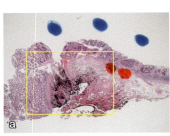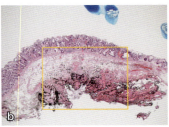

図2 病変に点墨されてしまった症例の病理組織像（ルーペ像）

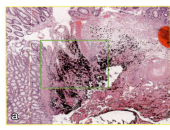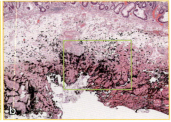

図3 病変に点墨されてしまった症例の病理組織像（弱拡大像）

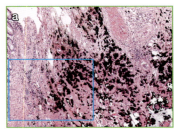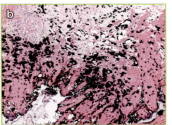

図4 病変に点墨されてしまった症例の病理組織像（強拡大像）

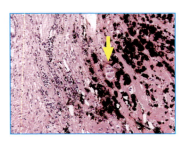

図5 病変に点墨されてしまった症例の病理組織像（最強拡大像）
黄矢印：小さな神経節細胞.

こってしまうかもしれない……と毎回ドキドキしています．

また，どうしても気になって仕方ないことがあります．こんなに真っ黒なんですよ，病理標本はどうなっているんでしょうか？　HE染色しても，真っ黒だったら？　腺腫か癌かの鑑別はできるの？　深達度診断ってできるの？　そう思った先生もいらっしゃるのではないでしょうか？

もしかしたら私だけでしょうか？　きっと気になる先生もゼロではないと思います．先日も点墨が病変にかかってしまった症例をESD施行したので，せっかくですから，標本を市原先生に見ていただこうと思います．

市原先生，真っ黒ですか？

市原：実際に見てみましょうか（図2）．

野中：おお……粘膜下層，黒いですよ（図3）．

市原：点墨のスミって，水に溶けた状態ですので，細胞と細胞のスキマがあればそこにどんどん入り込んでいきます（図4）．

粘膜下層の比較的スカスカなところではポツポツとまばらに分布しているのですが，固有筋層の表層部（少しだけ切り込んでしまったんでしょうね）においては，平滑筋の間に網目状に入り込んでしまっています．これでは粘膜下層と固有筋層の差が分からなくなるのも当たり前ですね……．

野中：ちょ，ちょっと待ってください．市原先生……．標本に固有筋層がついているのですか？　それって穿孔してるってことですか？？

市原：いえ，固有筋層の表層が削れているだけですので穿孔まではしていないと思います．皆さんあまり言及されないのですが，線維化がひどいときのESD検体を見ていると，ときおり深部にわずかに固有筋層がついていることはありますよ．でも穿孔の危険が増していることは間違いないんですけれどもね……．やっぱりスミで真っ黒だと，固有筋層をちょっと削いでしまう危険は高まるということだと思いますよ．

さて，癌細胞が粘膜下層に浸潤して，その周りにDR（desmoplastic reaction，浸潤部の線維化）が起これば，スミはそこをよけます．ですからSM massiveゴリゴリの症例であればあまり気にならない……のですが，実際には<u>スミがあると診断にすごく気を遣います．スミとスミの間を，ものすごくまじめに見ないと</u>，いろいろ見逃してしまいます．SM slightくらいの少量の浸潤とか，4型胃癌の浸潤先進部に癌

細胞がまばらに分布しているときとかですね．実際，今回も，ぎょっとする所見があるんですよ（図5）．

　これ（図5黄矢印）！　癌細胞ではなくて，小さな神経節細胞なのですが，スミのスキマにぎょろりと存在しており，びっくりします．矢印の左側にはリンパ球の出現がありますが，なんだかスミと混じってしまってよく分からなくなっていますし．

　これが，低分化腺癌だったら……．

　スミは怖いです．おまけに，点墨の周囲に少し線維化を伴っており，硬さと厚さの原因にもなりますし．この症例，よくぞ無事にESDできましたね．

野中：皆さん，提示したESD切除直後の標本の裏側（図1e）を見ましたか？　真っ黒ですよね？　個人的にはHE標本（図2〜5）は思ったほど黒くなくて，逆にびっくりしました（驚）．このくらいのスミに手こずっていたと思うと，自分のESDの技術もまだまだだなと痛感します．

（市原註：点墨のスミは水分に溶けているので，標本処理の過程で脱水がかかるとだいぶ落ちてしまうんだと思います．脱水してパラフィン包埋して脱パラして……とさまざまな化学処理をしているにもかかわらずこんなにスミが残っているんですから，病理に来る前はきっともっと真っ黒だったんだと思いますよ．いや，ほんとに）

　まあそれはさておき，このコラムの**モテPoint！**として，市原先生がおっしゃっていましたよね．

　"スミとスミの間を，ものすごくまじめに見ないと，いろいろ見逃してしまいます．SM slightくらいの少量の浸潤とか，4型胃癌の浸潤先進部に癌細胞がまばらに分布しているときとか"．

　そう，SM浸潤の有無などの病理学的評価が患者さんにとって，人生を変えてしまう可能性もゼロではないかもしれません．たかが点墨，されど点墨．外科医の腹腔鏡手術のためにしっかりとした点墨を行わなければなりませんが，決して病変にスミがかからないように，程度や位置をしっかり考えて行ってくださいね．

III

生検

III 生検　1. 生検の考え方

「モテない生検」を やっていませんよね？

理想と現実のはざまで

野中：この項は少し私の主観が入ります（もちろんガイドラインなども読んだうえで書いていますが……）．

　コラムのような感じで読んでください．賛同できるところは賛同していただき，賛同できないところは無視していただいて構いません．

　この項のサブタイトルが「理想と現実のはざまで」です．

　またまたGoogle先生に問いかけてみると，検索結果の1つに「現実と理想の違いを表した言葉で，理想を現実にするのは難しいという意味です」との答えがありました．

　要するに，この項は「内視鏡医としてもっともらしいことを述べるが，それを行うのは現実的には難しい」という内容になりそうです（笑）．

食道における「モテない生検」ってなんですか？ モテる患者説明・紹介状の書き方って⁉

野中：まず，食道における生検について考えたいと思います．

　一般の開業医のご施設で，食道にNBIでBA（brownish area）を見つけた場合，"腫瘍で間違いないだろうから，内科・外科治療のいずれかが必要なことも間違いない．生検をしていないが，近くの大学病院に紹介しよう！"となるでしょうか？

　絶対になりません．ルゴール撒布もしかりです．まだら食道の中に，1か所境界明瞭な不染帯を認めた場合，生検することなしに大学病院へ紹介するでしょうか？

　まず，ほとんどの先生は紹介しない（できない）でしょう．

だって，患者さんに"どういう説明をして紹介すればよいのであろうか？"と思うのが普通でしょう．

　大学病院に紹介して，そこで精査（生検を含む）を行って，万が一癌でなかった場合，紹介元の先生は再び戻ってきた患者さんとどういう顔をして接したらいいのでしょうか？

　結構，気まずいですよね!!

　私は，これは，私たちハイボリュームセンター側の問題も大きいと考えます．

　「紹介してくださった先生と患者さんの関係が，紹介していただく前より『よりよい関係』のまま落ち着くように努める」，これが患者さんを紹介してもらう側の務めです．

　以上は私の師匠である大圃 研先生からの教えです．

　私の師匠の外来に全国各地から紹介患者さんが集まるのも納得できます（師匠がモテるのは技術のほかにも理由があるのです）．

　要するに，紹介元で生検されているかいないか，ごちゃごちゃいう暇があったら，生検後の線維化をものともしないESDの技術を習得すればよいのです．それが，私のたどり着いた答えでした．

　実際，数百例の食道ESDを施行させていただきましたが，生検の影響で切除不能であったということは経験したことがありません．むしろ，生検の影響はほとんど感じない程度のことが多い気がします（『モテ本』は「診断本」のためESDについては割愛します）．

　実際，年に1例は，"頸部食道にNBIでBAを認め，癌を疑うが生検で癌の診断に至らないので精査加療をお願いします"というご紹介をいただきます．

　多くの場合，異所性胃粘膜ですが，当院でもきちんとNBI拡大観察を行います．

　そして，腺構造が観察できる写真を撮影します（図1，2）．

　患者さんへは，"経鼻内視鏡でこの位置の茶色の粘膜を指摘して精査に回す先生は，極めてきちんと観察している先生です．多くの先生はスクリーニングではスルッと抜いて終わりますよ．こういう先生は信

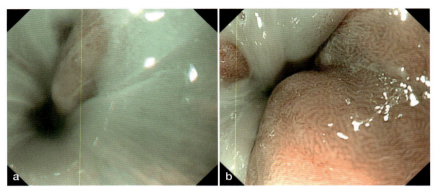

図1　頸部食道のBA（異所性胃粘膜）
拡大観察すると容易に腺構造を確認できる.
〔野中康一, 他. 上部消化管内視鏡診断マル秘ノート. p.24, 医学書院, 2016 より転載〕

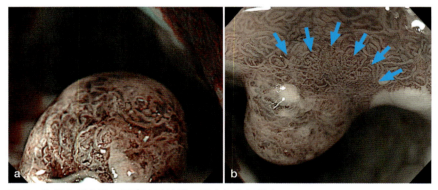

図2　胸部上部食道の異所性胃粘膜に発生した早期癌
〔Nonaka K, et al. Narrow band imaging of adenocarcinoma arising from ectopic gastric mucosa in the upper esophagus. Endoscopy 45（S02）：E112-E113, 2013 より一部改変して転載〕

頼すべき内視鏡医ですので，ぜひ毎年定期的にこの先生から内視鏡をしてもらってください".

紹介元の先生へは，"先生のご指摘のBAは拡大観察で腺構造が観察でき，異所性胃粘膜と考えられます．患者さんにご説明しましたところ大変安心されておられました．異所性胃粘膜にもごくまれにですが，腺癌が発生することもあります（図2）ので，今後も年に一度○○ク

リニック様で内視鏡フォローを受けていただくように患者さんにはお伝えいたしております"と「紹介元医師-患者さんの関係」を構築して終了とします．

これが紹介元へのエチケットであると，私も若手医師には指導しています．

> **禁忌** ちなみに，まじであかんやつ（モテない）バージョンは，
> 　患者さんへは，"癌じゃなかったですよ．こんなのどうして紹介になっちゃたんでしょうね？　無駄に胃カメラをまたしないといけなくなっちゃいましたね．もう，うちには来なくていいですから，紹介元の病院で定期的にみてもらってくださいね"．
> 　紹介元の先生へは，"生検までしましたが，癌ではありませんでした．今後は貴院で定期的に内視鏡を受けていただくようにお伝えしております"．

まじかーーーー，っといろんな意味で思った先生もいらっしゃいますかね？？　それは，"こんな内容をいう（書く）ことないやろー"ならいいのですが，"もしかして，これに近い内容を書いちゃってたかも……"だと「最低」ですね．

もうおそらく，この患者さんは二度と紹介元の施設では胃カメラを受けないでしょう．さらには，紹介元の先生から「貴方」へも二度と紹介は来ないかもしれませんね．

まあ，私の部下がこれを書いていたら，明日から絶交しますね．

では本題に戻りまして，結局のところ検診目的の上部消化管内視鏡スクリーニング検査で，食道表在癌を疑う病変を見つけた場合，無茶苦茶に複数個の生検をしてもよいのでしょうか？

それはさすがに否定しておきたいと思います（笑）．

まず，前作の『モテ本』p.23〜34を開いてください．

NBIでスクリーニングを行い，食道にBAをみつけた場合，

❶ 表在癌

❷ 炎症

❸ **異所性胃粘膜**
❹ **周囲の扁平上皮粘膜より扁平上皮の厚さが薄い**（特にこれは**モテPoint**！）

などがあります．

　もし施設に拡大観察が可能な内視鏡があれば，ぜひ拡大観察してみてください．『モテ本』でも説明していますように，上皮性腫瘍か否かの判断は極めて容易です．

　<u>拡張・蛇行・口径不同・形状不均一の4徴を読影すればよいのです</u>．

　ただし，スクリーニング検査施設の多くでは拡大観察を日常的に行うのは困難でしょう．

　ではようやくこの項のタイトルの内容に戻りますが，「モテない生検を行わない」ために，私の施設では，食道において生検をする場合，<u>"小さい鉗子で病変の肛門側のほうから1か所小さく生検する"</u>と指導しています．

　その心は，"仮に生検による線維化が起こった場合，病変口側ギリギリだと，ESDで粘膜下層にもぐりこむのが<u>少し</u>難しくなってしまう"と考えるからです．

　肛門側のほうであれば，すでに粘膜下層にもぐりこんでしまっていれば，多少線維化を来していても，全く気になりません．

市原：市原です．

　この原稿の素案が私の元に届いた日，私はちょうど，他の原稿の分量を調節していたところでした．ボリュームが多すぎるので，削るところは削らないとなあ，と．そのうえで，上記の原稿を読んだのです．

　……しびれましたよ，私は．

　野中先生にさっそくメールしました．"最高ですからこの項は絶対にカットしないでくださいね"って．たった今読まれた皆さんの中にも，きっと私と同じ感想を持たれた方がいらっしゃると思います．ボリューム超過？　知ったことではありません．医学書院がんばれ，って感じです．

　特に感動したのは，患者さんへの説明と，紹介元の先生に出すお手

紙のくだりです．臨床医ってすごいなあ．患者さんには安心を与え，紹介元の先生への信頼感もトッピング．紹介元の先生にも，よくぞご紹介いただいたという感謝の気持ちとともに，診断の経緯や今後のフォローの仕方についてもコメントされている……．

　これはモテますよ．いやー，いいものを読みました．感動ついでに，病理医からもコメントさせてください．まずは食道の生検について．

　食道はですね，生検の良悪診断が難しいのです．典型例はあんまり迷わないのですけれども，「境界例」がすごく難しい．

　ですから，内視鏡の段階で「良悪が難しいなあ」と思ったら，そのように依頼書に書いていただいたほうが，病理医も丁寧な診断ができます．

　なんなら，病理の依頼書に「ぜんぶ」書いていただくのがいいと思うのですよ．先ほどの野中先生の説明やお手紙は，患者さんと紹介元の先生のために用意されていましたが，その労力の1/100くらいを病理医にも向けていただきたいと思います．

　例えば"胸部下部食道の8 mm大のbrownish areaから生検．NBI拡大観察では，特に病変の中心部付近にICPL様血管の拡張・蛇行・口径不同・形状不均一の4徴がそろっており，扁平上皮癌を疑う．紹介先でESDをお願いする予定のため，病変肛門側の辺縁付近から小さめに採っています"．

　こうやって書かれた依頼書を読むと，病理医も難しいなりに診断が書けるのです．こんなふうに．

　"扁平上皮領域の検体．核の腫大した異型扁平上皮が増殖している．小片のため断定は難しいが，病変のより中央部にはっきりした異型領域があるならば，本検体は扁平上皮癌の辺縁部の像としても矛盾しない．臨床像ともあわせてご検討ください．診断：indefinite for neoplasia, suspected of squamous cell carcinoma involvement"．

　これってちょっとずるい病理レポートです．悪性って断定していませんからね．あくまで，疑い止まりです．

　仮に，病理医が消化管を専門としていれば，deeper cutを作製する

とか病理医自身が内視鏡所見を見るとかして（！），もう少し踏み込んだ診断を書けるかもしれませんが，病理医がみんな消化管に詳しいわけではないです．けれど，紹介先に送る病理レポートとしては，極論しますけれど，これで十分だと思うのですよ．

だって治療方針が立ちますから．紹介先の先生も，"前医では ESD がしづらくならないように小さく生検したみたいで，病理も断定はしなかったけど，やっぱり扁平上皮系の異型細胞が出たんだな．ボクが精査してもやっぱり NBI で癌と診断できるし，ESD しよう"みたいに考えて決めてくれるはずなのです．

患者さんにも，"もともとが小さい病変で，癌と断定するのは難しく，病理医も同様の意見です．ただ，私の見た目と病理医の見た目，両方が「疑い」と判断しましたので，カメラで治療できる施設でさらに詳しく診ていただくのが一番いいかと考えます"と，説明できるでしょう．

逆に，「病変肛門側から小さく採った生検」の依頼書にそのことについて何も書かないと，病理のレポートだってあまり詳しく書いてくれなくなるかもしれません．

"食道生検，小片1材．異型扁平上皮をみるが，病変量が少なく悪性と断定できない．再検してください"．

これだと困りますよね．

紹介先で再検しろってことか，それともここで再検してから紹介すればいいのか．患者さんにも説明するのがつらくなります．

"すみません，小さく採りすぎて診断つきませんでした……．だからもう一回カメラ飲みましょう"．

うーん．何も間違ってはいませんが，「無駄骨感」がすごいです．

モテない生検をしないために，特に「実際には生検を採っても採らなくても方針はほとんど変わらないのだけれども，紹介先の病院や患者さんとのコミュニケーションのために生検しなければいけないケース」では，病理医ともうまくコミュニケーションしてみたらいいんじゃないかなって思います．

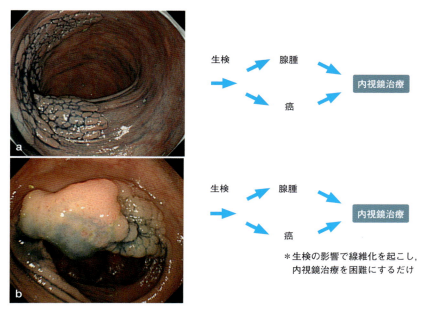

図3 大腸粘膜内病変に対する生検のストラテジー

大腸における「モテない生検」ってなんですか？

野中：次に，大腸についての考え方です．

　これから提示する，2症例を見てください（図3）．

　皆さん，治療法はどうされるでしょうか？

　EMRかESDかはさておき，おそらく生検結果に関係なく内視鏡治療が選択されますよね．

　大腸も食道同様に，わが師匠の教えに従って，ご紹介くださった先生が生検されたか，されてないのか，ごちゃごちゃいう以前に自分のESDの技術を向上させる努力をしたいところです．

　切除できなかったことを生検のせいにしてしまうときが来たら，そのときは第一線を退きたいと思います……．

　さて，少し乱暴ないい方はやめて，『大腸ポリープ診療ガイドライン2014』を開いてみましょう．p.90「CQ 5-10 大腸腫瘍の治療方針決定

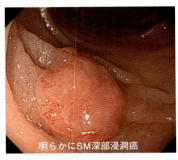

明らかにSM深部浸潤癌

生検 → 患者に説明して，同意を得て外科手術

癌の確定診断

図4　大腸の間違いなくSM深部浸潤癌に対する生検のストラテジー

に生検は必須か？」には，「病変の性質によっては，生検を行わずに治療方針を決定してもよい（決定することを提案する）」が「推奨の強さ（合意率）：2（100％）　エビデンスレベル：C」となっています．

　まあ，SM深部浸潤癌が確実で外科手術が必要な場合には生検が必要でしょうね．

　だって，癌の確定診断がついていないのに外科手術を受けなさいと患者さんに説明できないですよね．

　要するに，図4のような症例です．癌であることは誰からも異論がでない病変で，さらに深部浸潤も疑いのないような病変．これは生検して，同心円上に点墨してください．

　間違いなく腺腫，あるいは粘膜内癌で内視鏡治療を行う病変には絶対に生検はいらないですよね．だって，いかなる結果であっても内視鏡治療をするわけですから．

　ちょっと悩む（だいぶ悩む）のは，SM深部浸潤は疑うけど，massiveかどうかは悩むなーという症例ですね．もちろん拡大観察もEUSも行って総合的に判断してもmassiveと断定できないような症例です．

　これはいろんな要素が複雑に絡んできます……．

　例えば，私が現在所属している（自分がいつまでいるかは分からないが……）埼玉医科大学国際医療センター　消化器外科（下部消化管外科）の山口茂樹教授はすさまじく腹腔鏡手術が上手です．となると，3時間ESDを行って途中中断とか，5時間ESD行ったあげく追加オペ

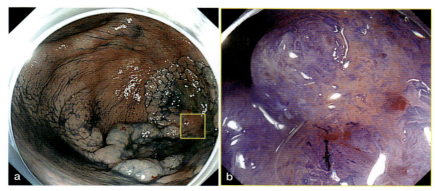

図5　SM 浸潤疑い（黄枠部）の症例

になるのであれば，最初から上手な外科医に腹腔鏡手術をしていただいたほうがよいのではないかと時折悩んでしまいます．もちろん病変部位などいろんな条件にもよりますけど．

でも外科にコンサルトするとなれば，やはり生検があったほうが望ましいわけですし，かといって ESD の可能性を残すのであれば生検は避けたほうが望ましいですよね．

この場面こそが，究極に悩むのです．

図5 では黄枠で囲んだ部位で SM 浸潤を疑いますが，massive と 100％断定できるかといわれれば自信がなく……，盲腸で部位的にも安易に診断的 ESD をやりましょうともいえない症例でした．

SM 浸潤疑いの部位を生検して，内科・外科合同カンファレンスにかけてオペに回したほうが気は楽です．癌が出ることは間違いないので．

しかし，最悪なのは生検したのに SM massive と断定は難しいし，"患者さんも強く ESD 先行を望んでいますのでまずは ESD で行きましょう"とカンファレンスでなってしまった場合です．

この場合には，一番大変な部位を生検してしまった（線維化を追加した）自分を呪ってやりたい気持ちになります……．

かといって，小さな生検鉗子で全然関係ない腺腫っぽい部位を

ちょっとだけ生検しても，"腺腫なのでまずは ESD で行きましょう"となってしまいます．

この症例は結局カンファレンスで SM massive と断定するだけの根拠がなく，患者さんともよく相談したうえで ESD を施行しました．

病理結果は黄枠の部位で pT1a という結果でした．

図6 は pureⅡcのような病変（なぜ"ような"……なのかは，前医からいただいた写真が限られていて，詳細な診断ができないためです）ですが，生検され，Group 5 の診断で当院の山口茂樹教授にご紹介があった症例です．癌であり，平坦な病変で線維化もあり，局注で non-lifting でスネアもかからないということで，オペも検討されご紹介いただきました．

山口教授から私の PHS にコールがあり，"野中先生，ESD でどうかな？"と．

"ESD をやらせてください"と返事し，ESD 施行となり，最終的に粘膜内癌で治癒となって，患者さんはお元気に退院されました．

もちろん，生検による線維化の影響があったのか？なかったのか？ということであれば，"あった"というのが事実でしょう．嘘はいけませんので……．

でも，これまで数百例の大腸 ESD を施行させていただき，生検の影響で内視鏡的に切除できなかったということは今のところ経験したことがありません．

「理想と現実のはざまで」という本項のサブタイトルから考えると，大腸は胃や食道と比較すると，現実的には生検後の線維化の影響で non-lifting になり，EMR が難しくなることがしばしばあります．ですので，上述のように生検で内視鏡治療の方針が変わらないのであれば，やはり生検は避けるべきでしょう．

ですが，今は ESD の技術は向上し，いろいろな traction device も開発され，多少の線維化には影響されずに一括切除が可能になったと思います．

結論，「モテる紹介元としては，内視鏡治療の可能性がある病変，あ

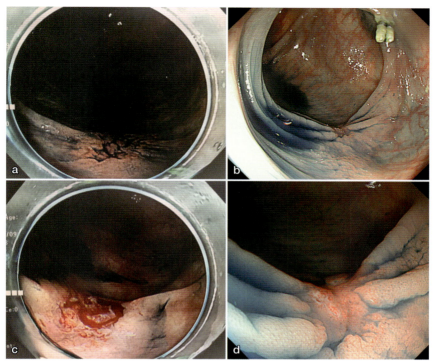

図6 pureⅡcのような病変．生検で Group 5 の診断で紹介のあった症例
a, c：初回内視鏡，b, d：生検後．

るいは内視鏡切除が予定される病変では，できるだけ生検は施行せずに紹介する．また，モテる紹介される側を目指すためには，生検の有無でつべこべいわず，きっちり一括切除できる ESD の技術を習得するために日々精進する」ということでいかがでしょうか（笑）．

市原：大腸生検についての病理コメントです．

　大腸では，生検で desmoplastic reaction（DR，浸潤部線維化）を証明することで，SM massive invasion をかなり高確率に予測することができます[1,2]．

　けれども，臨床的に SM massive 以深が間違いない（なんなら進行癌である）症例では，DR をあえて生検で証明する必要はないですね．臨床的な対応としては，癌であると紹介先に説明できれば十分です．

ではどこを生検してもかまわないのかというと……．十中八九，どこから生検してもいいんですけれど，まれに LST（laterally spreading tumor）が崩れて進行癌になったような症例（例えです）で，辺縁に腺腫の成分がちょっとだけ残っているときがあります．

　このときに，辺縁から適当に生検してしまうと，Group 5 しか予想していない症例で意外な Group 3 とか Group 4 が返ってきて，ちょっと紹介先に気まずいお手紙を書くことになってしまいます．

　やるなら間違いなく癌が出る部分から生検したいものです．

　となると……周堤の外側は避けて，周堤の内側がいいのかな．

　あまり潰瘍底のど真ん中だと，うっかり滲出物とか肉芽ばかり採取されることもなくはないので，潰瘍底ぎりぎりの周堤の部分，がいいかな……．

　細かすぎてかえってモテませんかね？

　「SM 浸潤ありそうだけど massive かどうか悩むやつの生検」については，もう野中先生のご意見に全面的に賛成です．

　そうそう……生検の標本が小さいと病理医は，「むっ」とすることがあります．なんだよ，これっぽっちで診断しろってのかよ，と（いいませんよ！　思うだけです）．

　でも，依頼書にひと言，「線維化を来すと，もし ESD の方針となったときに苦労するので，小さく採りました．すみません，なんとか診断よろしくお願いいたします！」と書かれていると，私は，「グッ」ときます．なんとか診断してやろう，と思います．deeper cut を駆使して，少ない情報量をちょっとでも増やして，確定診断に近づけようとします．

　魚心あれば水心，と申しますように．

十二指腸における「モテない生検」ってなんですか？そもそも生検してはいけないの⁉

野中：十二指腸においてはどうでしょうか？

十二指腸については，ぜひ田島知明医師が書いたコラム（p.227～232）も読んでください．

　世の中の流れとしては，現時点では"十二指腸の生検は避けたほうがよい"とされています．なぜなら，当たり前のごとく線維化を来し，内視鏡治療を困難にするからです．

　ただ，それだけではありません．十二指腸の項でも述べましたが，そもそも内視鏡での上皮性腫瘍の鑑別（生検を含む）は5～7割程度しか当たらないのです（2018年6月時点）[3~6]．実際，しばしば当たりません．

　もうこうなると十二指腸は生検する意味ないですよね（笑）．

市原：十二指腸について，同感ですね．なんかもう十二指腸の病理診断はAI（人工知能）にお願いしたいくらいです．人間同士の一致率が低すぎて泣けてきます．

　家族性大腸ポリポーシスとかの一部の特殊な病態を除くと，少なくとも生検で方針を決められるほどの骨太の（かつエビデンスがある）病理レポートが返ってくる確率が低い，それが十二指腸です．泣けます．

　十二指腸の腫瘍性病変の病理診断がなぜ難しいかといいますと，まず構造異型の判定が難しいんです．元が絨毛状であるせいか，腺腫であってもよく「うねる」んですよ．

　さらに，細胞異型から"これは癌だろうな"と診断したやつが，ほんとに将来生命を脅かす病変なのか，まだ誰も分かっていないというのも悩み所です．十二指腸にもまれですが進行癌は出ます．ですから，それに対応した早期癌はあるはずなんですけれども，細胞異型が弱い癌 vs 腺腫の鑑別については，病理医間の一致率もめちゃくちゃ低くて，よく分かりません．

　そこで，困ったときは「胃と腸」ですね．探しました．第51巻12号（2016年11月号）です．まだ2年しか経っていないですね．二村 聡先生が病理の総説を書かれています．

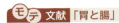

📖 二村 聡，石橋英樹，船越禎広，他．十二指腸上皮性腫瘍の病理組織学的特徴．胃と腸 51（12）：1519-1528，2016
URL https://webview.isho.jp/journal/detail/abs/10.11477/mf.1403200762

二村先生はどう書かれているかというと……．
（病理組織診断に）「苦慮している」「悩みは尽きない」．
うーむ．

そうそう，Vater 乳頭だけは，注意しなければいけません．ここは腫瘍が出やすい交差点ですからね．ただ，Vater 乳頭を毎年生検しながらフォローアップするのもどれだけ意味があるのか，と考え始めると，大晦日の夜も眠れなくて「CDTV スペシャル！ 年越しプレミアライブ」が終わってしまいます．

そういえば，十二指腸の内視鏡治療を積極的に行っている施設で，時に診断に悩むのは，実は腺腫や癌ではなくて，異所性胃粘膜や Brunner 腺過形成（図7）ではないかと思います（個人の感想です）．つまり，腫瘍ではないものに対して生検をされるケースがけっこうあるのです．

慣れてないと，ギョッとするんでしょうね．あっ，何かボコっとある，と．お気持ちはよく分かります．

そこで"びっくりしたからとりあえずと生検する"のはいいんですけど，検体が小さいと絨毛の表面部分しか採れていない．Brunner 腺過形成のときは粘膜の少し深いところを見ないといけないんですけども，上っ面しか採れていない．だから，生検でも診断がつかない……．

非腫瘍粘膜だけど診断しておきたいなあ，と思ったら，気持ち大きめに採ってほしいです．炎症性のときも，そうそう，悪性リンパ腫やNET（カルチノイド腫瘍）を疑うときもです．

表面だけ採ったのではうまく生検で診断できません．けれど，大きく採ったら線維化が来てしまうんですよねー．

だから結論が出ていないんですよ（2018年6月時点）．ジレンマば

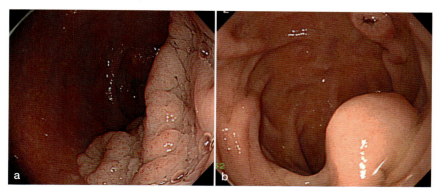

図7 十二指腸上皮性腫瘍との鑑別が必要な病変
a：異所性胃粘膜，b：Brunner腺過形成．
〔aは田島知明医師ご提供〕

かりです．研究のフロンティアだ，ということもできますけれど．

とりあえず，十二指腸に関してはむやみな生検はやめましょうか．EMRできそうなら，ぜひ最初からEMRで．

■ 文献

1) Okamoto Y, Fujimori T, Ohkura Y, et al. Histological assessment of intra- and inter-institutional reliabilities in detection of desmoplastic reaction in biopsy specimens of early colorectal carcinomas. Pathol Int 63（11）：539-545, 2013
2) 秋元直彦，三富弘之，岡本陽祐，他．大腸T1（SM）深部浸潤癌に対する内視鏡治療適応拡大における病理学的問題点—特に非連続脈管侵襲について．胃と腸 49（7）：973-977, 2014
3) Goda K, Kikuchi D, Yamamoto Y, et al. Endoscopic diagnosis of superficial non-ampullary duodenal epithelial tumors in Japan：Multicenter case series. Dig Endosc 26（Suppl 2）：23-29, 2014
4) Kakushima N, Kanemoto H, Sasaki K, et al. Endoscopic and biopsy diagnoses of superficial, nonampullary, duodenal adenocarcinomas. World J Gastroenterol 21（18）：5560-5567, 2015
5) Kinoshita S, Nishizawa T, Ochiai Y, et al. Accuracy of biopsy for the preoperative diagnosis of superficial nonampullary duodenal adenocarcinoma. Gastrointest Endosc 86（2）：329-332, 2017
6) Tashima T, Ohata K, Sakai E, et al. Efficacy of an over-the-scope clip for preventing adverse events after duodenal endoscopic submucosal dissection：a prospective interventional study. Endoscopy 50（5）：487-496, 2018

本書購入者限定！ Web袋とじ企画

■記事一覧
＜最強のWeb袋とじ＞
- 業界初！ 組織像シェーマと拡大内視鏡画像を変換できる「対比学習用Webアプリ」＜開発中＞

＜胃＞
- 1. モテる！ 胃超音波内視鏡診断講座
- 2. 「モテ」メンバーで実際に「症例読影会」をやってみてわかった！ 生検で診断がつきにくい病変の考え方―癌そっくりなのに非癌って，どこが違うの？
- 3. モテる！ スライド（PowerPointサンプル）

＜十二指腸＞
- 1. 腺腫と癌―鉛筆転がしとほぼ同じ確率じゃねーか，残念！
- 2. Brunner腺腫―Brunner腺腫は過形成で，腫瘍であればBrunner腺腫である（ややこしー）

＜病理＞
- 1. 生検Group 2をめぐる病理医のゆううつ
- 2. 生検による筋板の肥厚？ 消化性潰瘍による瘢痕？
- 3. 消化性潰瘍による瘢痕?? 癌浸潤による筋板の乱れ??

＜モテ会＞
- 1. モテる！ 第1回症例読影会（モテ会 in 定山渓）実録レポ

……など（※不定期に追加・変更・削除されることがあります）

◆Web袋とじページの見方◆

①https://gastro.igaku-shoin.co.jp/article/category/fukurotoji_2 にアクセスしてください．
②記事一覧の中から，ご希望の「記事」をクリックしてください．
※閲覧には，gastropediaの「無料会員登録」（すでに会員の方は，「ログイン」）が必要です．
③最後に，本書のアクセスコード（袋とじ）を入力すると閲覧できます．

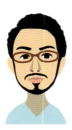
野中康一

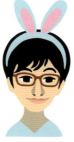
市原　真

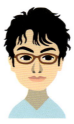
濱本英剛

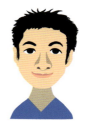
田沼徳真

「モテ point !」のまとめ

咽頭と食道の簡単な相違点 ……………………………………… 4
- 咽頭には粘膜筋板がない．上皮と上皮下層からなる．
- 咽頭の深達度診断は，食道の「層」に基づく深達度診断ではなく，「癌の最深浸潤部位における腫瘍の厚さ（tumor thickness）」が用いられる．
  *腫瘍の厚さが 1,000 μm をこえると脈管侵襲の頻度が高くなることが判明している．
- 咽頭，喉頭の表在癌は「癌細胞の浸潤が上皮下層にとどまり，固有筋層に及んでいないもの」と定義され，「リンパ節転移の有無は問わない」としている．
- 表在型の肉眼型は『食道癌取扱い規約 第 11 版』と同じ．0-Ⅰ型（0-Ⅰp, 0-Ⅰs），0-Ⅱ型（0-Ⅱa, 0-Ⅱb, 0-Ⅱc），0-Ⅲ型．
- 下咽頭の好発部位は梨状陥凹（約 7 割）．

過形成性ポリープと早期胃癌 0-Ⅰ型の鑑別のポイント ……………… 41
- 簡単にいうと，過形成性ポリープは発赤調でイチゴ状の表面模様である．NBI 拡大が必須ではないが，表面構造や微小血管が視認しやすくなるので，NBI 拡大観察を行った場合，窩間部が広く白色ライン（腺窩辺縁上皮）の間隔が広くなっている．
- 腫瘍性病変（早期胃癌 0-Ⅰ型）の場合，腺構造が密になって観察される．

萎縮性胃炎判定のための写真撮影の注意点 …………………………… 76
- 胃角と噴門の位置が分かるように，胃体部小彎は重ね撮りで写真を撮る！

胃底腺型胃癌のキーワード …………………………………………… 85
- 背景が胃底腺粘膜（萎縮なし）．
- 粘膜下腫瘍様病変．
- 褪色調．
- 樹枝状の拡張血管．
など．

免疫染色による胃底腺型胃癌・胃底腺粘膜型胃癌の診断 ················ 99

抗体	構成細胞	胃底腺型胃癌	胃底腺粘膜型胃癌
MUC5AC	腺窩上皮細胞	−	＋
MUC6	頸部粘液細胞 （主細胞の一部）	＋	＋
pepsinogen-Ⅰ	主細胞	＋ (or −)＊	＋ (or −)＊
H^+/K^+-ATPase	壁細胞	＋ or −	＋ or −

＊ (or −) は，H^+/K^+-ATPase が＋の場合のみに限る．

胃底腺型胃癌の内視鏡的特徴（通常白色光観察） ···················· 100
1. 粘膜下腫瘍（SMT）様の隆起性病変．
2. 褪色調・白色調．
3. 拡張した樹枝状の血管．
4. 背景粘膜に萎縮性変化を認めない．

胃底腺型胃癌の内視鏡的特徴（NBI 併用拡大観察） ·················· 101
1. 明瞭な DL（demarcation line）なし．
2. 腺開口部（crypt opening；CO）の開大．
3. 窩間部（intervening part；IP）の開大．
4. 不整（irregularity）に乏しい微小血管．

胃底腺型胃癌の内視鏡的分類 ······································ 104
1. 白色調・隆起型．
2. 白色調・平坦/陥凹型．
3. 発赤調・隆起型．
4. 発赤調・平坦/陥凹型．

H. pylori 未感染未分化型癌の特徴 ································ 129
- 腫瘍径が小さい．
- 粘膜内癌が多い．
- 肉眼型は平坦型が多い．
- 印環細胞癌が多い．
- *H. pylori* 感染胃癌と比較して胃の肛門側に多い．
- 色調は白色光観察で褪色調．
- NBI 併用拡大内視鏡所見は窩間部開大が多い．
- 若年の重喫煙者に多い可能性．
- 進行癌も存在するため，早期発見，早期治療を．

SPHG から発生した早期胃癌 ……………………………………………… 131
・Billroth-Ⅱ法.
・術後長期経過例.
・肉眼型は隆起型が多い.
・分化型腺癌が多い.
・見た目の割に意外と M 癌が多い.

H. pylori 陰性（未感染）胃観察の最重要注意点 ………………………… 132
・褪色調の粘膜（未分化型胃癌）を見逃さない.

H. pylori 陰性（未感染）胃癌の注意点 …………………………………… 133
・*H. pylori* 陰性（未感染）でも胃癌はありうるので注意が必要.
・単発びらんには注意が必要.
・NBI 拡大観察でも良悪性の判断困難なびらんは当然ある.
・PPI 内服後も形態が変わらないような単発びらんは注意が必要（一度は生検しておく）.

H. pylori 陰性（未感染）者のスクリーニングにおける注意点 ……… 136
・施行医も指導医もモテたいという気持ちを常に持ってスクリーニングを行う.
・Barrett 食道の「0 時から 2 時方向の発赤粘膜」に注意する.
・褪色粘膜がないか注意して観察する.
・単発びらんにはやはり注意が必要（悩んでフォローにするなら一度必ず生検を）.
・U，M 領域に粘膜下腫瘍様の隆起性病変はないか注意する.
・U，M 領域に粘膜下腫瘍（GIST など）がないかも注意する.

拡大内視鏡での異常血管の判断基準（内多流）…………………………… 147
・非癌と鑑別できない血管は異常血管とは読まない.
・毛細血管にも種類があり，それぞれの径は異なる.

NBI拡大観察による胃癌組織型類推の裏技 ……………………… 160
- 白色調の粉っぽい所見（WOS）
  → 「腸型の病変で分化型腺癌です」（確かに当たる）
- 網の目状の血管像（fine network pattern）
  → 「分化型腺癌で，tub1です」（たいてい当たる）
- 網の目状の血管像が少しイレギュラーな感じ（irregular mesh pattern）の異常血管像
  → 「分化型腺癌です．中分化管状腺癌で，tub2の可能性も考えます」（当たるかは別にして，カッコイー!! ※tub2だと断定していません）
- つぶつぶの丸っこい腺構造（カエルの卵みたい）が存在し，そのつぶつぶの1個1個の中にチョロッとした血管が入っている所見
  → 「papを含む組織学的乳頭状構造を考えます」（即座に，精一杯カッコつけて）
- 腺構造が消失し（porよりsigのほうが腺構造は消失していく），corkscrew patternともいわれる，縮れた血管1本1本の間隔も開大してバラバラの印象（疎な感じ）．縮れた血管1本1本にも口径不同が目立つ所見
  → 「未分化型癌を考えます．porよりもsigでしょうか」（チャレンジしてみるやつ．高校生の告白のように）
- 腺の窩間部が開大してる所見（※あくまで未分化型癌だと分かっているとき限定）
  → 「上皮は正常粘膜に覆われているかもしれませんが，印環細胞癌（sig）が腺頸部を進展してることが推測されます」（もっともらしく発言しよう）

下にがっちり浸潤している癌のように見えても，Group 1, 2と病理診断が返ってくるとき ……………………… 187
- "胃型の癌がスキルス癌のような浸潤をしている症例かも" と考える．
- 不用意にフォローアップの期間を空けない．
- 診断がつかないときの次の一手は，「粘膜下層までの採取」なので，ボーリング生検，切開生検，EMRで病変の一部を切除（診断的に），EUS-FNAなどが挙げられる．

白斑の注意点 ……………………… 248
- 白斑はSM癌の指標ではない．

大腸陥凹型病変 ……………………… 253
- 大腸陥凹型病変は，陥凹の深さや陥凹面の性状が深達度を判断するうえで重要な指標となる．
- 大腸の場合は，0-Ⅱa＋Ⅱcと記載があれば，極めて強くSM深部浸潤を疑う．

LST-G の粗大結節の定義 ……………………………………………… 264
- 粗大結節の定義は，はっきりとは規定されていない．SM 浸潤率を考慮すると 1 cm 以上を粗大結節ととり LST-G（M）と診断することで治療に直結する診断学となる！

LST の亜分類と腫瘍径からみた SM 浸潤率 ……………………………… 271
- LST-G（H）：腫瘍径が大きくなっても SM 癌はほとんどない．
- LST-G（M）：LST-G（H）と比較すると SM 癌率が高く，特に粗大結節の部位で多い．
- LST-NG（F）：腫瘍径が大きくなるに従って，SM 癌率が増加する．
- LST-NG（PD）：こいつは最も悪い奴らしい！ 腫瘍径が小さいうちから SM 浸潤し，このデータによると 20 mm 未満でも約 30%，30 mm 以上では 50% 以上が SM 癌らしい．気をつけろ!! multifocal に SM 浸潤をすることもあることと，詳細な拡大観察を行っても SM 浸潤部を診断できないことがあることも，やっかいですよね〜．

PG と NPG の特徴 ……………………………………………………… 279
- PG は腺腫を伴った病変が多いが，NPG では腺腫を伴った病変は認めない．
- NPG は PG と比較して，M 癌でも SM 癌でもより小さい病変が多い．
- NPG は PG より SM 浸潤率および，SM 浸潤度が高い病変が多く，*de novo carcinoma* 由来が推定される．

V_I 高度不整の定義 ……………………………………………………… 289
- 既存の pit pattern が破壊，荒廃したもの．具体的には
  - pit の内腔狭小．
  - pit の辺縁不整．
  - pit の輪郭不明瞭．
  - SA（stromal area）の染色性の低下・消失．
  - scratch sign.
  のいずれかが認められるもの．

V_I 型 pit 診断のポイント ……………………………………………… 292
- V_I 高度不整と領域性の合わせ技 1 本で SM 高度浸潤は診断する！
- 領域性は PG/NPG 分類で異なる（NPG-type で 3 mm，PG-type で 6 mm 以上）．

LST-NG，LST-G に関する pit pattern 診断のポイント …………… 296
- pit pattern の特異度は 98% と高いが，感度は LST-NG で約 70%，LST-G で約 50% 程度．
- invasive pattern と確信を持って診断できればまず SM 高度浸潤癌であるが，non-invasive pattern でも SM の可能性はある．

索引

【和文】

欧文

A 型胃炎　173, 176
A-B 分類　77
AIW 法　190
Barrett 食道　131, 136
BRAF 変異　274
Brunner 腺　23, 326
CD10 陽性刷子縁　25
ESD 適応　213, 217
ESD 適応外　199
ESD 標本　198, 208
European Neuroendocrine Tumor Society (ENETS) ガイドライン
　　　　177
F 線（F ライン）　19, 71, 77, 108
f 線　108
H. pylori　20, 23, 25, 39, 86, 106, 118, 130, 188
──── 陰性（未感染）　130, 131
──── 陰性胃癌　31, 118
──── 既感染　107, 190, 194
──── 現感染　109, 193
──── 抗体陰性　120
──── 除菌後発見胃癌　106, 109
──── のブースト効果　31
──── 未感染胃癌　119
──── 未感染の定義　120
──── 未感染未分化型癌
　　　　118, 127, **129**
──── 陽性分化型癌　33
──── 陽性未分化型癌　35
JNET 分類　242, 292
KRAS 変異　285
LST-G の粗大結節　264
M 領域　135, 136
modified Haggit 分類　266

National Comprehensive Cancer Network (NCCN) ガイドライン
　　　　177
NBI 拡大観察　137, 148, 160
pit pattern 分類
　　　　287, 289, 292, 296, 303
RAC 陽性　120
Rindi 分類　176, 178
SA の染色性の低下・消失
　　　　289, 290, 293
SM 高度浸潤癌　251, 296
SM 浸潤率　264, **271**
SM 深部浸潤　244, 245, 250, 251, 253, 263, 289, 292, 295, 300, 320
U 領域　135, 136
Vater 乳頭　326
WHO 分類　175
Zollinger-Ellison 症候群　176

数字

IIa (LST)　272, 276
IIa 様　259, 279
III$_L$ 型 pit　271, 303
III$_S$ 型 pit　271, 303
V$_I$　288, 292
V$_I$ 軽度不整　287, 289, 293, 303
V$_I$ 高度不整
　　　　287, 289, 292, 293, 295, 303, 304
V$_I$ 中等度不整　303
V$_N$　288, 292, 298
0 型（表在型）　280
0-I　38, 41, 58, 280
0-Ip　235, 266, 280
0-Is　235, 279, 280
0-Isp　235, 280
0-IIa　250, 279
0-IIa+IIc　250, 251, 253
0-IIc　249, 251

0-Ⅱc+Ⅱa　249, 251
4型胃癌　309

あ
アブノーマルな胃の所見　139
アレア　21, 25, 188
亜全周 ESD　13
亜有茎性　229, 280
悪性リンパ腫　326
網の目状の血管像　154, 160

い
イチゴ状　41, 42, 48, 49, 58, 63
インジゴカルミン　164, 200, 306
胃 MALT リンパ腫　126
胃炎　21, **70**, 82, 141
胃角　71, 75
胃型　87, 161
　──の分化型癌　184
胃型腺癌　47, 53, 188
胃型腺腫　161
胃癌組織型類推　148, 160
胃癌治療ガイドライン 医師用 2018 年
　1 月改訂 第 5 版　199
胃癌取扱い規約 第 15 版
　　　　　　74, 90, 175, 208, 281
胃癌の三角　**17**, 37
胃癌発生病理シェーマ 2018　17
胃小区　21
胃小溝　21
胃体部萎縮　176
胃腸混合型　87, 91
胃底腺型胃癌　85, 86, 90, 91, **96**, 99,
　100, 101, 104, 135, 136
胃底腺粘膜
　17, 19, 20, 29, 31, 85, 88, 108, 173
胃底腺粘膜型胃癌
　　　　　　85-87, 90, **97**, 99, 103
胃底腺ポリープ　39, 195
胃底腺領域の拡大内視鏡像　142
胃粘膜下腫瘍（SMT）　173
萎縮　17, 34, **36**, 70, 100, 126, 173
萎縮化生粘膜　17, 19, 31
萎縮境界　19, 106, 107, 122
萎縮性胃炎　70, 76, 144

萎縮度合い　36
異常血管　137, **147**, 154, 160
異所性胃粘膜　313, 316, 326
遺伝子変異　274
一酸化窒素（NO）　30
印環細胞癌
　　　　31, 36, 118, 121, 155, 160
咽頭　2
　──と食道の相違点　4
　──の解剖学的用語　3
　──の深達度診断　4
　──の表在型の肉眼型　4
　──の表在癌　4
陰窩　20

う・え・お
うね　25
炎症
　22, 30, 44, 64, 109, 144, 180, 315
炎症細胞浸潤　120, 125
炎症性ポリープ　260
凹凸不整　243, **246**

か
カルチノイド　216
カルチノイド腫瘍　173, 326
下ヒューストン弁　236
下部消化管診断の基礎知識　234
家族性大腸ポリポーシス　325
過形成性ポリープ
　　　　　38, 39, 41, 49, 58, 63, 260
過伸展　243
窩間部　41, 101, 160
窩間部開大　123, 127
顆粒型　256
顆粒均一型　255, 256
顆粒状　161, 168
開口部　46
潰瘍　180, 198, 243
潰瘍瘢痕，合併　208
外側縦走筋層（外縦筋）　7
外膜　7
拡張した腺管　144
核異型　44, 46
核分裂数　175

完全型腸上皮化生
　　　　　　　　20, 25, 26, 88, 166
完全寛解　126
陥凹　188, 245
　── の深さ　251
　── の凹凸不整　243
　── の性状　251
陥凹境界明瞭　243
陥凹内隆起　243, **245**, 304
陥凹様所見　269
間質　64
嵌頓　65
癌組織型　17, 36
癌肉眼型　17
癌の初期像　31
癌発生　**17**, 27

き
木村・竹本分類　70, 71, 78
気管分岐部下縁　4
基準線　235
偽陥凹型　256
偽足様所見　271
偽幽門腺化生　25, 26, 166
喫煙, *H. pylori* 未感染未分化型癌と
　　　　　　　　　　　　　126
狭窄予防, 食道ESD後　6
狭窄予防, ステロイドによる
　　　　　　　6, 7, 10, 11, 15
胸骨上縁　4
胸部中部食道　4
筋細胞の脱分化　9
筋線維芽細胞　8
緊満感　49, 56, 61, **243**

く
クリスタルバイオレット　303, 304
クロモグラニンA　96
空気量　76, 182
偶発癌　68
櫛状発赤　82

け
ケナコルト-A®　11
形状不均一　316

頸部食道　4
頸部粘液細胞
　　　　20, 23, 27, 88, 96, 98, 99, 166
血管（構築像）　26, 142, 144, 172
血管が透けて見える領域　76
血管内上皮パターン　142
血清ガストリン値　176
結節混在型　255, 256
結節集簇様　161
結節状　161, 168
楔状結節　3

こ
コイル状の血管　143
ゴツゴツ感　61
小型ⅢL型pit　271
孤発性　173, 176, 177
口径不同　160, 316
後毛細血管細静脈　142
高異型度腫瘍　175
高ガストリン血症　173
高度不整腺管群　288
喉頭の表在癌　4
構造異型　184

さ
サンプリングエラー　196
左主気管支　4
再発性潰瘍　182
細動脈, 細静脈　142
細胞異型　44, 46, 184
細胞分裂サイクル　28
酢酸　200
刷子縁　25, 88
残胃新生癌　131

し
自然除菌　118
脂肪　215, 216
試験管　20, 27
色調　62
色調逆転現象　107
島状　77
主細胞　20, 23, 25, 28, 88, 89, 96, 98, 99, 166

主細胞優位型　96
腫大紡錘形　187
腫瘍関連死　176
樹枝状の拡張血管　85, 100
集合細静脈　142
十二指腸　226, 227, 324
充実型　158
絨毛状　77, 161
術後長期経過例　131
術前内視鏡診断と病理結果の乖離
　　　　　　　　　　　　198
除菌　26
除菌後　118
除菌歴なし　120
小角結節　3
消化器内視鏡用語集 第3版　74, 83
消化器病学用語集　306
上皮下層　4
上皮内血管パターン　143
上ヒューストン弁　236
食道ESD後狭窄予防　6
食道胃接合部癌　30
食道癌取扱い規約 第11版　4
食道狭窄のイメージ，「これまで」　7
食道狭窄のイメージ，「実際」　8
神経節細胞　310
神経内分泌細胞　28
神経内分泌腫瘍, 胃　173, 175
浸潤性増殖　31
浸潤部線維化　298, 323
真の毛細血管　142
進行癌　127, 180
進展速度　36
深達度診断　199, 235, 242, 248, 251

す
スーパーモチベイザー　234
スキルス　184, 187
スクリーニング　130, 136
ステロイドによる狭窄予防
　　　　　　　　6, 7, 10, 11, 15
推測法（計測法）　237
膵・消化管神経内分泌腫瘍（NET）診
　療ガイドライン　178
膵頭十二指腸切除　231

「皺襞」→「ひだ」をみよ

せ
生検　127, 180, 190, 193, 194, 228,
　312, 319, 324
―― による線維化　316, 322
―― のストラテジー，大腸
　　　　　　　　　　　319, 320
生検鉗子　237
生検瘢痕　198, 217
生理的第一狭窄部　4
正常細胞が作られている工場　27
正常な食道　7
正色調　188
切開生検　187
切歯列　4
赤血球　143
絶対陥凹　251
絶対適応病変　199
穿孔　15, 184, 227, 307
腺萎縮境界　76
腺開口部　77, 101, 109
腺窩上皮　20, 23, 28, 44, 88, 91, 96,
　99, 143, 166
腺窩辺縁上皮　41
腺管　46, 64
腺頸部　28, 160
腺構造　41, 160, 210
腺腫　259
線維化　198, 208, 216, 228, 306, 324
全周ESD　13

そ
粗大結節　263, 264
早期胃癌　18, 38, 39, 41, 58, 187, 259
早期大腸癌　248, 279
送気　212, 218
相対陥凹　251
増殖帯　27
―― における細胞分裂回数　29
側方発育型腫瘍　254

た
ダブルマーク　221
たこいぼびらん　132

「ただの」LST-NG（PD） 246
「ただの」粘膜内病変における白斑
　　　　　　　　　　　　　248
蛇行　316
対比　145, 219
褪色調　76, 85, 100, 118, 123, 127,
　　132, 136, 163, 188, 194
大腸 ESD　238
大腸陥凹型病変　253
大腸癌取扱い規約 第 9 版
　　　　　　250, 260, 276, 280
大腸肛門病学用語集　306
大腸ポリープ診療ガイドライン 2014
　　237, 239, 243, 251, 260, 274, 278,
　　289, 319
台状挙上　243, **246**
単発びらん　133, 136
断崖陥凹　18
断裂　198
弾性硬　176

ち・つ
地図状発赤　107
遅発性穿孔　227
置換性増殖　31
中間帯　77, 108, 109
中ヒューストン弁　236
中部食道　4
中分化管状腺癌　154, 160
超音波内視鏡　182, 184, 214
腸型　87, 88, 91, 160, 161, 188
腸上皮化生
　　17, 24-26, 29, 79, 111, 144, 188
腸上皮化生粘膜　108
直腸 S 状部　236
縮緬状　168
つぶつぶの丸っこい腺構造　155, 160

て・と
手つなぎ型　188
出べそメジャー（定規）　250
低異型度, 上皮　110, 188
低異型度分化型癌
　　91, 98, 184, 187, 190, 193, 194
低分化腺癌　155, 310

「鉄骨サイン」　212
点墨　306
転移陽性率　176
トラウマティックチューブ　262

な
内腔狭小　289, 290, 293, 295, 304
内視鏡的根治度　213, 217
内側輪状筋層（内輪筋）　7
内反性増殖　161
内分泌細胞, 癌　96, 175

に
肉眼型分類　4, 260, 280
肉芽形成　64
乳頭状　155, 160, 165
尿素呼気試験陰性　120

ね
粘膜下腫瘍　87, 135, 136, 176
粘膜下腫瘍様　85, 100, 135, 136
粘膜下層の線維化　198, 208
粘膜筋板　7, 88, 198, 250
　――の走行の乱れ　198, 208
　――の断裂　211
　――の破壊　199
粘膜欠損　198
粘膜固有層　7
粘膜上皮　7
粘膜脱症候群　201, 212

の
ノーマルな胃の所見　139
ノントラウマティックチューブ　237

は
バルーン拡張　13, 15
杯細胞　88
配列極性　187
白色調　100, 104, 160, 161
白色ライン　41
白苔　198, 202, 206, 210, 214
白濁　109
白斑　247

箱根 pit pattern シンポジウム
　　　　　　　　　　　288, 292
半球状　161
汎萎縮　79
範囲診断　125
瘢痕　15, 208
瘢痕期　183
瘢痕部位の再 ESD　15

ひ

ピオクタニン　223, 242
ピンホール・ピット　109
ひざカックン　23, 123
ひだ　72, 73, 76
　── の集中
　　　　182, 183, 198, 208, 243, 244
　── の集中点　182, 183
　── の先端のやせ，腫大，先細り，
　　中断，途絶，太まり，癒合，融合
　　　　　　　　　　　　　　183
　── のひきつれ　271, 303, 304
びまん性発赤　106, 111
びらん　64, 133, 144
非顆粒型　256
非顆粒内隆起　296
非癌　44, 47, 140
非腫瘍上皮　101, 110
非腫瘍性病変　260, 276
非充実型　158
披裂間ひだ　3
披裂喉頭蓋ひだ　3
披裂部　3
脾彎曲　236
微小血管　101, 138
東アジア型 H. pylori　22, 30
表在癌　4, 315
表層分化　110
表面型　243
表面形状　62
標本　219
病変の硬さ　182
病変の崩れ　243
病理依頼書　317, 324
病理標本　145
病理レポート　317

ふ

不完全型腸上皮化生　26
不規則な血管　109
不規則な粘膜表面微細構造　138
不均一性　47
不整　101
不整腺管構造　288
不染帯，ルゴール　4
浮腫　44, 64, 140, 144, 217
副細胞　20, 89, 166
房状　169
吻合部ポリープ状肥厚性胃炎　131
噴門　70, 72, 73, 75, 76
分化型癌　17, 31, 131, 154, 160
分葉　168, 170
分葉溝　243

へ

ペプシノゲン法陰性　120
平滑筋　309
平坦/陥凹型　104
平坦均一　111
平坦隆起　161
平坦隆起型　256
壁硬化　243, **246**
壁細胞
　　　20, 23, 25, 28, 88, 96, 99, 166
壁細胞優位型　96
辺縁不整
　　　289, 290, 293, 295, 303, 304
変態シェーマ　17
扁平上皮粘膜　316

ほ

ボーリング生検　187
ボリューム感　62
紡錘状　8
発赤　107
発赤陥凹　193, 202
発赤調　40, 41, 42, 49, 104

ま

マーキング　220
マイクロサテライト不安定性　274
マッピング　66, 185, 223

斑　111
斑状　77
斑状発赤　107

み
三輪・崎田の潰瘍の時相分類　183
未分化型癌　17, 31, 120, 132, 140, 155, 158, 160
溝　21
脈管侵襲　4

む
ムチンコアタンパク　23
ムラ　46, 48, 67, 68
ムンクの叫び　23, 123
無茎性　280
無構造領域　288

め
メジャー鉗子　237
面状　182

も
モテ会（症例読影会）　133, 180
モテない生検
　──，十二指腸　324
　──，食道　312
　──，大腸　319
モテない治癒過程　12
モテ本　iii, 17, 23, 29, 40, 41, 70, 79, 123, 131, 173, 182-184, 208, 210, 212, 227, 235, 236, 239, 315
モテる潰瘍治癒過程　11
モテる患者説明　312
モテるシェーマ　17
モテる紹介状の書き方　312
毛細血管　140-143, 147

や・ゆ・よ
山田の分類　39
有茎性　280
幽門腺型　91
幽門腺腺腫　165
幽門腺領域, 拡大内視鏡像　143
横這い型　188

ら
ラベンダーカラー　80
卵円形　187

り
リンパ管侵襲　204
リンパ節転移　4, 199
リンパ濾胞　144, 217
梨状陥凹　2, 3
隆起　38, 188
隆起型　104, 131, 243, 280
良性病変（の非特異的変化）
　　　　　　　　　141, 146
稜線状発赤　82
領域性　292, 293
輪郭不明瞭　289, 290, 293
輪状後部　3
輪状軟骨　4

る・れ
ルーチン, 読影　70, 235
ルゴール　4, 312
裂創　13

【欧文】

A・B
area　21, 25, 188
Blue LASER Imaging（BLI）　79, 111
brownish area　2, 312
brush border　25

C
C-0　79
C-1　**71**, 79
C-2　**71**, 79
C-3　70, **72**, 79, 106, 188
CagA　30
CD10　88, 166
closed type　70
complete remission　126
corkscrew pattern　123, 160
crypt opening　101

D
demarcation line(DL)
　　　87, 101, 123, 138, 293, 295
depressed area　245
desmoplastic reaction(DR)
　　　298, 309, 323

E
EMR　187
EMR with OTSC® (EMRO)
　　　227, 229
EUS　182, 184, 214
EUS-FNA　187
expanded change　243

F・G
fine network pattern　150, 154, 160
gastric adenocarcinoma of fundic gland type, chief cell predominant type　86
GIST　136
groove　21
Group 1　180, 196
Group 2　180, 184
Group 5　42

H
H^+/K^+-ATPase　94, 96, 99
head invasion　235, 266
Helicobacter pylori(*H. pylori*)　20, 23, 25, 39, 86, 106, 118, 130, 188
→【和文】「*H. pylori*」もみよ

I
Indian ink-injection method　306
intervening part　101
invasive pattern
　　　288, 292, 293, 295, 296, 304
irregular mesh pattern
　　　151, 154, 160
irregular microsurface pattern (IMSP)　103, 138
irregular microvascular pattern (IMVP)　102, 103, 138
irregularity　101, 246

K・L
Ki-67　28, 175
laterally spreading tumor(LST)
　　　239, 254, 256, 324
lavender color　80
lifting　307
light blue crest(LBC)　25, 79, 111
Linked Color Imaging(LCI)　80
LST-G　161, 255, 256, 265, 296
―― homogeneous type；H　255, 256, 261, 263-265, 268, 271
―― nodular mixed type；M
　　　255, 256, 261-265, 271
LST-NG　255, 256, 265, 295, 296
―― flat-elevated type；F
　　　264, 265, 267-269, 271
―― pseudo-depressed type；PD
　　　210, 244, 246, 256, 269, 271, 303

M
Magnifying Endoscopy Simple Diagnostic Algorithm for Early Gastric Cancer(MESDA-G)　137
marginal crypt epithelium(MCE)
　　　154
MEN1　176
micropapillary　152
microsatellite instability(MSI)　274
MPS-like change　212
MUC2　88, 166
MUC5AC
　　　20, 88, 96, 97, 99, 166, 169, 171
MUC6　20, 23, 25, 88, 96, 97, 99, 166, 169, 171
mucosal prolapse syndrome(MPS)
　　　201, 212
myofibroblast　8

N
neuroendocrine neoplasms(NEN)
　　　177
neuroendocrine tumor(NET)
　　　91, 175, 229, 326
NO　30
non-invasive　296, 303, 304

non-lifting 229
non polypoid growth (NPG)
　　　　　　245, 277, 279, 292

O
O-1 70, **72**, 79, 188
O-2 **72**, 79
O-3 **72**, 79
O-4 79
O-p 79
open type 70
over-the-scope clip (OTSC®) 227

P
p53 99
pan-atrophy 79
pap 151, 155, 160
pepsinogen-Ⅰ 88, 96, 99, 166
polypoid growth (PG)
　　　　　　277, 279, 292, 295
por 155, 156, 158, 160

R
Ra 236
Rb 236
red streak 83
regular arrangement of collecting venules (RAC) 71, 73, 120
Rs 236

S
scratch sign 288, 289
sessile serrated adenoma/polyp (SSA/P)
　　　237, 256, 260, 272, 274, 276

sig 155-158, 160
SM massive 309, 320, 323
SM slight 309
small round pit 25
SPEM 22, 24
stalk invasion 235
steel-frame sign 213
stomal polypoid hypertrophic gastritis (SPHG) 131
stromal area (SA) 289
submucosal tumor (SMT) 87, 173

T
tattooing 306
tub 150, 151, 154, 160, 213
tumor thickness 4

U
UACL 24
UL 188, 198, 200, 202, 206, 208
UML 75
updated Sydney system 120

V
vessels within epithelial circle (VEC)
　　　　　　150, 151, 154
VS classification system (VSCS)
　　　　　　86, 139
VS concordance 145

W
wavy micro-vessels 123
white opaque substance (WOS)
　　　　　　79, 150, 152, 160
white zone 25, 68, 109, 111, 113